小児リハビリテーション医学

第2版

PEDIATRIC REHABILITATION

神奈川県総合リハビリテーションセンター小児科部長
東京慈恵会医科大学小児科准教授
栗原まな 著

医歯薬出版株式会社

This book was originally published in Japanese under the title of :

SHŌNI RIHABIRITĒSHON IGAKU
 (Pediatric Rehabilitation)

KURIHARA, Mana
   Director, Department of Pediatrics
   The Kanagawa Rehabilitation Center

© 2006 1st ed.
© 2015 2nd ed.

ISHIYAKU PUBLISHERS, INC.
   7-10, Honkomagome 1 chome, Bunkyo-ku,
   Tokyo 113-8612, Japan

第2版の序

 本書の初版を出版して9年近くが経過する．その間に障害児医療の分野には多くの進展がみられている．まず第一は，小児の後天性脳損傷におけるリハビリテーションの必要性が知られるようになり，特に高次脳機能障害に対する知識の普及が求められていることである．小児の高次脳機能障害は評価もその後の支援も容易ではないが，高次脳機能障害をもつ小児は全国で7万人程度いると思われるため，地域でそのリハビリテーションが完結できることが必須である．第二の進展は，米国精神医学会による『精神疾患の診断・統計マニュアル（DSM-5）』の発刊である．今回の改訂では，小児期に頻回に診断される疾患としての神経発達症群のなかで，自閉性障害・アスペルガー障害・広汎性発達障害を自閉スペクトラム症／自閉症スペクトラム障害と1つにまとめたことなど，比較的大きな改訂が行われている．それらの進展をふまえる形で本書の改訂を行ったが，テキストとして充実させるために，「低酸素性脳症」「脳腫瘍」「整形外科疾患」の章を加えた．

 後天性脳損傷に対するリハビリテーション，特に高次脳機能障害に対するリハビリテーションを希望して当院を受診する小児は年々増加しており，その居住地域は全国に及ぶ．元来，リハビリテーションは家庭生活を行うなか，地域で継続していくべきものである．筆者の願いは，後天性脳損傷を負った小児に地域でリハビリテーションが行われることである．そのために本書は後天性脳損傷の領域に力を入れて書かれている．本書が少しでも役に立つことを願っている．

2015年4月　栗原まな

第1版の序

　筆者は，はじめに一般小児科と正常な小児の発達を学び，ついで障害児医療の分野に入っていった小児科医である．神奈川県総合リハビリテーションセンターに勤務するようになって18年目になる．ここで学ぶなかからリハビリテーション専門医としての資格をとり，この間に学んだことを書き綴ったのが本書である．したがって筆者らがほとんど扱うことのない整形外科疾患や外科疾患などについてはあまり触れていないが，小児のリハビリテーションの分野では非常に多くみられる発達障害（脳性麻痺，知的障害，広汎性発達障害，注意欠陥／多動性障害など）については比較的詳細に記載した．

　また総合リハビリテーションセンターとしての特質を生かし，筆者らは後天性脳損傷のリハビリテーションに力を入れていることから，脳外傷，脳炎・脳症などについても詳細に記載した．

　小児のリハビリテーションにはいくつかの特徴がある．①小児は成人を小さくしたものではないということ，②小児のリハビリテーションは，成長と発達を念頭において進めていくべきであるということ，③小児のリハビリテーションには家族のかかわり，特に母親のかかわりが欠かせないということなどである．

　本書は，小児のリハビリテーションにかかわっていくコメディカルスタッフを念頭において書いたものであるが，若い医師や看護師などにも読んでいただけたら嬉しい．

　本書を書くにあたりご協力くださった医歯薬出版編集部諸氏に感謝したい．

2006年8月　栗原まな

目次 小児リハビリテーション医学 第2版

第2版の序 ･･･････････････ iii
第1版の序 ･･･････････････ iv

小児リハビリテーション医学総論 ･･･ 1

I 知識 ･･･････････････ 1

1. 小児リハビリテーション概論 ･･ 2
①小児のリハビリテーションの特徴 ･･･ 2
②国際生活機能分類：ICF ･･････ 2
③チームアプローチの有効性 ････ 3

2. 小児の成長 ･･････････ 5
①成長とは ･･････････････ 5
②新生児期および幼児期 ･････････ 5
③学童期 ･･････････････ 5
④青少年期（思春期） ･･････････ 5

3. 小児の発達 ･･････････ 9
運動発達 ･･･････････････ 9
①運動発達の原則 ･･････････ 9
②乳児の運動発達 ･･････････ 9
③幼児の運動発達 ･･････････ 11
発達と反射 ･････････････ 12
①脳の成熟と反射 ･･････････ 12
②運動発達と反射 ･･････････ 12
知的発達 ･･････････････ 13
①小児の知的発達 ･･････････ 13
②乳児の知的発達 ･･････････ 13
③幼児の知的発達 ･･････････ 13

脳障害のハイリスク因子 ････ 14
①ハイリスク因子を把握する意義 ･･ 14
②乳幼児健康診査でのチェック項目 ･･ 14
③ハイリスク因子 ･･････････ 15

II 診断・評価 ････ 17

1. 意識障害 ･････････ 18
①所見のとり方 ･･････････ 18
②分類 ･･･････････････ 19
③鑑別診断 ･････････････ 19

2. 運動障害 ･････････ 20
①関節可動域測定 ･･････････ 20
②徒手筋力検査 ･･････････ 28
③運動障害 ･････････････ 29

3. 感覚障害 ･････････ 33
①感覚とは ･････････････ 33
②体性感覚の種類 ･･････････ 33
③感覚神経の経路 ･･････････ 33
④診断 ･･･････････････ 34

4. 歩行障害 ･････････ 35
歩行障害の診断・評価 ･･････ 35
①歩行の基礎知識 ･･････････ 35
②分類 ･･･････････････ 35
③診断 ･･･････････････ 36
歩行分析 ･･････････････ 38

5. 評価尺度 ･････････ 40
①評価尺度とは ･･････････ 40

②FIM, Wee FIM・・・・・40
　　③バーセル・インデックス・・・・41
　　④PEDI・・・・・・・・・41
　　⑤GMFM・・・・・・・・44
6. 心理・・・・・・・・・・46
　　①小児の心理評価・・・・・46
　　②発達検査・・・・・・・46
　　③全般的知的機能・・・・・46
　　④構成力・視覚認知機能・・・46
　　⑤注意機能・・・・・・・47
　　⑥記憶機能・・・・・・・49
　　⑦コミュニケーション能力・・49
　　⑧社会性・・・・・・・・49

III 治療・・・・・・51

1. 全身管理・・・・・・・52
　　①小児リハビリテーションにおける
　　　全身管理・・・・・・52
　　②健康状態管理・・・・・52
　　③合併症の管理・・・・・54
　　④急変時の対応・・・・・54
　　⑤栄養管理・・・・・・55
2. 障害評価に基づく治療計画・・57
　　①予後予測とゴール設定・・・57
　　②目標指向的アプローチ・・・57
　　③目標指向的ADL訓練・・・57
　　④クリニカルパス・・・・・58
3. 理学療法・・・・・・・59
　　①理学療法とは・・・・・59
　　②運動療法・・・・・・59
　　③関節可動域の維持・改善・・59
　　④筋力の維持・増強・・・・59

　　⑤持久力の増強・・・・・60
　　⑥協調性の改善・・・・・60
　　⑦運動発達の促進・・・・・60
　　⑧物理療法・・・・・・65
4. 作業療法・・・・・・・67
　　①作業療法とは・・・・・67
　　②作業療法士が行う検査・・・67
　　③機能的作業療法・・・・・67
　　④ADL訓練・・・・・・68
　　⑤感覚統合療法・・・・・69
5. 心理療法・・・・・・・71
　　①小児に対する心理療法・・・71
　　②認知障害に対する心理療法・・71
　　③心理面からの支援・・・・72
6. 補装具，訓練・福祉機器・・73
　　補装具・・・・・・・・73
　　①補装具とは・・・・・・73
　　②義肢・・・・・・・・73
　　③装具・・・・・・・・77
　　④杖・歩行装具・・・・・79
　　⑤車椅子・・・・・・・80
　　⑥座位保持装置・・・・・81
　　訓練・福祉機器・・・・・82
　　①自助具・・・・・・・82
　　②環境制御装置・・・・・83
　　③介助用具・・・・・・83
7. マネジメント・・・・・84
　　①小児リハビリテーションを
　　　進めるポイント・・・・84
　　②チームアプローチ・・・・84
　　③地域連携・・・・・・84
　　④就学支援・・・・・・86
　　⑤障害受容への支援・・・・86

小児リハビリテーション医学各論 …89

I 障害 …89

1. 言語障害 …90
- ①言語とは …90
- ②言語障害の分類と原因 …90
- ③言語検査 …90
- ④言語障害に対する支援 …92
- ⑤聴覚障害 …92
- ⑥脳性麻痺 …92
- ⑦言語発達の異常 …93
- ⑧失語症 …93
- ⑨構音障害 …93
- ⑩吃音 …94
- ⑪拡大・代替コミュニケーション …95

2. 高次脳機能障害 …97
- ①高次脳機能障害とは …97
- ②小児の高次脳機能障害の特徴 …97
- ③小児の高次脳機能障害の原因 …97
- ④神経発達障害などとの関連 …98
- ⑤小児の高次脳機能障害の検査・評価 …98
- ⑥小児の高次脳機能障害のリハビリテーション …99
- ［症例］…101

3. 摂食嚥下障害 …104
- ①小児の摂食嚥下障害 …104
- ②正常な摂食嚥下機能 …104
- ③摂食嚥下障害の診断 …105
- ④小児に特徴的な摂食嚥下障害とその対応 …107
- ⑤経口摂取が困難な場合の対応 …109

4. 排泄障害 …110
- ①小児の排泄障害 …110
- ②神経因性膀胱 …110
- ③神経因性直腸障害 …112

5. 呼吸機能障害 …114
- ①呼吸機能とは …114
- ②呼吸機能障害 …115
- ③小児の呼吸機能障害 …116
- ④呼吸リハビリテーション …117

6. 廃用症候群 …121
- ①廃用症候群とは …121
- ②症状 …121

II 疾患 …123

1. 脳性麻痺 …124
脳性麻痺総論 …124
- ①有病率 …124
- ②原因と発生頻度 …125
- ③分類 …127
- ④評価 …129

リハビリテーション …130
- ①診断 …135
- ②医学的治療 …137
- ③療育 …139
- ④運動発達予後の予測 …141

産科医療補償制度 …141
- ①産科医療補償制度（厚生労働省）…141
- ②補償の水準・掛金 …141
- ③原因分析・再発防止 …142

［症例］・・・・・・・143

2. 神経発達症群／
神経発達障害群・・・・・・・145
　①神経発達症群／神経発達障害群とは
　　・・・・・・・145
　②発生頻度・・・・・・・145
　③診断・・・・・・・145

3. 知的能力障害
（知的発達症）・・・・・・・147
　①知的能力障害（知的発達症）とは・・・147
　②原因と発生頻度・・・・・・・147
　③診断・・・・・・・147
　④治療・・・・・・・149
　⑤予防・・・・・・・151
　　［症例］・・・・・・・151

4. 自閉スペクトラム症／
自閉症スペクトラム障害・・・152
　①自閉スペクトラム症／
　　自閉症スペクトラム障害とは・・・152
　②原因と発生頻度・・・・・・・152
　③診断・・・・・・・152
　④治療・・・・・・・154
　⑤強度行動障害・・・・・・・156
　　［症例］・・・・・・・157

5. 注意欠如・多動症／
注意欠如・多動性障害・・・・159
　①注意欠如・多動症／
　　注意欠如・多動性障害とは・・・・159
　②原因と発生頻度・・・・・・・159
　③診断・・・・・・・159
　④治療・・・・・・・161
　　［症例］・・・・・・・162

6. 限局性学習症／
限局性学習障害・・・・・・・164
　①限局性学習症／限局性学習障害とは
　　・・・・・・・164
　②原因と発生頻度・・・・・・・164
　③診断・・・・・・・164
　④症状・・・・・・・164
　⑤リハビリテーションの実際・・・・165
　　［症例］・・・・・・・166

7. 脳血管障害・・・・・・・167
　脳血管障害総論・・・・・・・167
　①小児の脳血管障害の特徴・・・・167
　②脳出血・・・・・・・167
　③脳梗塞・・・・・・・168
　④診断と評価・・・・・・・169
　リハビリテーション・・・・・・・169
　①リハビリテーションの実際・・・・169
　　［症例］・・・・・・・172
　コラム：後天性脳損傷の後遺障害
　　・・・・・・・175

8. 脳外傷・・・・・・・176
　小児脳外傷総論・・・・・・・176
　①脳外傷とは・・・・・・・176
　②分類・・・・・・・176
　③臨床像と予後・・・・・・・176
　④小児脳外傷の特徴・・・・・・・176
　リハビリテーション・・・・・・・177
　①対象の内訳・・・・・・・177
　②後遺症の内訳・・・・・・・178
　③リハビリテーションの実際・・・・179
　虐待による脳外傷・・・・・・・182
　①虐待による脳外傷の特徴・・・・182
　②虐待発生のメカニズム・・・・・・182
　　［症例］・・・・・・・183

9. 急性脳炎・脳症 ・・・・・・187
急性脳炎・脳症総論 ・・・・・187
①急性脳炎とは ・・・・・・・187
②急性脳症とは ・・・・・・・187
③症状 ・・・・・・・・・・・188
④診断 ・・・・・・・・・・・188
⑤治療 ・・・・・・・・・・・189
リハビリテーション ・・・・・189
①対象の内訳 ・・・・・・・・189
②後遺症の内訳 ・・・・・・・190
③リハビリテーションの実際 ・191
④復園・復学への支援 ・・・・193
　［症例］ ・・・・・・・・・193

10. 低酸素性脳症 ・・・・・・・198
小児低酸素性脳症総論 ・・・・198
①低酸素性脳症とは ・・・・・198
②原因 ・・・・・・・・・・・198
③治療 ・・・・・・・・・・・198
リハビリテーション ・・・・・199
①対象の内訳 ・・・・・・・・199
②後遺症の内訳 ・・・・・・・199
③リハビリテーションの実際 ・200

11. 二分脊椎 ・・・・・・・・・201
①原因と発生頻度 ・・・・・・201
②病態と分類 ・・・・・・・・201
③症状 ・・・・・・・・・・・201
④チーム医療の必要性 ・・・・202
⑤リハビリテーションの実際 ・203
　［症例］ ・・・・・・・・・204

12. 水頭症 ・・・・・・・・・・206
①水頭症とは ・・・・・・・・206
②原因 ・・・・・・・・・・・206
③分類 ・・・・・・・・・・・206
④症状 ・・・・・・・・・・・206
⑤検査 ・・・・・・・・・・・206
⑥治療 ・・・・・・・・・・・207
⑦リハビリテーションの実際 ・207
⑧予後 ・・・・・・・・・・・207
　［症例］ ・・・・・・・・・207

13. 脳腫瘍 ・・・・・・・・・・209
小児脳腫瘍総論 ・・・・・・・209
①分類と発生頻度 ・・・・・・209
②臨床像 ・・・・・・・・・・209
③検査 ・・・・・・・・・・・209
④治療 ・・・・・・・・・・・209
⑤小児脳腫瘍の特徴 ・・・・・210
リハビリテーション ・・・・・210
①対象の内訳 ・・・・・・・・210
②後遺症の内訳 ・・・・・・・210
③リハビリテーションの実際 ・211
　［症例］ ・・・・・・・・・213

14. 脊髄損傷 ・・・・・・・・・216
①小児の脊髄損傷 ・・・・・・216
②原因と発生頻度 ・・・・・・216
③障害度分類 ・・・・・・・・216
④予防 ・・・・・・・・・・・216
⑤検査 ・・・・・・・・・・・217
⑥合併症・随伴症状 ・・・・・217
⑦急性期の治療 ・・・・・・・218
⑧リハビリテーションの実際 ・219
　［症例］ ・・・・・・・・・220

15. ギラン・バレー症候群 ・・・222
①ギラン・バレー症候群とは ・222
②原因 ・・・・・・・・・・・222
③診断 ・・・・・・・・・・・222
④検査所見 ・・・・・・・・・222
⑤治療 ・・・・・・・・・・・223
⑥予後 ・・・・・・・・・・・223

⑦リハビリテーションの実際・・・・223
　　[症例]・・・・・・・・・・・・223
16. 神経・筋疾患・・・・・226
　①神経・筋疾患へのアプローチ・・・226
　②症状・・・・・・・・・・・・227
　③検査所見・・・・・・・・・・228
　④代表的疾患・・・・・・・・・228
　⑤治療・リハビリテーション・・・・231
　　[症例]・・・・・・・・・・・・233
17. 整形外科疾患・・・・・235
　①先天性内反足・・・・・・・・235
　②先天性股関節脱臼・・・・・・236
　③小児の脊柱側弯症・・・・・・238
18. 重症心身障害・・・・・240
　①重症心身障害とは・・・・・・240
　②原因と発生頻度・・・・・・・240
　③重症心身障害の医療的概観・・・・241
　④合併症・・・・・・・・・・・245
　⑤重症心身障害児者の死亡原因・・・249
　⑥介護者の負担・・・・・・・・249
　⑦成人重症心身障害者へのアプローチ
　　・・・・・・・・・・・・・250

　⑧リハビリテーションの実際・・・・250
　　[症例]・・・・・・・・・・・・252
19. 新生児疾患・・・・・254
　新生児学総論・・・・・・・・・254
　①新生児とは・・・・・・・・・254
　②新生児のケア・・・・・・・・256
　③新生児特有の疾患・・・・・・259
　新生児医療と医の倫理・・・・・263
　リハビリテーション・・・・・・264
　　[症例]・・・・・・・・・・・・266
20. てんかん・・・・・268
　①てんかんとは・・・・・・・・268
　②原因と発生頻度・・・・・・・268
　③分類・・・・・・・・・・・・268
　④診断・・・・・・・・・・・・269
　⑤治療・・・・・・・・・・・・271
　⑥発作のケア・・・・・・・・・271
　⑦リハビリテーションの実際・・・・273
　　[症例]・・・・・・・・・・・・275

索引・・・・・・・・・277

小児リハビリテーション
医学総論

Ⅰ

知識

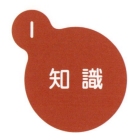

1. 小児リハビリテーション概論

1 小児のリハビリテーションの特徴

　リハビリテーション（rehabilitation；以下，リハ）という語は，語源となったラテン語のre-「再び」と，habilis「～の状態にする」という語があわさったもので，habilisは「人間として望ましい」という意味をもっており，機能回復訓練あるいは社会復帰という意味で用いられている．したがって，「リハ」の語は，本来，「獲得されていた機能の回復」という意味をもつのである．

　小児のリハにおいては，まだ獲得されていない機能を獲得する「ハビリテーション」と，獲得されていた機能を回復する「リハビリテーション」の2つの面があるが，一般には両方をあわせて「リハビリテーション」とよんでおり，本書でも両方をあわせて「リハビリテーション」と表現した．

　小児のリハの対象となる疾患は，脳性麻痺・精神運動発達遅滞などのいわゆる「発達障害」が多く，成人での後天性の脳血管障害や脳外傷などの疾患とは異なった分布である．しかし小児においても，急性脳炎・脳症，脳外傷などによる後天性障害は数は多くないながらも存在し，リハが必要となる．

　小児のリハを行うにあたっては，正常な成長・発達に沿ったかたちでリハを行うことが基本となる．家族の協力を得なければリハは進まず，家族への支援も大切である．

　小児においては，医師や専門スタッフによるアプローチだけがリハとなるのではなく，日常生活そのものがリハになっており食事，適度な運動，遊びなどを通して，能力が引き出されていく．したがって専門的アプローチと並行して，日常生活面の支援にも力を入れていく必要がある．

　また小児の脳には成人より大きな可塑性があることから，成人では期待できないほどの良好な回復を示す例が多いが，それとは逆に発達途上の脳全体への悪影響が生じることもある．

　わが国において，発達障害に対するリハプログラムはある程度完成しており，各地域におけるリハシステムも整ってきているが，後天性障害に対するリハに関してはいまだ試行錯誤の段階である．早期のリハの開始，家族への支援体制などを含み，リハプログラムの完成が必要である．

　いずれの障害においても，子どもと家族が障害を受け入れていくためには，時間や専門スタッフの支援が必要であるが，同じような障害の子どもをもった家族との交わりも大きな助けになっている．また社会復帰の面では，就園・就学・復学について支援することが大切で，そのためには幼稚園・保育園や教育機関との連携が必要である．さらに，成人になった後のフォロー体制についても考えていく必要がある．

2 国際生活機能分類：ICF

　1980年，世界保健機関（WHO）は疾病とその諸帰結を扱うための新たな概念モデル（障害モデル）として機能障害（impairment），能力低下（disability），社会的不利（handicap）と，それに基づく3つの次元に対応した国際障害分類試案（ICIDH）を，国際疾病分類（ICD-9）の補助分類として発表した（図1）．人口の高齢化を背景とした慢性疾患の増加にともない，疾病のために個人が不利益を生じる過程を，疾病—機能障害—能力低下—社会的不利というモデルに構造化した考え方は全世界に普及するに至った．

　WHOが世界レベルで障害の構造と分類を発表したことは画期的なことであったが，ICIDHは

1. 小児リハビリテーション概論

表1　ICFの概念（WHO 2001）[3, 4]

	第1部：生活機能と障害		第2部：背景因子	
構成要素	心身機能・身体構造	活動・参加	環境因子	個人因子
領域	心身機能 身体構造	生活・人生領域（課題・行為）	生活機能と障害への外的影響	生活機能と障害への内的影響
構成概念	心身機能の変化（生理的）／身体構造の変化（解剖学的）	能力 標準的環境における課題の遂行／実行状況 現在の環境における課題の遂行	物的環境や社会的環境，人々の社会的な態度による環境の特徴がもつ促進的あるいは阻害的な影響力	個人的な特徴の影響力
肯定的側面	機能的・構造的統合性	活動 参加	促進因子	非該当
	生活機能			
否定的側面	機能障害（構造障害を含む）	活動制限 参加制約	阻害因子	非該当
	障害			

図1　疾病の諸帰結：障害モデル（WHO 1980）[1]

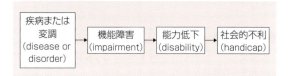

図2　ICFの生活機能・障害構造モデル（WHO 1999）[2, 3]

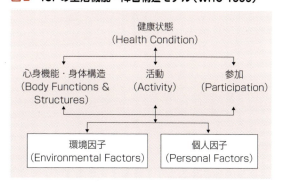

あくまでも疾病の諸帰結を扱う補助分類・試案であったため，その後2001年には障害をマイナスとみるのではなく，プラスにみる「国際生活機能分類（International Classification of Functioning, Disability and Health：ICF）が作成された（図2，表1）．ICFに示される「生活機能」とは，人間が生きることの3つの階層である「心身機能・身体構造」「活動」「参加」のすべてを含み，「障害」を示す包括用語であるdisabilityに対応した包括的な概念を示している．ICIDHでは障害をマイナスの視点でとらえていたが，実際には障害をもつ人のなかで障害が占める部分は一部であり，残りの多くは健常な機能・能力で占められている．そういった考え方から，障害をもつ人を「障害」というマイナスの視点でとらえるのでなく，生活機能というプラスの視点でとらえるのがICFの基本概念である．

3　チームアプローチの有効性

リハには多くの職種がかかわり，チームアプローチで行われることが多い（図3）．各スタッフの役割については各項目で詳しく述べる．小児のリハには小児科医でなくリハ科医がかかわることも多いが，小児のリハを行うにあたっては，発達面を含めた小児の全体像の把握が大切であり，ライフサイクルを視野に入れたうえで，医療面はもちろんのこと，教育・地域生活・家族のケアまで広く習熟している必要がある．

機能障害に応じた各スタッフのかかわりを表2に示す．

表2 機能障害に応じた各スタッフのかかわり

機能障害				リハビリテーションの内容					
身体障害	精神障害	合併症		医師	理学療法士	作業療法士	言語聴覚士	臨床心理士	教師	ソーシャルワーカー
	知的能力障害	てんかん	水頭症 感染症							
運動障害 寝たきり	最重度			血液・尿検査 頭部画像検査 脳波検査 合併症の治療 てんかん 水頭症 硬膜下血腫 シャント感染症 感染症 栄養管理 経管栄養 排痰吸引指導 防縮張緩和薬 などの投与 装具作業の処方	関節可動域訓練 排痰訓練 寝返りの訓練 車椅子作製への支援		摂食嚥下訓練	刺激への反応向上		情報提供 在宅への環境調整
座位	重度				立位訓練 外傷予防頭部保護帽作製への支援	食事動作訓練 感覚刺激	コミュニケーション態度の獲得訓練	家族の障害受容への支援 刺激の理解の向上		
伝い歩き	中等度					食事・更衣 排泄動作訓練	コミュニケーションの成立訓練 失語症の治療	認知訓練	学習復学への調整	
歩行	軽度 正常				歩行訓練	日常生活動作自立訓練	言語評価	心理評価		

図3 チームアプローチ

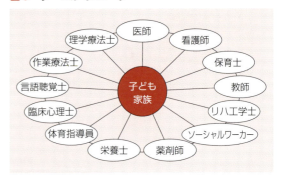

引用文献

1) World Health Organization：International Classification of Impairment, Disabilities, and Handicaps, WHO, Geneva, 1980.
2) World Health Organization：ICIDH-2 International Classification of Functioning and Disability；Beta-2 Draft, WHO, Geneva, 1999.
3) 世界保健機関／障害者福祉研究会編：ICF国際生活機能分類—国際障害分類改定版, 中央法規出版, 2002, pp1-23.
4) World Health Organization：International Classification of Functioning, Disability and Health：ICF, WHO, Geneva, 2001.

参考文献

1) 栗原まな：小児のリハビリテーション—最近の動向. 日本小児科学会雑誌113(3)：475-487, 2009.
2) 栗原まな：後天性脳損傷児に対する早期リハビリテーションの重要性：救急医療との連携を目指して. 日本小児科学会雑誌113(10)：1519-1530, 2009.

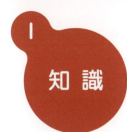

2. 小児の成長

1 成長とは

　成長・発達ということばは並べて使われることが多い．成長とは形態の量的変化を表し，発達とは，機能の成熟への量的および質的変化を表している．ここでは小児の成長について述べる．

　成長・発達にともない「小児」はいろいろな名称で表される（表1）．一般には，出生後の成長に目がいくが，胎芽期から胎児期における器官の成立にも目を向ける必要がある．特に脳や感覚器官が分化していく在胎12週くらいまでの時期は大切である（図1）．

表1　小児の成長・発達

受精卵	受精〜在胎2週
胎芽	在胎2〜9週
胎児	在胎9週〜出生
新生児	生後4週間
乳児	生後1カ月〜1歳
幼児	1〜6歳
学童	6〜12歳
青少年期	10〜18歳頃
思春期	12〜17歳頃

図1　器官の成立週数

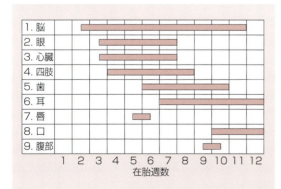

2 新生児期および幼児期（図2〜7）

　出生時の体重は約3kg，身長は約50cmである．新生児では頭と胴の割合が成人に比べて大きい．泉門は触診では8〜18カ月頃に閉鎖する．

　乳歯は5〜9カ月から生え始め，1歳までに6〜8本生える．

　1歳児の身長は約75cm，体重は10kg弱である．

　乳児期にはO脚の傾向がある．歩行を開始し始めた時期にはX脚で内転の傾向があるが，やがて脚はまっすぐになってくる．

　2歳時には，乳歯は14〜16本になり，2歳半までには20本全部が生えそろう．

　2〜3歳になると下肢が急速に伸びて，細い体つきになってくる．

　3歳児の身長は約90cm，体重は約13kgである．

　4〜5歳頃には扁平足の外観から土ふまずがはっきりしてくる．

　6歳児では，身長が約110cm，体重が約20kgになる．

3 学童期（図8, 9）

　6歳から10〜12歳頃までは，身長と体重は着実に増加する．

　永久歯は6〜8歳頃から生え始め，大臼歯の1本を除き10〜14歳までに28本が生える．

4 青少年期（思春期）（図8, 9）

　青少年期は，女は10歳，男は12歳頃から始まる．7〜8歳頃までは性差がはっきりしないが，この頃からはっきりしてくる．男児では平均して10歳頃までは女児より身長が大きいが，10歳か

図2 平成22年乳児身体発育パーセンタイル曲線（厚生労働省）[1]

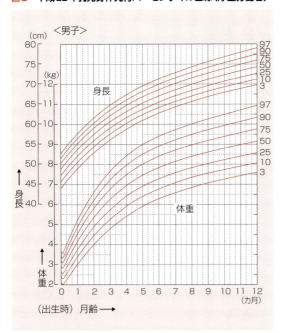

図3 平成22年乳児身体発育パーセンタイル曲線（厚生労働省）[1]

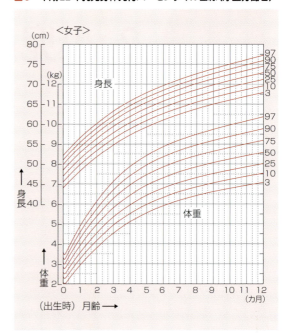

図4 平成22年幼児身体発育パーセンタイル曲線（厚生労働省）[1]

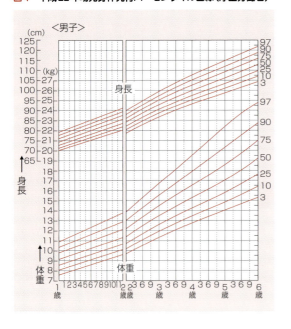

図5 平成22年幼児身体発育パーセンタイル曲線（厚生労働省）[1]

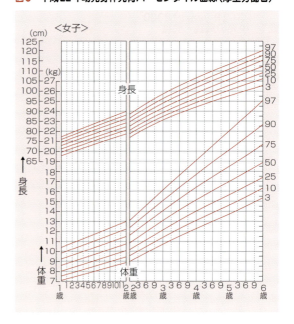

ら14歳頃には女児のほうが身長も体重も大きくなる．女子は17歳頃，男子は19歳頃に最終身長になる．

発育急進期に体型の個体差がはっきりしてきて，骨格，筋肉，脂肪の発達の違いが異なった体型をつくる．

図6 平成22年乳幼児頭囲発育パーセンタイル曲線（厚生労働省）[1)]

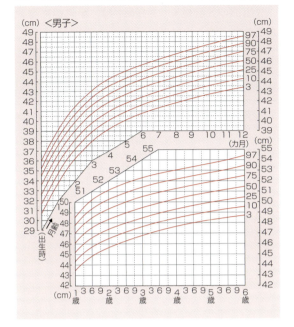

図7 平成22年乳幼児頭囲発育パーセンタイル曲線（厚生労働省）[1)]

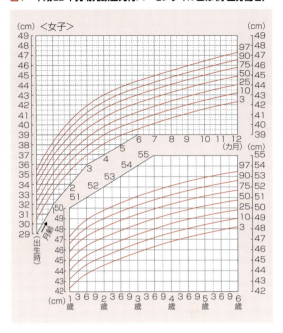

図8 Cross-sectional Growth Chart for Boy (0-18 years) 2000[2)]

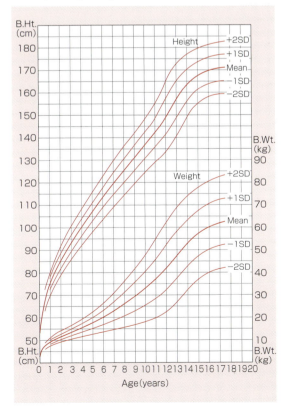

図9 Cross-sectional Growth Chart for Girl (0-18 years) 2000[2)]

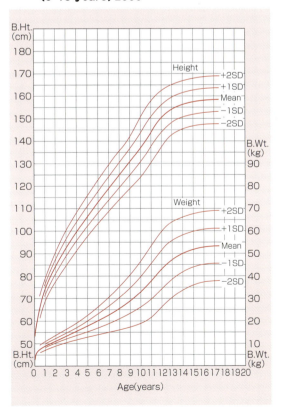

思春期には，男子における男性ホルモン（アンドロゲン）と，女子における女性ホルモン（エストロゲン）の分泌が起こる．女子においては初潮，乳房の発達で，男子においては外性器と体毛の発達や声変わりがその判断となる．
　骨端部のX線検査（骨年齢）は，小児の生理的成熟を判定するのによい指標となる．

引用文献

1) 厚生労働省：平成22年乳幼児身体発育調査報告書，2011.
2) 立花克彦，諏訪城三：Cross-sectional Growth Chart. メディックネット，2001.

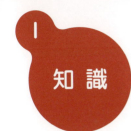

3. 小児の発達

　乳児期は，運動機能の発達と精神機能の発達をはっきりと区別しにくく，精神発達の遅れがある小児では，運動発達も遅れることが多い．また小児の運動発達には個人差があり，ある一時点だけでの評価では判断が難しいことがあるため，経過を追って観察することが大切である．

　発達は，出生時の在胎期間との関係が強いため，月齢が低い小児では在胎期間との関連性も考えなくてはならない．

　小児の発達を考えるにあたっては，「運動発達」「発達と反射」「知的発達」の3つに分けて考えるのがわかりやすい．

運動発達

1 運動発達の原則

　小児の運動発達には基本的な方向性があり，「頭部から下方に向かって」「中心部から末梢へ向かって」発達するという原則がある．

　「頭部から下方へ向かって」という点では，頭部の安定である「頚座り（頚定）」に始まり，腰部の安定にともなう「お座り」の獲得，下半身の安定にともなう「つかまり立ち」「伝い歩き」「歩行」へと順に発達していく．

　「中心部から末梢へ」という点では，寝返り，お座りといった全身的な運動から，しだいに両手でもつ，片手でもつ，指先でつまむといった微細な運動の発達へと進んでいく．

　また運動の発達は，神経系の成熟と密接なつながりをもっており，平衡感覚や筋力の成熟にともなって，運動も発達していく．

　小児の運動は，これらの原則に基づいて発達していく．

2 乳児の運動発達（図1, 表1）

　乳児の運動発達のキーポイントは，頚座り，寝返り，お座り，這い這い，つかまり立ち，歩行である．

【1】頚座り

　腹臥位にしたとき，上肢で支えて頭部と肩を上げ，胸を床から離していられるようになった段階を頚が座ったという．頚が座らなければ，座位やつかまり立ちといった垂直方向の運動発達が獲得

図1　平成22年一般調査による乳幼児の運動機能通過率（厚生労働省）[1]

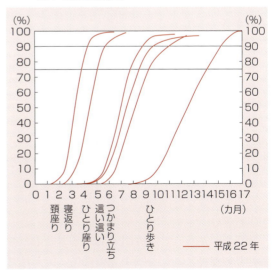

表1　乳児の運動発達

1カ月	①寝ていて自由に顔を左右に向ける ②引き起こすと頚が背屈し，正中位になると頚を数秒保ち，やがて前屈する ③腹臥位で頚を瞬間的にあげる
4カ月	①頚が座る ②半分まで寝返る ③手に触れたものをつかむ ④腹臥位で顔を45〜90°あげる
5カ月	①寝返る ②顔にかけた布をとる ③腹臥位で前腕で体重を支え，顔を90°あげる
6カ月	①背を丸くして両手をついて数秒座る ②腹臥位で両腕を伸ばして顔をあげ，両手で体重を支える ③手を伸ばしてものをつかむ
7カ月	①背を伸ばして座る．ときに座ったまま両手でおもちゃで遊べる ②腹臥位で片手で体重を支え，反対側の手でものをとる
8カ月	①お座りをして横のものがとれる ②立たせるとつかまって立っている ③母指，示指，中指でものをつかむ
9カ月	①つかまり立ちする ②腹這いで後ろに進む ③両手で遊ぶ
10カ月	①四つ這いをする ②小さいものをつかむ
11カ月	①伝い歩きをする

できない．
5カ月児の97％は頚が座っている．5カ月を過ぎても頚座りが得られない場合には，運動発達の遅れが考えられる．

【2】寝返り

頚座りと座位の獲得の間に，寝返りを獲得する時期がある．6カ月児の97％は寝返りをする．寝返りができるようになるには，緊張性頚反射の出現が必要で，はじめのうちは，緊張性頚反射を利用して寝返りをするが，やがて寝返り運動を学習して自由に寝返りをするようになる．頚定と異なり，寝返りをしないで，次の運動発達に進んでいく小児も少数ながらみられる．

【3】お座り

両手をつかないで1分以上座っていられるのをお座りの獲得という．8カ月児の80％，10カ月児の97％がお座りできる．

お座りができるようになる頃には，倒れそうになったときに手を出して倒れるのを防ぐ「パラシュート反射」が出現してくる．この反応を利用しながら座位が安定していく．

お座りは，乳児の視野が平面的なものから立体的なものに進むという点で，脳の発達に重要な意味をもっている．

【4】這い這い

腹臥位の姿勢で両腕を伸ばして体を支えられるようになると，後ろに進んだり，方向転換（pivoting）をするようになる．その後，肘を使って前に這うようになり（肘這い（ほふく），crawl），やがて腹部を床からあげて四つ這い（creep）が可能となる．這う動作は，四肢の交互性を学ぶという点で歩行への準備となる．12カ月児の98％が四つ這いする．

座ったままの姿勢で臀部をはずませて移動する（座位移動）小児（シャッフリングベビー）が少数みられるが，歩行開始が遅れることを除けば大きな問題はない．座位移動を始めそうな小児では，お座りの機会を減らし，腹臥位，這い這いをさせるようにしたい．

【5】つかまり立ち

つかまり立ちとは，何かにつかまって自分で立ちあがることをいう．12カ月児の98％がつかまり立ちする．はじめはしっかりとものにつかまって立ちあがるが，しだいに壁のような支えの少ないものでも立ちあがれるようになる．

つかまり立ちができるようになり，体重を左右どちらかの足に乗せられるようになると，伝い歩きができるようになる．

やがてものにつかまらなくても立ちあがり，そのままの姿勢でバランスを保っていられるようになる．

つかまり立ち，伝い歩き，ひとり立ちの期間は個人差が大きい．

【6】歩行

歩行は，人間としての動作の基本である．歩行開始の年齢は個人差が大きいが，1歳5カ月児の98％が歩行する．はじめは両腕を屈曲し肩のあたりまであげてバランスをとる歩き方をしている

が，しだいに腕をおろして前後に振って歩くようになる．

【7】乳児期の手の運動

新生児期には両手を握っていることが多いが，1カ月を過ぎる頃には手を開くことが増え，4カ月になると手に触れたものをつかむようになる．

3〜4カ月になると，自分の手を目の前でみるようになる．

発達を評価するため日常的によく行われる「顔に布をかけるテスト」をしてみると，知的機能や運動機能に問題のない場合には4〜5カ月になるとすぐに顔の布を手でとりはらう動作がみられる．

6カ月になると腕を伸ばしてものをつかみ，手にもったものを口にもっていくようになる．

7カ月頃までは手のひら全体でものをつかむが，8カ月になると母指，示指，中指でものをつかむようになり，両手遊びが始まってくる．

10カ月になると，小さなものを母指，示指でつまむようになる．

1歳頃になると手にもったものを口にもっていくことが減ってくる．

3 幼児の運動発達（表2）

【1】幼児期の粗大運動

幼児期には歩行が安定し，応用歩行が獲得されていく．運動能力の判定に階段昇降はよい指標となる．階段は登るほうがやさしく，降りるほうが難しい．

1歳半では歩行が安定し，ころばないである程度の距離が歩けるようになる．ぎこちないが走れるようになり，手を引くと階段が登れるようになる．ひとりで椅子に座れるようになる．

2歳では上手に走れるようになり，手すりをもって，両足をそろえながら1段ずつ階段が登れるようになる．

2歳半では両足をそろえながら1段ずつ階段を昇降できるようになる．

3歳では足を交互に出して階段を登れるが，降りるときには両足をそろえる．三輪車に乗れるようになり，片足立ちができるようになる．

4歳になってやっと足を交互に出して階段を昇降することができるようになる．片足ケンケンができるようになる．

5歳でスキップやブランコの立ちこぎができるようになる．

【2】幼児期の手の運動

1歳3カ月頃になると自分でコップをもって飲むようになる．

1歳半では積木を2個積む．

2歳半になると鉛筆やクレヨンでめちゃめちゃ書きをする．

3歳では丸が書け，4歳では四角が書ける．

4歳になるとはさみが使えるようになり，5歳では線のうえを上手に切れるようになる．

5歳になると上着の下のほうのボタンがはめられるようになる．

表2 幼児の運動発達

1歳	①数秒間ひとりで立っている ②片手を引くと歩く ③座位から立ちあがる ④母指と示指の指先でものをつまむ
1歳3カ月	①数メートル以上ひとりで歩く ②階段を這って登る
1歳6カ月	①ころばないで歩く ②手を引くと階段を登る ③ぎこちなく走る ④積木を2個積む
2歳	①走る ②手すりをもって，両足をそろえながら1段ずつ階段を登る ③下手だが両足ジャンプができる
2歳6カ月	①鉛筆でめちゃめちゃ書きをする ②両足をそろえながら1段ずつ階段を昇降する ③つまさき歩きができる
3歳	①足を交互に出して階段を登る．両足をそろえながら1段ずつ階段を降りる ②三輪車に乗れる ③片足立ちができる ④丸が書ける
4歳	①足を交互に出して階段を昇降する ②片足ケンケンができる ③はさみが使える
5歳	①スキップができる ②ブランコで立ちこぎができる ③上着の下のほうのボタンがはめられる

乳児期には「利き手」ははっきりしないが，1歳を過ぎる頃から右手を使う率が増え，2歳では80％，5歳では90％となる．

発達と反射

1 脳の成熟と反射

小児では神経発達のレベルに応じた反射がみられる（図2，表3，4）．

新生児では橋の一部までしか神経成熟はみられず，成長にともなって消失していく原始反射がみられる．典型的な原始反射は3〜4カ月頃にはみられなくなっていき，4〜5カ月頃には中脳レベルの立ち直り反射がみられてくる．立ち直り反射は，小児が空間で位置を変化させたとき，本来あるべき位置に体が自然に立ち直る反射のことである．立ち直り反射は7〜12カ月頃に最もはっきり認められ，大脳皮質の平衡反応が出現するとともに弱くなり，5歳頃までには消失する．平衡反応は6〜9カ月頃に出現し，その後一生認められる．

これらの反射を観察することにより，神経発達の成熟度を客観的に判定することができる．

本来消失するはずの反射が残っていたり，出現するはずの反射が出てこないということは，脳障害を強く示唆する所見である．

2 運動発達と反射

寝返りを始める5〜6カ月の時期に，小児は緊張性頸反射を利用して体を回転させるこつを学び，その後はそれを学習して自由に寝返りができるようになる．

座位が安定してくる6〜7カ月になると，倒れかけたときに体を支える前後左右方向へのパラシュート反射が出現してくる．また9〜10カ月になると，小児を抱きかかえて上半身を下方へ倒したときに，両腕を出して支えようとする下方向へのパラシュート反射が出現する．

つかまり立ちが安定してきた頃，小児を立たせて，体を左右に傾けると，反対側の足を交差させて転倒を防ぐような動作（跳びはね反応）がみられてくる．跳びはね反応が十分に出現するようになると，歩行が開始される．

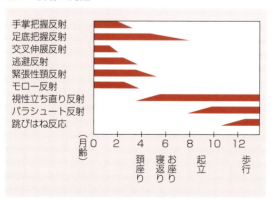

図2　反射の発達

表3　反射の発達

月齢と運動機能	中枢神経の成熟レベル	該当レベルでみられる反射・反応
新生児	脊髄	手掌把握反射 足底把握反射 交叉伸展反射 逃避反射
2カ月 （腹臥位で手足を動かす）	脊髄−橋	対称性緊張性頸反射 非対称性緊張性頸反射 モロー反射
10カ月 （這い這い）	中脳 （立ち直り反射）	頸部立ち直り反射 迷路性立ち直り反射 視性立ち直り反射 ランドウ反射 パラシュート反射
12カ月 （歩行）	大脳皮質 （平衡反応）	傾斜反応 跳びはね反応

3. 小児の発達

表4 反射の説明

反射の種類	反射の説明	反射の種類	反射の説明
手掌把握反射	検者の指で小児の手掌を圧迫すると検者の手を握る反射	頚部立ち直り反射	背臥位の小児の頚を一方に向けると，肩，体幹，腰部がその方向に回転する反射
足底把握反射	小児の母趾球を検者の母指で圧迫すると，全趾が屈曲する反射	迷路性立ち直り反射	閉眼している小児を前後左右に体を傾けたとき，頭部が垂直に立ち直る反射
交叉伸展反射	検者の片手で小児の膝を伸展させ，他方の手で同側の足底をこすると，反対側の下肢が刺激を与えている手を払いのけるように交叉・伸展する反射	視性立ち直り反射	開眼している小児を前後左右に体を傾けたとき，頭部が垂直に立ち直る反射
逃避反射	検者の手で小児の足底をこすると，足を引き込める反射	ランドウ反射	小児を水平抱きにし，頚を後屈すると体幹四肢が伸展し，前屈すると四肢が屈曲する反射
緊張性頚反射	対称性緊張性頚反射：腹位水平抱きにした小児の頭を受動的に前屈すると上肢が屈曲し，背屈すると上肢が伸展する反射 非対称性緊張性頚反射：仰臥位にした小児の顔を他動的に一方へ回すと，顔の向いている側の上下肢が伸展し，反対側の上下肢が屈曲する反射	パラシュート反射	小児の体を支えて，前後左右および下方に傾けたとき，両手を伸ばして，手を開いて体を支えようとする反射
		傾斜反応	板の上に背臥位または腹臥位にした小児を乗せ，板を傾けると，頚が立ち直り，反対側の上下肢が外転・伸展する反応
モロー反射	小児を頭と体幹を支えて空中に抱き，手に乗せた頭を10cmくらい手の平に落下させると，上肢を外転・伸展し手を開大する反射	跳びはね反応	立位にした小児を前後左右に倒すと，左右の場合は反対側の下肢が，前後の場合はどちらかの下肢が，一歩踏み出す反応

知的発達

1 小児の知的発達

　小児の知的発達は，基本的な生活習慣，社会性，ことばの発達といった面から把握することができる．また年齢が低い小児では，運動の発達も知的発達と強い関係をもっているので，小児の全体的な発達をみて知的発達を評価することが必要である．

2 乳児の知的発達（表5）

【1】情緒の発達

　乳児期前半は，全身で快，不快を表現する時期である．6～7カ月になると親を認識するようになり，怒り，恐れ，愛情などの感情が発達してくる．10～11カ月頃には人見知りが目立つ．

【2】社会性の発達

　生後2～4カ月頃には，あやすと笑い，6カ月頃からは大人の相手を求めるようになる．9カ月頃には，おもちゃをとられると怒るなどの行動がみられる．

【3】ことばの発達

　生後2カ月頃になると，泣き声とは別の音声（喃語）を発するようになり，5カ月頃には喃語を反復するようになってくる．自分で発音し，聴覚的にその音を認知し，さらに発音を繰り返すことがことばの獲得に結びついていく．7カ月頃になると他人の声に興味をもち始め，10カ月頃にはさかんに喃語を発するようになる．

3 幼児の知的発達（表6）

【1】情緒の発達

　1～2歳頃は母親への甘えが強くなり，後追いが目立つ．またこわがったり，かんしゃくを起こすことも目立つ．

　2～3歳頃は，まだ自制力が発達していないため泣きやすく，またしっとしたりする．

　その後第一反抗期と言われる時期に入り，何でも「いや」と言うことが多くなるが，4～5歳になると自分の感情を抑制することができるように

表5　乳児の知的発達

1カ月	①泣いているときに抱きあげると泣きやむ ②大きな音に反応する
4カ月	①あやされると声を出して笑う ②スプーンから飲むことができる
5カ月	①おもちゃをみると動きが活発になる ②顔にかけた布をとる ③人をみると笑いかける ④母の声を他人の声と聞き分ける
6カ月	①ビスケットなどを自分で食べる ②人に向かって声を出す
7カ月	①コップから飲む ②親の話し方で感情を聞き分ける（禁止など）
8カ月	①鏡をみて笑いかけたり話しかけたりする ②マ，バ，パなどの発声をする
9カ月	①コップなどを両手で口にもっていく ②おもちゃをとられると怒る
10カ月	①泣かずに要求を示す ②さかんに喃語を発する
11カ月	①自分でコップをもって飲む ②人見知りをする ③バイバイなどのことばに反応する

表6　幼児の知的発達

1歳	①スプーンで食べようとする ②1〜2語，ことばをまねる
1歳3カ月	①ほめられると同じ動作を繰り返す ②2語言える ③おいで，ちょうだいなどのことばを理解する
1歳6カ月	①衣服の着脱に協力する ②できないことがあると助けを求める ③絵本をみて1つのものの名前を言う
2歳	①排尿を教える ②親から離れて遊ぶ ③二語文を話す
2歳6カ月	①こぼさずにひとりで食べる ②自分の名前を言う ③大きい，小さいがわかる
3歳	①自分で上着を脱ぐ ②ままごと遊びをする ③色が4つわかる
4歳	①入浴時に下手だが自分の体を洗う ②数の概念がわかる（3〜4）
5歳	①自分で着脱ができる ②友達と協力して作業ができる ③4連語の文章を復唱できる ④左右がわかる

なってくる．

【2】社会性の発達

1歳を過ぎると，他の子どもに興味を示すようになる．1歳半を過ぎると一緒に同じようなことをして遊べるようになるが，まだひとり遊びの段階であり，ルールを理解して一緒に遊べるようになるのは3歳を過ぎてからである．

【3】ことばの発達

1歳過ぎに意味のあることばを話すようになる．1歳半〜2歳の時期に二語文を話すようになり，絵本で自分の知っているものを指さして名前を言うようになる．

2歳を過ぎると多語文になってくる．

2歳半になるとおしゃべりになり，「なぜ」を連発するようになる．発音が不明瞭であったり，幼児音であることは多いが，この時期に矯正する必要はない．

3〜4歳になると日常会話が可能となり，発音も正しくなってくる．

脳障害のハイリスク因子

1　ハイリスク因子を把握する意義

小児のリハを行うにあたっては，正常小児の発達を理解していることが必要であるが，正常な発達からはずれている小児を少しでも早く見つけ出すためには，脳障害を生じる可能性のある「ハイリスク因子」を知っていることが役に立つ．

2　乳幼児健康診査でのチェック項目

乳幼児健康診査（乳幼児健診）は現在，市町村の管轄で行われており，保健センターなどで集団的

に行う場合と，医療機関で個別に行う場合がある．

集団健診は，3～4カ月，1歳半，3歳～3歳半に行われ，個別健診は1カ月，6～7カ月，9～10カ月，1歳，2歳，4歳，5歳などに行われている．

健診でのチェック項目は，小児の発達をチェックするのに役に立つので，代表的なものを提示する（表7）．

3 ハイリスク因子

脳障害を生じるハイリスク要因には，医学的ハイリスク要因，家庭環境に関するハイリスク要因，社会環境に関するハイリスク要因がある（表8）．そのなかでも，医学的ハイリスク要因は，脳障害との関連性が大きい．

医学的ハイリスク要因は，母体疾患によるハイリスク因子，妊娠・分娩によるハイリスク因子，新生児に関するハイリスク因子に分けられる（表9）．

これらのハイリスク因子，特に「新生児に関するハイリスク因子」をもつ小児では，脳障害の所見がないかどうかを注意深く観察することが大切である．

表7　健診でのチェック項目

3～4カ月健診	①頚が座りましたか ②あやすと笑いますか ③目つきや目の動きがおかしいのではないかと気になりますか ④みえない方向から声をかけてみると，そちらのほうへ顔を向けますか ⑤外気浴をしていますか ⑥果汁やスープを飲ませていますか
1歳半健診	①ひとりでじょうずに歩きますか ②ママ，ブーブなど意味のあることばをいくつか話しますか ③自分でコップをもって水を飲めますか ④哺乳瓶を使っていますか ⑤極端にまぶしがったり，目の動きがおかしいのではないかと気になりますか ⑥うしろから名前を呼んだとき，振り向きますか ⑦どんな遊びが好きですか
3歳健診	①手を使わずにひとりで階段を登れますか ②クレヨンなどで丸を書きますか ③衣服の着脱をひとりでしたがりますか ④自分の名前が言えますか ⑤歯みがきや手洗いをしていますか ⑥よくかんで食べる習慣はありますか ⑦斜視はありますか ⑧物をみるとき目を細めたり極端に近づけますか ⑨耳の聞こえが悪いのではないかと気になりますか ⑩どんな遊びが好きですか

表8　脳障害のハイリスク要因

1. 医学的ハイリスク要因
 ・周産期要因　出生後要因
2. 家庭環境に関するハイリスク要因
 ・経済性　家族構成　育児性
3. 社会環境に関するハイリスク要因
 ・衛生環境　環境汚染

表9　医学的ハイリスク要因

母体疾患によるハイリスク因子
1. 糖尿病　　　2. 甲状腺機能異常症
3. 自己免疫疾患　4. 心疾患
5. 腎疾患　　　6. 母体感染症（TORCH，B型肝炎）

妊娠・分娩によるハイリスク因子
1. 妊娠中毒症
2. 胎盤の異常（前置胎盤，常位胎盤早期剥離）
3. 前期破水
4. 羊水異常（過多，過少，混濁）
5. 分娩異常（帝王切開，鉗子分娩，吸引分娩）
6. 多胎

新生児に関するハイリスク因子
1. 早産児　　　　2. 低出生体重児
3. 子宮内発育遅滞児　4. 巨大児
5. 分娩外傷　　　6. 新生児仮死
7. 呼吸障害　　　8. 多発奇形

TORCH：トキソプラズマ，風疹ウイルス，サイトメガロウイルス，単純ヘルペスウイルスによる感染症

引用文献
1) 厚生労働省：平成22年度乳幼児身体発育調査, 2001.

参考文献
1) 福岡地区小児科医会乳幼児保健委員会編：乳幼児健診マニュアル，第4版，医学書院，2011.
2) 洲鎌盛一：乳幼児の発達障害診療マニュアル　健診の診かた・発達の促しかた，医学書院，2013.

小児リハビリテーション
医学総論

II

診断・評価

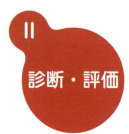

1. 意識障害

意識障害を呈する小児に対して行うべきことは，意識障害の重症度を判定して必要な対症的処置を行うことと，原因疾患を診断して原因的治療を行うことの2つである．

1 所見のとり方

【1】身体所見

身体所見，特に神経学的所見をとることにより，病変の局在や脳ヘルニアの進行の度合いなどの情報が得られる．

①一般的身体所見

ⅰ）バイタルサイン：呼吸，心拍，血圧，体温をチェックする．

ⅱ）呼吸：呼吸パターンから脳内病変の局在を判定する．チェーン・ストークス呼吸は，呼吸振幅の漸増に続く漸減と無呼吸を周期的に繰り返す呼吸で，両側大脳半球梗塞，低酸素性脳症，尿毒症などでみられ，大脳深部，間脳の病変による．中枢性過呼吸は，持続性の深く浅い呼吸で，中脳，上部橋被蓋の病変による．

ⅲ）心拍，血圧：頭蓋内圧亢進にともない延髄の圧迫や虚血が起きると，徐脈，血圧上昇をきたす．頻脈は脳外傷直後や出血による循環血液量の低下により出現する．

ⅳ）体温：体温上昇は感染症，急性脳症，けいれん重積状態，熱中症などでみられ，低体温は低血糖，ショック，甲状腺機能低下症などでみられる．

②神経学的所見

ⅰ）発語：発語の有無と程度により軽症の意識障害を細分類する（Japan coma scale：JCS：3-3-9度方式のⅠ）．

ⅱ）開眼：一般には開眼していれば意識障害はないと判断する．開眼に要する刺激の強さで中等度の意識障害を細分類する（Japan coma scale：JCS：3-3-9度方式のⅡ）．

表1　JCS（3-3-9度方式）による意識障害の分類

Ⅰ．刺激しないでも覚醒している状態
1．だいたい意識清明だが，今ひとつはっきりしない
2．見当識障害がある
3．自分の名前や生年月日が言えない
Ⅱ．刺激すると覚醒する状態（刺激をやめると眠り込む状態）
10．普通の呼びかけで容易に開眼する 　　　合目的運動（例えば，手を握れ）をするし，言葉もでるが，間違いが多い
20．大きな声や，体を揺さぶることにより開眼する 　　　簡単な命令に応じる（例えば，手を離せ）
30．痛み刺激を加えつつ，呼びかけを繰り返すと，かろうじて開眼する
Ⅲ．刺激しても覚醒しない状態
100．痛み刺激に対して，払いのけるような動作をする
200．痛み刺激で少し手足を動かしたり，顔をしかめたりする
300．痛み刺激に反応しない

記載例：JCS Ⅱ-20

表2　JCS（3-3-9度方式）による意識障害の分類（乳児用）

Ⅰ．刺激しないでも覚醒している状態
1．あやすと笑う．ただし不十分で，声を出して笑わない
2．あやしても笑わないが，視線は合う
3．母親と視線が合わない
Ⅱ．刺激すると覚醒する状態（刺激をやめると眠り込む状態）
10．飲み物を見せると飲もうとする．乳首を見せると欲しがって吸う
20．呼びかけると開眼して眼を向ける
30．呼びかけを繰り返すと，かろうじて開眼する
Ⅲ．刺激しても覚醒しない状態
100．痛み刺激に対して，払いのけるような動作をする
200．痛み刺激で少し手足を動かしたり，顔をしかめたりする
300．痛み刺激に反応しない

iii) **瞳孔**：左右の瞳孔の直径と対光反射を観察する．病変局在を判定するのに役立つ．薬物や代謝性要因によっても瞳孔所見は変化する（例：モルヒネ中毒では高度縮瞳，アトロピン中毒では瞳孔散大，対光反射消失）．

iv) **眼球運動**：自発性眼球運動について，運動の消失，異常眼球運動などを観察する．眼球運動は病変の局在を判定する大きな手がかりとなる．

v) **眼底**：うっ血乳頭，網膜出血，視神経萎縮などに注意する．

vi) **運動機能**：異常肢位，麻痺，深部腱反射，筋緊張などを観察する．

【2】検査所見

①血液検査

意識障害時には，緊急検査として血算，血糖，Na，K，Cl，Ca，AST，ALT，BUN，CK，アンモニア，動脈血ガス分析，乳酸，ピルビン酸の検査を行う．

②特殊検査

頭部CT・MRI，脳波，髄液検査などを行う．腰椎穿刺は意識障害の鑑別診断に大切な検査であるが，脳圧亢進時には脳ヘルニアへの注意が必要である．

2 分類

【1】Japan coma scale（JCS, 3-3-9度方式）

JCS（表1）は日本で用いられている意識障害の重症度を判定する方法で，乳児にはJCS乳児用がある（表2）．

開眼しているか，呼びかけに反応するか，痛み刺激をして覚醒するかをみて，JCSの1桁，2桁，3桁を判定する．3桁は緊急対応が必要である．

【2】Glasgow coma scale（GCS）

GCS（表3）は主として欧米で用いられている意識障害の重症度を判定する方法である．開眼，発語，運動機能の合計点で記載し，GCS8以下は重症意識障害である．

3 鑑別診断

意識障害をきたす代表的疾患を表4に示す．

表3　Glasgow coma scale（GCS）

開眼（E）	自発的に	4
	呼びかけにより	3
	痛み刺激により	2
	開眼しない	1
発語（V）	見当識のある会話	5
	混乱した会話	4
	不適当な発語	3
	理解できない発声のみ	2
	声を出さない	1
運動機能（M）	指示に従う	6
	痛み刺激部位に手足を動かす	5
	逃避反射として四肢を屈曲する	4
	異常な四肢の屈曲反応	3
	異常な四肢の伸展反応	2
	全く動かさない	1

記載の仕方：E2＋V2＋M3＝7
重症意識障害：GCS 8以下

表4　小児の意識障害の鑑別診断

神経学的局所徴候あり		急性	脳出血，脳血栓，脳塞栓，脳外傷，急性小児片麻痺
		亜急性〜慢性	硬膜外血腫，脳腫瘍，脳膿瘍，静脈洞血栓，亜急性脳炎
神経学的局所徴候なし	髄膜刺激症状・髄液異常あり		くも膜下出血，急性脳炎・髄膜炎，急性播種性脳脊髄炎
	髄膜刺激症状・髄液異常なし		急性脳症 急性播種性脳脊髄炎 代謝異常：低血糖症，尿毒症性昏睡，糖尿病性昏睡，低カルシウム血症，肝性昏睡，水中毒，周期性嘔吐症，先天性代謝異常症，熱中症 呼吸循環障害：心不全，低酸素性脳症，高血圧性脳症，アダムス・ストークス症候群，CO_2ナルコーシス，ショック 精神神経疾患：てんかん，ナルコレプシー 中毒：薬物，一酸化炭素 重症感染症 心因反応

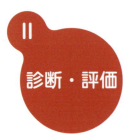

2. 運動障害

1 関節可動域測定

　関節可動域（range of motion：ROM）測定は，運動障害の程度を評価する最も基本的で重要な手段である．関節可動域制限は，日常生活動作や歩行などに大きく影響するものであり，関節可動域測定法はリハを行ううえでの基礎となる．

　関節可動域測定とは，身体の各関節を自動的あるいは他動的に動かしたときの関節の運動範囲を測定することである．

　現在のところ，小児における正常値は報告されておらず，成人値を代用している．

【1】関節可動域表示ならびに測定法（表1）

　関節可動域測定の目的は，可動域を阻害している因子を発見し，治療へ結びつけることである．また経時的に測定することにより治療効果の判定ができる．

　関節可動域の種類には，自動的関節可動域（active ROM）と他動的関節可動域（passive ROM）がある．前者は，被検者が自分で動かしうる関節可動域で，痙縮や筋力などの影響を受けやすいことから，正確な関節機能の評価はできないが，実生活上の機能を示す点で意義がある．後者は，検者によって動かされたときの関節可動域で，単に関節可動域というときには，一般には他動的関節可動域をさす．

　日本整形外科学会と日本リハ医学会により1974年に制定され，1995年に改訂された「関節可動域表示ならびに測定法」が標準的な測定法で，国際的にも比較できるように作成されている．

【2】関節可動域測定時の注意点（表2）

　小児ではあってもできるだけ協力が得られるように努力したい．協力が得られる小児であっても長時間の検査への協力は難しいことが多いので，

表1　関節可動域表示ならびに測定法[1]

Ⅰ．関節可動域表示ならびに測定法の原則
1. 関節可動域表示ならびに測定法の目的（略）
2. 基本肢位
    Neutral Zero Method を採用しているので，Neutral Zero Starting Position が基本肢位であり，概ね解剖学的肢位と一致する．（以下略）
3. 関節の運動（略）
4. 関節可動域の測定方法
    1) 関節可動域は，他動運動でも自動運動でも測定できるが，原則として他動運動による測定値を表記する．（以下略）
    2) 角度計は十分な長さの柄がついているものを使用し，通常は5°刻みで測定する．
    3) 基本軸，移動軸は，四肢や体幹において外見上分かりやすい部位を選んで設定されており，運動学上のものとは必ずしも一致しない．（以下略）
    4) 基本軸と移動軸の交点を角度計の中心に合わせる．（以下略）
    5) 多関節筋が関与する場合，原則としてその影響を除いた肢位で測定する．（以下略）
5. 測定値の表示
    1) 関節可動域の測定値は，基本肢位を0°として表示する．（以下略）
    2) 関節可動域の測定に際し，症例によって異なる測定法を用いる場合や，その他関節可動域に影響を与える特記すべき事項がある場合は，その旨併記する．（以下略）
6. 参考可動域（略）

II. 上肢測定

部位名	運動方向	参考可動域角度	基本軸	移動軸	測定肢位および注意点	参考図
肩甲帯 shoulder girdle	屈曲 flexion	20	両側の肩峰を結ぶ線	頭頂と肩峰を結ぶ線		
	伸展 extension	20				
	挙上 elevation	20	両側の肩峰を結ぶ線	肩峰と胸骨上縁を結ぶ線	背面から測定する.	
	引き下げ(下制) depression	10				
肩 shoulder (肩甲帯の動きを含む)	屈曲(前方挙上) flexion (forward elevation)	180	肩峰を通る床への垂直線(立位または座位)	上腕骨	前腕は中間位とする. 体幹が動かないように固定する. 脊柱が前後屈しないように注意する.	
	伸展(後方挙上) extension (backward elevation)	50				
	外転(側方挙上) abduction (lateral elevation)	180	肩峰を通る床への垂直線(立位または座位)	上腕骨	体幹の側屈が起こらないように90°以上になったら前腕を回外することを原則とする. ⇒[VI.その他の検査法]参照	
	内転 adduction	0				
	外旋 external rotation	60	肘を通る前額面への垂直線	尺骨	上腕を体幹に接して, 肘関節を前方90°に屈曲した肢位で行う. 前腕は中間位とする. ⇒[VI.その他の検査法]参照	
	内旋 internal rotation	80				
	水平屈曲(水平内転) horizontal flexion (horizontal adduction)	135	肩峰を通る矢状面への垂直線	上腕骨	肩関節を90°外転位とする.	
	水平伸展(水平外転) horizontal extension (horizontal abduction)	30				
肘 elbow	屈曲 flexion	145	上腕骨	橈骨	前腕は回外位とする.	
	伸展 extension	5				

Ⅱ. 上肢測定

部位名	運動方向	参考可動域角度	基本軸	移動軸	測定肢位および注意点	参考図
前腕 forearm	回内 pronation	90	上腕骨	手指を伸展した手掌面	肩の回旋が入らないように肘を90°に屈曲する.	
	回外 supination	90				
手 wrist	屈曲（掌屈） flexion (palmar-flexion)	90	橈骨	第2中手骨	前腕は中間位とする.	
	伸展（背屈） extension (dorsiflexion)	70				
	橈屈 radial deviation	25	前腕の中央線	第3中手骨	前腕を回内位で行う.	
	尺屈 ulnar deviation	55				

Ⅲ. 手指測定

部位名	運動方向	参考可動域角度	基本軸	移動軸	測定肢位および注意点	参考図
母指 thumb	橈側外転 radial abduction	60	示指（橈骨の延長上）	母指	運動は手掌面とする. 以下の手指の運動は, 原則として手指の背側に角度計を当てる.	
	尺側内転 ulnar adduction	0				
	掌側外転 palmar abduction	90			運動は手掌面に直角な面とする.	
	掌側内転 palmar adduction	0				
	屈曲（MCP） flexion	60	第1中手骨	第1基節骨		
	伸展（MCP） extension	10				
	屈曲（IP） flexion	80	第1基節骨	第1末節骨		
	伸展（IP） extension	10				

2. 運動障害

Ⅲ. 手指測定

部位名	運動方向	参考可動域角度	基本軸	移動軸	測定肢位および注意点	参考図
指 fingers	屈曲（MCP） flexion	90	第2〜5中手骨	第2〜5基節骨	⇒[Ⅵ.その他の検査法]参照	
	伸展（MCP） extension	45				
	屈曲（PIP） flexion	100	第2〜5基節骨	第2〜5中節骨		
	伸展（PIP） extension	0				
	屈曲（DIP） flexion	80	第2〜5中節骨	第2〜5末節骨	DIPは10°の過伸展をとりうる.	
	伸展（DIP） extension	0				
	外転 abduction		第3中手骨延長線	第2, 4, 5指軸	中指の運動は橈側外転, 尺側外転とする. ⇒[Ⅵ.その他の検査法]参照	
	内転 adduction					

Ⅳ. 下肢測定

部位名	運動方向	参考可動域角度	基本軸	移動軸	測定肢位および注意点	参考図
股 hip	屈曲 flexion	125	体幹と平行な線	大腿骨（大転子と大腿骨外顆の中心を結ぶ線）	骨盤と脊柱を十分に固定する. 屈曲は背臥位, 膝屈曲位で行う. 伸展は腹臥位, 膝伸展位で行う.	
	伸展 extension	15				
	外転 abduction	45	両側の上前腸骨棘を結ぶ線への垂直線	大腿中央線（上前腸骨棘より膝蓋骨中心を結ぶ線）	背臥位で骨盤を固定する. 下肢は外旋しないようにする. 内転の場合は, 反対側の下肢を屈曲挙上してその下を通して内転させる.	
	内転 adduction	20				
	外旋 external rotation	45	膝蓋骨より下ろした垂直線	下腿中央線（膝蓋骨中心より足関節内外果中央を結ぶ線）	背臥位で, 股関節と膝関節を90°屈曲位にして行う. 骨盤の代償を少なくする.	
	内旋 internal rotation	45				

IV. 下肢測定

部位名	運動方向	参考可動域角度	基本軸	移動軸	測定肢位および注意点	参考図
膝 knee	屈曲 flexion	130	大腿骨	腓骨（腓骨頭と外果を結ぶ線）	屈曲は股関節を屈曲位で行う．	
	伸展 extension	0				
足 ankle	屈曲（底屈）flexion (plantar flexion)	45	腓骨への垂直線	第5中足骨	膝関節を屈曲位で行う．	
	伸展（背屈）extension (dorsiflexion)	20				
足部 foot	外がえし eversion	20	下腿軸への垂直線	足底面	膝関節を屈曲位で行う．	
	内がえし inversion	30				
	外転 abduction	10	第1，第2中足骨の間の中央線	同左	足底で足の外縁または内縁で行うこともある．	
	内転 adduction	20				
母指（趾）great toe	屈曲（MTP）flexion	35	第1中足骨	第1基節骨		
	伸展（MTP）extension	60				
	屈曲（IP）flexion	60	第1基節骨	第1末節骨		
	伸展（IP）extension	0				
足指 toes	屈曲（MTP）flexion	35	第2〜5中足骨	第2〜5基節骨		
	伸展（MTP）extension	40				
	屈曲（PIP）flexion	35	第2〜5基節骨	第2〜5中節骨		
	伸展（PIP）extension	0				
	屈曲（DIP）flexion	50	第2〜5中節骨	第2〜5末節骨		
	伸展（DIP）extension	0				

V. 体幹測定

部位名	運動方向		参考可動域角度	基本軸	移動軸	測定肢位および注意点	参考図
頚部 cervical spines	屈曲(前屈) flexion		60	肩峰を通る床への垂直線	外耳孔と頭頂を結ぶ線	頭部体幹の側面で行う．原則として腰掛け座位とする．	
	伸展(後屈) extension		50				
	回旋 rotation	左回旋	60	両側の肩峰を結ぶ線への垂直線	鼻梁と後頭結節を結ぶ線	腰かけ座位で行う．	
		右回旋	60				
	側屈 lateral bending	左側屈	50	第7頚椎棘突起と第1仙椎の棘突起を結ぶ線	頭頂と第7頚椎棘突起を結ぶ線	体幹の背面で行う．腰かけ座位とする．	
		右側屈	50				
胸腰部 thoracic and lumbar spines	屈曲(前屈) flexion		45	仙骨後面	第1胸椎棘突起と第5腰椎棘突起を結ぶ線	体幹側面より行う．立位，腰かけ座位または側臥位で行う．股関節の運動が入らないように行う．⇒[Ⅵ.その他の検査法]参照	
	伸展(後屈) extension		30				
	回旋 rotation	左回旋	40	両側の後上腸骨棘を結ぶ線	両側の肩峰を結ぶ線	座位で骨盤を固定して行う．	
		右回旋	40				
	側屈 lateral bending	左側屈	50	ヤコビー(Jacoby)線の中点に立てた垂直線	第1胸椎棘突起と第5腰椎棘突起を結ぶ線	体幹の背面で行う．腰かけ座位または立位で行う．	
		右側屈	50				

Ⅵ. その他の検査法

部位名	運動方向	参考可動域角度	基本軸	移動軸	測定肢位および注意点	参考図
肩 shoulder（肩甲骨の動きを含む）	外旋 external rotation	90	肘を通る前額面への垂直線	尺骨	前腕は中間位とする．肩関節は90°外転し，かつ肘関節は90°屈曲した肢位で行う．	
	内旋 internal rotation	70				
	内転 adduction	75	肩峰を通る床への垂直線	上腕骨	20°または45°肩関節屈曲位で行う．立位で行う．	
母指 thumb	対立 opposition				母指先端と小指基部（または先端）との距離（cm）で表示する．	
指 fingers	外転 abduciton		第3中手骨延長線	第2, 4, 5指軸	中指先端と第2, 4, 5指先端との距離（cm）で表示する．	
	内転 adduction					
	屈曲 flexion				指尖と近位手掌皮線（proximal palmar crease）または遠位手掌皮線（distal palmar crease）との距離（cm）で表示する．	
胸腰部 thoracic and lumbar spines	屈曲 flexion				最大屈曲は，指先と床との間の距離（cm）で表示する．	

Ⅶ. 顎関節

顎関節 temporo-mandibular joint	開口位で上顎の正中線で上歯と下歯の先端との間の距離（cm）で表示する．左右偏位（lateral deviation）は上顎の正中線を軸として下歯列の動きの距離を左右ともcmで表示する．参考値は上下第1切歯列対向縁線間の距離5.0 cm，左右偏位は1.0 cmである．

(附) 関節可動域参考値一覧表

関節可動域は，人種，性別，年齢などによる個人差も大きい．また，検査肢位などにより変化があるので，ここに参考値の一覧表を付した．

部位名および運動方向	注1	注2	注3	注4	注5	部位名および運動方向	注1	注2	注3	注4	注5
肩						股					
屈曲	130	150	170	180	173	屈曲	120	100	110	120	132
伸展	80	40	30	60	72	伸展	20	30	30	30	15
外転	180	150	170	180	184	外転	55	40	50	45	46
内転	45	30		75	0	内転	45	20	30	30	23
内旋	90	40	60	80		内旋				45	38
肩外転90°				70	81	外旋				45	46
外旋	40	90	80	60	103	膝					
肩外転90°				90		屈曲	145	120	135	135	154
肘						伸展	10			10	0
屈曲	150	150	135	150	146	足					
伸展	0	0	0	0	4	伸展(背屈)	15	20	15	20	26
前腕						屈曲(底屈)	50	40	50	50	57
回内	50	80	75	80	87	母指(趾)					
回外	90	80	75	80	57	屈曲					
手						MTP		30	35	45	
伸展	90	60	65	70	80	IP		30		90	
屈曲		70	70	80	86	伸展					
尺屈	30	30	40	30		MTP		50	70	70	
橈屈	15	20	20	20		IP		0		0	
母指						足指					
外転(橈側)	50		55	70		屈曲					
屈曲						MTP		30		40	
CM					15	PIP		40		35	
MCP	50	60	50	50		DIP		50		60	
IP	90	80	75	80		伸展					
伸展						MTP					
CM				20		PIP					
MCP	10		5	0		DIP					
IP	10		20	20		頚部					
指						屈曲		30		45	
屈曲						伸展		30		45	
MCP		90	90	90		側屈		40		45	
PIP		100	100	100		回旋		30		60	
DIP	90	70	70	90		胸腰部					
伸展						屈曲		90		80	
MCP	45			45		伸展		30		20-30	
PIP				0		側屈		20		35	
DIP				0		回旋		30		45	

注：1. A System of Joint Measurements, Clark WA, Mayo Clinic, 1920.
　　2. The Committee on the Medical Rating of Physical Impairment, Journal of American Medical Association, 1958.
　　3. The Committee of the California Medical Association and Industrial Accident Commission of the State of California, 1960.
　　4. The Committee on Joint Motion, American Academy of Orthopaedic Surgeons, 1965.
　　5. 渡辺英夫・他：健康日本人における四肢関節可動域について．年齢による変化．日整会誌53：275-291，1979．
　なお，5の渡辺らによる日本人の可動域は，10歳以上80歳未満の平均値をとったものである．

(日本整形外科学会・日本リハビリテーション医学会作成，1995)

表2 小児における関節可動域測定時の注意点

1. 小児にわかる範囲で測定について説明して安心させ，協力が得られるよう努める．おもちゃを利用したり，話しかけるなどしてリラックスさせる
2. 少しでも短い時間で終えられるようにする
3. 必要な部分の測定から開始する
4. 視診，触診から始める
5. ゆっくり動かし，無理をしない
6. 肢位，基本軸を正しくとる
7. 固定を確実にする

表3 関節可動域の制限と拡大

制限	構造的要因	皮膚・皮下組織の瘢痕，浮腫，腫脹 筋肉の短縮，癒着 腱・靱帯の短縮，癒着，線維化 骨・軟骨の変形，変性，化骨形成 関節包の線維化
	機能的要因	痙縮 疼痛 筋緊張のアンバランス
拡大	先天性要因	筋緊張低下（フロッピーインファント：知的能力障害，先天性ミオパチー） 結合織の異常（マルファン症候群，エーラスダンロス症候群）
	後天性要因	腱・靱帯の断裂，過伸展 筋緊張低下（小脳障害）

表4 Danielsによる筋力の記載法

正常	Normal	(N)	5	強い抵抗を加えても，なお重力に打ち勝って全可動域を完全に動く
優	Good	(G)	4	いくらかの抵抗を加えても，なお重力に打ち勝って全可動域を完全に動く
良	Fair	(F)	3	抵抗を与えなければ，重力に打ち勝って全可動域を完全に動く
可	Poor	(P)	2	重力を除けば，全可動域を完全に動く
不可	Trace	(T)	1	関節は動かないが，筋膜，腱の視診，触診によって筋の収縮は軽度に認められる
ゼロ	Zero	(Z)	0	筋の収縮は全く認められない

a：より大きいか，より少ない抵抗を加えることにより，プラスかマイナスの評価を加えることができる
　例）正常の筋に加える強さがわずかに弱い抵抗の場合：N⁻
b：運動範囲の1/2以下しか動かせないときには1段階下の表示にプラス符号をつけて記録し，1/2以上動かせるが最終まで動かせない場合はその段階の表示にマイナス符号をつける
　例）抗重力運動の場合はP⁺あるいはF⁻と記録する

少しでも短い時間で終えられるように，必要な部分の測定から開始するのがこつである．

【3】関節可動域の制限と拡大（表3）

関節可動域の制限と拡大がみられる要因を表3に示す．年齢の低い小児では，先天性の骨関節結合織異常による関節可動域制限と，筋疾患や知的能力障害にともなう関節可動域拡大に遭遇することが多い．

2 徒手筋力検査

徒手筋力検査（manual muscle test：MMT）は，患者の重力に抗した動きや，検者の徒手的抵抗を基準とした筋力検査である．正しい知識と方法に従えば，有用な検査である．

【1】筋力の記載法（表4）

表4に示すDanielsによる筋力の記載法が広く用いられている．臨床的には，各段階に+/-をつけて評価をすることが多い．

【2】徒手筋力検査施行時の注意点（表5）

小児ではあってもできるだけ協力が得られるように努力したい．協力が得られる小児であっても長時間の検査への協力は難しいことが多いので，少しでも短い時間で終えられるように，必要な部分の測定から開始するのがこつである．

【3】徒手筋力検査に応じた訓練方法（表6）

筋力低下の程度に応じた筋力増強のための訓練方法がある．小児では，協力を得られるための工夫が必要で，例えば車椅子に荷重をかけて駆動訓練をする場合には，砂袋と人形を載せた箱を引かせるなどの工夫である．

表5 小児における徒手筋力検査施行時の注意点

1. 小児にわかる範囲で検査について説明して安心させ，協力が得られるように努める．おもちゃを利用したり，話しかけるなどしてリラックスさせる
2. 少しでも短い時間で終えられるようにする
3. 必要な部分の測定から開始する
4. 視診，触診，関節可動域測定から始める
5. ゆっくり動かし，無理をしない
6. 体位，肢位を正しくとる
7. 固定を確実にする
8. 筋収縮を視診，触診で確認する
9. 疲れさせないようにする

表6 徒手筋力検査に応じた訓練方法

筋力	筋力増強のための訓練方法
5	抵抗自動運動
4	抵抗自動運動
3	自動運動
2	介助自動運動
1	筋機能再教育，筋電図バイオフィードバック
0	筋機能再教育，低周波刺激

表7 運動障害の機能評価法

中枢性	麻痺	片麻痺：ブルンストロームステージ
	失調	ロンベルグ徴候による分類
	痙縮	Ashworthスケール変法
末梢性運動障害		徒手筋力検査 筋電図検査

表8 疾患別の機能評価法

脳卒中	SIAS*
脊髄損傷	フランケルの分類

SIAS：Stroke impairment assessment set
＊SIASは小児ではほとんど用いられない

表9 運動麻痺の障害部位と徴候

	上位運動ニューロン	下位運動ニューロン	筋
筋緊張	亢進	低下	低下
腱反射	亢進	低下	低下
病的反射	（＋）	（－）	（－）
筋力	低下	低下	低下
筋萎縮	（－）	（＋）遠位部＞近位部	（＋）遠位部＜近位部
線維束攣縮	（－）	（＋）	（－）
神経伝導速度	正常	伝導遅延・振幅低下	正常
筋電図	正常	神経原性パターン	筋原性パターン
血清CK	正常	正常	正常〜高値

3 運動障害

運動遂行のためには，大脳皮質から始まる上位運動ニューロン，脳神経運動核ないしは脊髄前角細胞から始まる下位運動ニューロン，骨格筋の3者が必要である．さらに小脳と大脳基底核が運動調整にかかわっている．

運動障害は，運動遂行系の障害である筋力低下を特徴とする運動麻痺と，運動調節系の障害である筋緊張異常，運動失調，不随意運動に分けられる．

運動障害の機能評価法を表7，8に示す．Stroke impairment assessment set (SIAS) は，脳卒中患者の機能障害の測定法で，運動機能のほか，筋緊張，感覚障害，疼痛，関節可動域，体幹バランスなどの評価を行うが，これは小児ではほとんど用いられない．

【1】麻痺

中枢性運動障害には，上位運動ニューロンを含む錐体路系病変と錐体外路系病変の2つがある．末梢性運動障害には，下位運動ニューロン，神経筋接合部，骨格筋の病変の3つがある（表9）．

病因は，先天奇形，血管障害，外傷，腫瘍，炎症，代謝・変性疾患などさまざまある．

麻痺の分布により，四肢麻痺，両麻痺，対麻痺，片麻痺，単麻痺などに分類する．

麻痺の進行性により，急性（脳血管障害，ギラン・バレー症候群など），慢性進行性（脳・脊髄腫瘍，代謝・変性疾患，筋ジストロフィーなど），再発性（もやもや病，多発性硬化症など），慢性非進行性（脳性麻痺，急性脳症後遺症など）に分けられる．

脳卒中後の片麻痺の発症から回復過程を臨床的に分類した「ブルンストロームステージ分類」は，主として成人で用いられることが多いが，小児においても運動麻痺の評価に用いられる（表10，11）．

脊髄損傷後の運動・知覚機能の評価に用いられるフランケルの分類は小児でも用いられる（表12）．

【2】失調

失調症とは，協調運動障害と平衡（バランス）障害のことである．失調症は，小脳性，大脳性，深部感覚性，迷路性の4つに分けられる（表13）．

失調症は，ロンベルグ徴候を用いて鑑別するが，閉眼によって身体のふらつきが増悪する場合に，ロンベルグ徴候陽性という（表14）．

【3】痙縮と固縮

筋緊張は，筋が弛緩した状態での他動運動に対する抵抗のことである．筋緊張の異常亢進には痙縮（spasticity）と固縮（rigidity）がある．痙縮は，伸張反射が低閾値で，腱反射が亢進し，クローヌスが起こりやすく，折りたたみナイフ現象がみられる状態をいう．固縮は，伸張反射が高閾値で，腱反射は低下し，鉛管現象や歯車現象がみられる

表10　ブルンストロームステージ分類の概念[2]

ステージ1：随意運動なし
2：連合反応が出現する．軽度痙性
3：共同運動パターン．著明な痙性
4：痙縮が軽減し，共同運動からの離脱が始まる
5：痙縮が軽減し，分離運動が相当可能になる
6：分離運動が可能である

ブルンストロームステージの原著では，Ⅰ，Ⅱ，Ⅲなどローマ数字でなく，1，2，3の算用数字が使われている．また，1-2, 2-3のように中間的ステージを表現している

表11　ブルンストロームステージ分類[2]

●上肢
- ステージ1：弛緩性，随意運動なし
- ステージ2：肩や肘がわずかに動く
- ステージ3：上肢挙上60°まで，屈曲あるいは伸展共同運動パターンが出現する．
- ステージ4：
  - a．上肢前挙90°まで可能（肘伸展位で）
  - b．肘を90°屈曲位で身体に付け，回内・回外が可能
  - c．上肢を後ろに回して手を腰に付ける
- ステージ5：
  - a．上肢前挙から頭上に挙上する（肘伸展位）
  - b．上肢の側挙90°まで可能（肘伸展位）
  - c．肘伸展位で前腕回内・回外が可能である．前挙でも側挙でもよいが，後者が難しい
- ステージ6：ステージ5の分離運動が速やかに行える．正常と比べてスピードが遅い

●手指
- ステージ1：随意運動なし
- ステージ2：わずかに手指の屈曲ができる
- ステージ3：総握りが可能であるが，指伸展が随意的にできない．反射指伸展が可能なこともありうる
- ステージ4：母指の横つまみが可能．手指伸展がわずかに可能
- ステージ5：手掌つまみ，円筒握り，球握りが可能である（ぎこちないが，ある程度実用的である）．手指総開きが可能である
- ステージ6：すべてのつまみが可能であり，上手にできる．手指の伸展が可動域全体にわたって可能になり，手指の分離運動が可能である．健側より多少稚拙でもよい

●下肢
- ステージ1：弛緩性で，随意運動なし
- ステージ2：共同運動あるいはその要素の一部がわずかに出現（反射や連合運動でもよい）
- ステージ3：股・膝・足関節の屈曲・伸展共同運動あるいはその要素が一部随意的に可能である
- ステージ4：
  - a．座位で床上に足を滑らせながら膝屈曲90°以上可能
  - b．膝屈曲位で足関節のみ背屈可能（座位で踵を床につけたまま，つま先を持ち上げる）
- ステージ5：
  - a．立位で股関節をほとんど動かさず，膝屈曲が可能
  - b．立位で患肢を少し前に出し，膝伸展のまま足関節の背屈が可能
- ステージ6：立位での股関節の外転が，骨盤挙上による外転角度以上に可能
  座位での内側および外側ハムストリングの交互収縮により，下腿の内旋・外旋が可能（足内反，外反をともなう）

表12 フランケルの分類[3)]

A	運動・知覚喪失	損傷部以下の運動・知覚機能が失われているもの
B	運動喪失・知覚残存	損傷部以下の運動機能は完全に失われているが，仙髄域などに知覚が残存するもの
C	運動残存[非実用的]	損傷部以下に，わずかな随意運動機能が残存しているが，実用的運動は不能なもの
D	運動残存[実用的]	損傷部以下に，かなりの随意運動機能が残されており，下肢を動かしたり，あるいは，歩行などもできる
E	回復	神経学的症状，すなわち運動・知覚麻痺や膀胱・直腸障害を認めないもの ただし，深部反射の亢進のみが残存しているものはこれに含める

表13 失調症のタイプと原因

失調症タイプ		原因
小脳性	小脳型	血管障害，腫瘍
	小脳・脳幹型	OPCA，マリー型遺伝性小脳失調症
	脳幹型	脳幹部血管障害
大脳性		水頭症，腫瘍，血管障害
深部感覚性	末梢神経型	末梢神経障害
	脊髄型	フリードライヒ失調症，脊髄癆
	視床型	血管障害
迷路性		腫瘍，前庭炎，メニエール病

OPCA：オリーブ橋小脳萎縮症

表14 ロンベルグ徴候による失調症の分類

	正常	小脳性/大脳性	深部感覚性	迷路性
開眼時のふらつき	(−)	(+)	(−)	(+)
閉眼時のふらつき	(−)	(+) 開眼時と同じ	(+)	(+) 閉眼で悪化
ロンベルグ徴候	(−)	(−)	(+)	(+)

表15 痙縮と固縮の徴候

	痙縮	固縮
病態	相動性伸張反射の亢進（動的γ運動ニューロンの活動亢進）	持続性伸張反射の亢進（静的γ運動ニューロンの活動亢進）
伸張反射	低閾値	高閾値
深部腱反射	亢進	減弱
病的反射	(+)	(−)
クローヌス	(+)	(−)
筋の受動的伸張時の抵抗	折りたたみナイフ現象	鉛管現象 歯車現象
罹患筋	抗重力筋	重力筋
随意運動	可能	困難
姿勢や動作の影響	受ける	受けない
随伴症状	運動麻痺，上下肢の屈筋・伸筋の共同運動，対側・同側の連合運動	無動，姿勢反射障害，不随意運動
代表的疾患	上位運動ニューロン障害	パーキンソン病

表16 Ashworthスケール変法[5)]

	筋緊張の特徴
グレード0：	筋緊張の増加なし
1：	可動域の終わりに，わずかな抵抗感がある
1+：	可動域の1/2以下でわずかな抵抗感がある
2：	可動全域で抵抗感があるが，運動は容易である
3：	運動が困難なほど抵抗感がある
4：	屈曲/伸展位で拘縮状態である

状態である（表15）．

痙縮の評価法にはAshworthスケール変法が用いられる．これは1964年にAshworthが考案したAshworthスケール[4)]の「グレード1」を2つに分け，6段階にしたものである（表16）．

【4】不随意運動

大脳皮質の前頭葉にある運動野（第4野）と運動前野（第6野）から出た神経線維（皮質核路）は，大脳基底核に入力し，さらに視床を介して，再び運動野に戻ることにより随意運動を抑制的に調整している．

大脳基底核の障害により，不随意運動が出現し，ほとんどは睡眠によって消失し，緊張によって増悪する．低運動状態による振戦，アテトーゼ，ジストニアなど，過運動状態によるミオクローヌス，舞踏病，バリスム，ジスキネジア，チックなどがある．

近位部か遠位部か，速いか遅いか，規則的か不規則か，反復性か非反復性か，ねじれが入るか入らないか，動きが大きいか小さいか，同じ筋群に起こるか起こらないかで鑑別する．

不随意運動の鑑別疾患は，不随意運動の種類，

表17 不随意運動の鑑別

	症状	出現部位	病巣	原因
振戦	律動的で連続的な振動運動	上下肢, 眼瞼, 顔, 頭部, 全身	静止時振戦(黒質, 線状体) 姿勢時・動作時振戦(小脳半球) 企図振戦(上小脳脚)	本態性, 小脳疾患, パーキンソン病, 多発性硬化症, 代謝疾患, 不安, 疲労, フェニトイン中毒
アテトーゼ	不規則, 緩慢, 非律動的, 捻るような持続的な運動	四肢遠位部, 体幹, 頚, 舌	線状体, 視床・脳幹も関与	小児交互性片麻痺, 脳性麻痺, 遺伝性疾患, 急性脳炎, 代謝疾患, 脳血管障害
ジストニア	筋緊張の亢進による, 固定した奇妙なねじれ	頚, 四肢, 体幹	黒質, 線状体	遺伝性疾患(ミトコンドリア病, 瀬川病) 周生期脳障害, 感染, 脳梗塞, 外傷, 中毒
ミオクローヌス	急速に起こる小さく速い不規則な短い運動	全身, 四肢, 顔面	大脳皮質, 脳幹, 脊髄	てんかん, 脳損傷後, 基底核変性症, 薬剤性, 代謝・変性疾患, 脳腫瘍, 脱髄疾患, 脳血管障害
舞踏運動	急激に起こる小さく速い振幅の一定しない不規則な短い運動	四肢遠位部, 口唇, 舌	線状体	遺伝性疾患(ウィルソン病, ハンチントン舞踏病) 薬剤性(抗てんかん薬, 向精神薬) 全身性疾患, 脳腫瘍, 脳梗塞
バリスム	突然始まる上肢・下肢を投げ出すような激しい非律動的運動	四肢近位部	ルイ体	脳血管障害, ジデンハム舞踏病, 全身性エリテマトーデス
チック	突発的, 常同的に繰り返す急激な運動	顔, 頚, 肩, 上肢, 発声など	尾状核など	特発性, トゥーレット症候群, 急性脳炎, 脳外傷, 脳梗塞, 薬剤性

家族歴, 既往歴, 発症年齢と経過, 不随意運動以外の症状, 知的レベル, 診察所見(皮膚症状, 肝脾腫, 眼球運動, 眼底など)によってかなり絞られてくる(表17).

引用文献

1) 関節可動域表示ならびに測定法. リハ医学 32:208-217, 1995.
2) Brunnstrom S:Movement Therapy in Hemiplegia, Harper & Row Publishers, New York, 1970(佐久間穣爾, 松村 秩訳:片麻痺の運動療法, 医歯薬出版, 1974).
3) Frankel HL et al:The value of postural reduction in the initial management of closed injuries of the spine with paraplegia and tetraplegia. Paraplegia 7:179-192, 1969.
4) Ashworth B:Preliminary trial of carisoprodol in multiple sclerosis. Practitioner 192:540-542, 1964.
5) Bohannon RW et al:Interrater reliability of a Modified Ashworth Scale of Muscle Spasticity. Phys Ther 67:206-207, 1987.

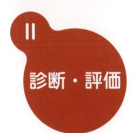

3. 感覚障害

1 感覚とは

感覚とは，外界の刺激または体内状況の変化を感じとるもので，体性感覚と内臓感覚に分けられる．ここでは体性感覚について述べる．

2 体性感覚の種類

体性感覚は，表在感覚，深部/固有感覚，複合感覚の3つに大別される（**表1**）．

表1　体性感覚の種類

表在感覚	皮膚での感覚	触覚 痛覚 温覚 冷覚
深部/固有感覚	筋，腱，関節などからの固有受動覚	関節運動覚 関節位置覚 振動覚 深部圧痛覚
複合感覚	複合して識別する感覚	立体感覚 二点識別覚 皮膚書字覚 圧感覚 触覚定位

痛覚の発症機序は複雑である

3 感覚神経の経路

【1】感覚受容器

痛覚，温覚，冷覚の受容器は自由神経終末，触覚の受容器は毛囊終末，クラウゼ小体，ルフィニ小体，自由神経終末など，深部感覚の受容器は筋紡錘，ゴルジ腱器，関節受容器である．

図　感覚神経線維路[1]

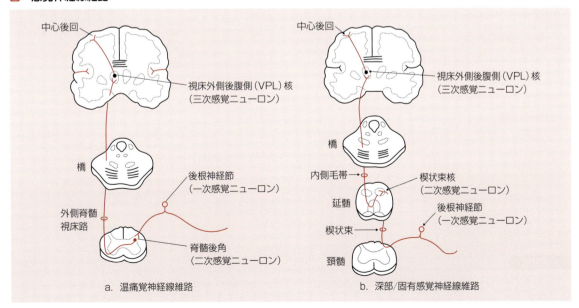

a. 温痛覚神経線維路　　　b. 深部/固有感覚神経線維路

【2】感覚の一次・二次・三次ニューロン

温痛覚と深部/固有感覚とでは神経線維路が異なっている．一次ニューロンの感覚線維は脊髄でシナプスを形成し，二次感覚ニューロンとなり脊髄を上行する．視床外側後腹側（VPL）核で三次ニューロンとシナプスを形成する．三次ニューロンは内包後脚を通り，大脳皮質感覚野に至る（図）．

4 診断

感覚障害を診断するには，感覚異常の訴えを聞き出さなくてはならないため，低年齢の小児での正確な診断は難しい．

【1】評価

①表在感覚の評価：触覚の評価には，毛筆，羽，綿などを用い，痛覚の評価には針，ピンで軽くつついて調べる．判定は消失，鈍麻，過敏に分類する．温度覚は試験管に皮膚温を基準に温水，冷水を入れて検査する．

②深部/固有感覚の評価：関節運動覚の検査は，閉眼にて手指，足趾を動かし，その動きを感じたら合図をさせる．関節位置覚は閉眼にて検者が小児の指をつまみ，指がどちらを向いているか答えさせる．振動覚は音叉を手根骨，肘骨，脛骨外踝の骨部にあて，振動が消失したら答えさせる．深部圧痛覚は，腱や筋を強くつまむことにより検査する．

③複合感覚の評価：立体感覚は，閉眼で大小の球，円柱，立方体などの形や大きさを答えさせて検査する．二点識別覚は皮膚上に，二点コンパスで刺激を与え検査する．

【2】鑑別診断

感覚障害の障害部位別の原因疾患と病態を表2に示す．

表2 感覚障害の障害部位，原因疾患，病態[2]

障害部位	原因疾患	病態
末梢神経，神経根		
単一末梢神経	外傷 絞扼性神経障害	単一の神経支配領域
多発性末梢神経	アルコール障害 欠乏症，代謝障害	遠位部優位 左右対称 手袋靴下型
多発性単末梢神経	膠原病 糖尿病	複数の単神経
神経叢	胸郭出口症候群 腰神経叢内病変	神経叢領域
神経根	椎間関節症 椎間板ヘルニア 帯状疱疹	根性分布の表在感覚 根痛
脊髄		
横断性	外傷，腫瘍 脊髄炎	障害部以下の対称性
半側性（Brown-Séquard症候群）	外傷，髄外腫瘍 椎間板ヘルニアの初期	障害部以下の深部感覚，その上部に全感覚，反対側の温痛覚
前2/3（前脊髄動脈症候群）	血管閉塞	障害部以下の温痛覚
脊髄視床路（前側索） 髄外	腫瘍	下肢の温痛覚，しだいに体幹
脊髄視床路（前側索） 髄内	腫瘍	障害部以下の温痛覚，仙髄領域は正常
後索	脊髄癆	深部感覚，触覚
中心灰白質	脊髄空洞症	温痛覚の宙吊り型
円錐・馬尾	腫瘍，腰椎骨折	肛門・性器周囲の左右対称性の感覚
脳幹		
中脳～視床	循環障害（椎骨脳底動脈），腫瘍，延髄空洞症	顔を含めて半身の全感覚
延髄の外側（Wallenberg症候群）	後下小脳動脈閉塞	病側顔面と反対側半身の感覚
視床	血管障害 腫瘍	反対側の感覚，特に深部感覚 視床痛
頭頂葉	血管障害 腫瘍，外傷，急性脳炎	複合感覚

引用文献

1) 柴崎 浩：感覚障害の診かた．臨床神経内科学（平山恵造編），南山堂，1996, pp197-207．

2) 立野勝彦：感覚障害・痛み．臨床リハ別冊／リハビリテーションにおける評価（米本恭三・他編），ver.2, 2004, pp81-86．

II 診断・評価

4. 歩行障害

歩行障害の診断・評価

1 歩行の基礎知識

歩行障害をみるためには，正常歩行の知識を正しくもっていることが必要である．

【1】時間因子（歩行周期）（図1）

一方の足の踵をついたときから，反対の足をついた後，再び同側の踵をつくまでの間を歩行の一周期という．

【2】距離因子

歩行は図2に示す距離因子で表される．

【3】関節の動き

正常歩行では骨盤を含む下肢各関節の動きが複雑に組み合わされて，重心の動きが最小になり，エネルギー消費の最も少ない運動となっている．

骨盤の回旋，骨盤の傾斜，立脚期の膝屈曲，足－膝関節の相関した動き，骨盤の側方移動，各関節の横断回旋の6つの要素が関係している．

2 分類

歩行障害は，麻痺，筋緊張の異常，脱力，失調，不随意運動などによって生じる障害である．病態が解剖学的にどこの病変で起きているのかを診断することが大切である．

① 痙性片麻痺歩行（spastic hemiplegic gait）：麻痺側の上下肢の関節の動きは悪く，足は伸展し，つま先は垂れていることが多い．足を前に出すときは，股関節を中心に半円を描くよう

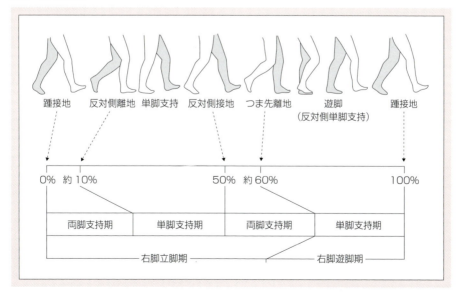

図1　歩行周期[1)]

にする．脳血管障害などでみられる．

②痙性対麻痺歩行（spastic paraplegic gait）：膝を伸ばしたまま，床から足をあまり上げずに，内反尖足位で，足趾と足の外縁のみで床をこすりながら，狭い歩幅で歩く．脊髄疾患，脳性麻痺の痙性両麻痺などでみられる．

③失調歩行（ataxic gait）：両足を広く開き，足を急速に高く持ち上げ，次に足を投げ出して，踵を床にたたきつけるようにして歩く．脊髄疾患による下肢の深部感覚障害では閉眼で歩けなくなる．小脳疾患や前庭疾患では，閉眼しても症状の増悪はない．軽度の失調歩行を診断するには，直線歩行検査や継ぎ足歩行検査が役に立つ．

④鶏歩（steppage gait）：垂れ足になっているときに，これを代償するように足を異常に高く持ち上げ，つま先から投げ出すようにして歩く．ポリオや腓骨神経麻痺などでみられる．

⑤よちよち歩行（waddling gait）：腰帯筋の筋力低下のために，腰と上半身を左右に振って歩く．デュシェンヌ型筋ジストロフィーなどでみられる．

⑥パーキンソン歩行（Parkinsonian gait）：膝を曲げ，前屈姿勢で，足をあまり上げず，手もあまり振らず小刻みに歩く．歩き始めにすくみ足がみられ，歩き出すとすぐに停止できない．

⑦跛行（limping gait）：左右の脚長差があったり，疼痛があるときにみられる．

⑧奇怪歩行（groutesque gait）：アテトーゼなどの不随意運動があるときにみられるグロテスクな歩行である．

⑨間欠性跛行（intermittent claudication）：歩行を続けると，腓腹筋の痛みと疲労を生じて休憩が必要となり，休憩をすると再び歩行が可能となる．下肢動脈の慢性閉塞性病変，脊髄動脈硬化症，椎間板ヘルニアなどでみられる．

⑩ヒステリー歩行（hysterical gait）：一定ではなく変化する歩き方，奇妙な誇張された歩き方，理屈に合わない現象（人前では歩けない，倒れても傷つくことはない）などがみられる．

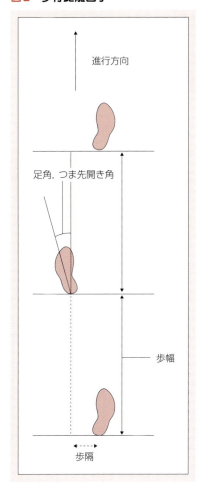

図2　歩行距離因子[1]

3 診断

【1】自由な歩行の観察

歩行障害の診断には，小児を自由に歩かせて観察することが大切である．軽度の歩行障害では，駆け足や階段昇降の様子を観察する．

歩行を観察する際には，歩行時の姿勢，歩行リズム，歩行パターン，偏奇・失調，上肢の姿勢と振り方，骨盤の揺れ方，下肢の姿勢と挙上の仕方，歩幅などに注意する．

【2】特殊な歩行による観察

①つま先歩行：つま先だけで，踵を上げて歩く．腓腹筋麻痺でつま先歩行ができない．

②踵歩行：つま先を上げて，踵だけで歩く．前脛骨筋麻痺で踵歩行ができない．

③片足立ち，片足跳び：軽度の筋力低下や痙縮，失調などを発見しやすい．

④直線歩行：自由に歩いている場合には異常を認めなくても，直線上を歩くと歩行障害が認められることがある．

⑤継ぎ足歩行：一方の足の踵を反対の足のつま先につけるようにして，継ぎ足で歩かせる．失調歩行で歩行障害が著明になる．

【3】起立時の検査

①ロンベルグ徴候：両足をそろえ，つま先をそろえて立たせ，体の安定性をみる．次に閉眼させ，大きく動揺する場合を陽性という．両腕を前方に挙上させて検査するとわかりやすい．脊髄後根や後索の疾患による深部位置覚障害でみられる．

②しゃがみ立ち上がり試験：立ったりしゃがんだりさせて筋力をみる．しゃがむと立ち上がれないときは，大腿四頭筋の筋力低下がある．

【4】歩行障害の診断の流れ

歩行障害の診断を進めていく際の流れを図3に示す．自由に歩く様子の観察，特殊な歩き方の観察，医療検査の順に進めていく．

医療検査としては，①〜⑧がある．

①血液検査：血液疾患，感染症，全身性疾患，腫瘍性疾患を鑑別する．血清AST, ALT, LD, CKの上昇は筋疾患を示唆し，乳酸，ピルビン酸の上昇はミトコンドリア脳筋症を示唆する．

②髄液検査：急性脳炎，髄膜炎，ギラン・バレー症候群（蛋白高値，細胞数の解離）が鑑別される．

③電気生理学的検査：脳波検査からは，てんかん，急性脳炎・脳症，脳血管障害が鑑別される．筋電図検査からは，筋疾患で筋原性変化がみられ，脊髄性筋萎縮症（ウェルドニッヒ・ホフマン病，クーゲルベルグ・ヴェランダー病）では神経原性変化がみられる．末梢神経伝導速度は，多発性神経炎，ギラン・バレー症候群などで低下する．

④脳・脊髄CT・MRI検査：奇形，水頭症，腫瘍などを鑑別する．

⑤脊髄ミエログラフィー：脊髄疾患を鑑別する．

⑥骨Ｘ線検査：先天性股関節脱臼や骨疾患を鑑別する．

⑦筋生検：筋疾患を鑑別する．

⑧遺伝子検査：近年確定診断に用いられてきているが，倫理面への配慮が必須である．

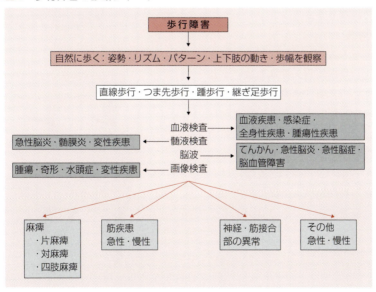

図3　歩行障害の診断チャート

歩行分析

歩行能力の客観的評価のために，次のような歩行分析が行われるが，小児における正常値はほとんどないのが現状である．運動学的検査，運動力学的検査，筋電図を組み合わせて行われるが，小児で筋電図が行われることは少なく，歩行分析に協力が得られるのも3～4歳以降である．

【1】運動学的検査

3次元動作解析装置を用いて，歩行時の股関節，膝関節，足関節，骨盤の動きなどを測定するもので，定量的評価が可能である．

【2】運動力学的検査

関節を動かす力を測定する．立脚期の床反力を測定することにより，運動学的検査とあわせて関節周囲のモーメントを計算できる．

床反力のベクトルを垂直方向，前後方向，左右方向に分解したものが，床反力の3分力であるが，垂直方向成分は各脚にかかる荷重を表し，前後方向の成分は下肢の制動と駆動を表している（図4）．

【3】筋電図

歩行中の筋電発火を測定する．表面筋電図では，電極貼付の位置や皮下脂肪の厚さなどにより筋電発火の絶対値が異なるため，主として発火のタイミングを測定の指標とする．

【4】小児の歩行の特徴

小児の歩行の発達をみると，歩行周期，単脚支持期，歩幅／身長比，足底屈角，推進力はいずれも年齢とともに増加し，歩隔／歩幅比，足背屈角は減少する．成人の歩行で認められる下肢運動パターンは小児でもほぼ同様であり，下肢各関節の連関も成人と同様の形態を示す．幼児期の歩行評価によると，下肢の運動パターンは2歳時には完成していると思われるが，バランス保持能力や移動能力は幼児期には発達の途中である（図5～7）．

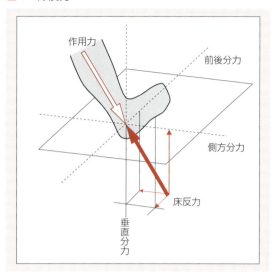

図4 床反力

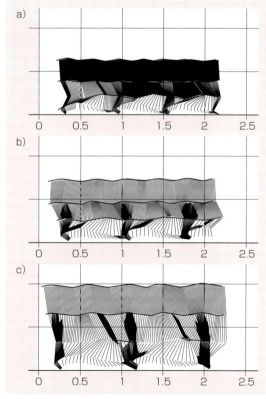

図5 歩行のスティックピクチャー表示[2]

a) 2歳児，b) 3歳児，c) 6歳児の代表例

図6 下肢関節の1歩行周期における変化[2]

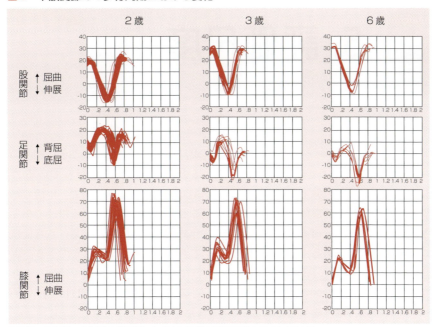

2歳児, 3歳児, 6歳児の代表例. すべての年齢で同様の傾向を示している

図7 歩行周期における垂直床反力の変化[2]

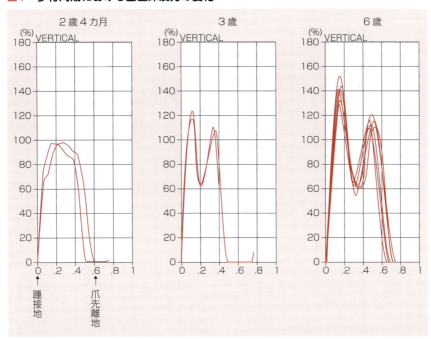

最年少児(2歳4カ月), 3歳児, 6歳児の代表例. 最年少例では立脚中期における一過性減少(抜重現象)が認められない

引用文献

1) 森田定雄:3. 歩行障害. 最新リハビリテーション医学(米本恭三監修), 第2版, 医歯薬出版, 2005, pp96-103.

2) 中江陽一郎・他:小児の歩行の発達——歩行分析システムによる検討——. 脳と発達 33:299-306, 2001.

5. 評価尺度

1 評価尺度とは

リハを行うにあたっては，能力低下の原因を探り，治療プログラムを設定し，治療効果を判定するために日常生活動作（activities of daily living：ADL）を評価することが大切である．日本リハ医学会の基準（1976年）によると，「ADLは，ひとりの人間が独立して生活するために行う基本的な，しかも各人ともに共通に毎日繰り返される一連の身体動作群をいう」と定義づけられている[1]．

一般にADLの範囲は家庭における身の周りの動作をあらわし，広義のADLと考えられる応用動作（交通機関の利用，家事動作など）は生活関連動作（activities parallel to daily living：APDL）とよばれる．

また最近はADLよりIADLの語のほうがよく用いられるようになってきているが，これは手段的ADL（instrumental activities of daily living）のことで，動作評価のみでなく家事，金銭管理，交通手段の利用といった日常生活全般に関する機能をあらわしている．

小児においては，APDLやIADLの評価を行うことは困難であり，単にADLの評価が行われる．

ADLの評価法にはFIM（functional independence measure），バーセル・インデックス，カッツ・インデックス，Kenny self-care evaluationなどがあるが，そのなかで小児に用いられるのはFIMとバーセル・インデックスである．また小児のADLを測定するために開発された評価法として，PEDI（pediatric evaluation of disability inventory）がある．

バーセル・インデックスは，脳血管障害を中心に用いられてきた．能力（できるADL）を評価して自立可能かどうかの判定をするのには役立つが，介助量を把握することは難しい．それに比べると，FIMは実際に行っていること（しているADL）を評価する方法で，生活の様子を観察することで容易に判定できるだけでなく，機能障害や介助量を客観的にとらえ，さらにリハスタッフ間で共通認識をもつことができる，より有用な評価法である．実際に小児では，バーセル・インデックスの使用頻度は，FIMに比べるとかなり少ない．

運動発達の評価尺度としては，脳性麻痺児を対象としたGMFM（Gross Motor Function Measure）があり，運動発達の経時的変化や治療効果の判定として，脳性麻痺児の臨床場面で多く用いられている．

2 FIM, Wee FIM

米国で開発された機能的自立度評価法（FIM）は，現在世界で最も多く用いられている機能評価法であり，わが国でも広く普及している．セルフケア，排泄コントロール，移乗，移動，コミュニケーション，社会的認知の領域における18評価項目に対し，1～7の評価基準で採点し，評価する．合計点は，全介助の18から完全自立の126の範囲で採点される（表1）．

FIMは成人を対象として作成された評価法であるため，小児を評価するにはいくつかの難点があった．そこで移動，理解，表出，社会的交流，問題解決，記憶の評価項目に修正を行って6カ月～7歳の小児でも評価できるようにしたものが「子どものための機能的自立度評価法（Wee FIM）」であり，わが国でも用いられている（表2）．

筆者らは，図1に示すレーダーチャートを日常的に利用している．

5. 評価尺度

表1　機能的自立度評価法（functional independence measure；FIM）[2, 3]

レベル		介助者
	7　完全自立（時間，安全性含めて） 6　修正自立（補助具使用）	介助者なし
	部分介助 　5　監視 　4　最小介助（患者自身で75％以上） 　3　中等度介助（50％以上） 完全介助 　2　最大介助（25％以上） 　1　全介助（25％未満）	介助者あり

			入院時	退院時	フォローアップ時
セルフケア					
	A. 食事	箸 スプーンなど			
	B. 整容				
	C. 清拭				
	D. 更衣（上半身）				
	E. 更衣（下半身）				
	F. トイレ動作				
排泄コントロール					
	G. 排尿コントロール				
	H. 排便コントロール				
移乗					
	I. ベッド，椅子，車椅子				
	J. トイレ				
	K. 浴槽，シャワー	浴槽 シャワー			
移動					
	L. 歩行，車椅子	歩行 車椅子			
	M. 段階				
コミュニケーション					
	N. 理解	聴覚 視覚			
	O. 表出	音声 車椅子			
社会的認知					
	P. 社会的交流				
	Q. 問題解決				
	R. 記憶				
	合計				

注意：空欄は残さないこと．リスクのために検査不能の場合はレベル1とする

機能レベルとその得点についての解説

自立……活動に際して他人の介助は必要ない（介助者なし）

　7　完全自立……ある活動を構成している全ての課題を，一部を修正することなく，また，補助具や介助なしに通常通りに，かつ適切な時間内に安全に遂行できる

　6　修正自立……ある活動に際して次のうち一つ以上が必要である：補助具の使用，通常以上の時間，安全（危険）性の考慮

介助……活動に際して他人の監視または介助を要す，またはその動作を行っていない（介助者必要）

部分介助……患者が半分（50％）以上の労力を行う．必要な介助のレベルは以下の通り

　5　監視または準備……患者は身体に直接触れられなくてもよいが，待機，指示または促しなどを必要とする．また，介助者が必要な物品を準備したり装具を装着したりする

　4　最小介助……患者は手で触れる程度の介助を必要とする．そして患者が75％以上の労力を自分で行う

　3　中等度介助……患者は手で触れる程度以上の介助を必要とする．または50％以上75％未満の労力を自分で行う

完全介助……患者は半分（50％）未満の労力しか行わない．最大または全介助が必要である．または活動を行わない．必要な介助のレベルは以下の通り

　2　最大介助……患者は50％未満の労力しか行わないが，少なくとも25％は行っている

　1　全介助……患者は25％未満の労力しか行わない

3　バーセル・インデックス

バーセル・インデックスは米国で開発された評価法で，評価項目は食事，移乗，整容，トイレ動作，入浴，移動，階段昇降，更衣，排便自制，排尿自制の10項目に分類されている．それぞれに5～10点が配点され，全介助（0点）から完全自立（100点）の範囲で採点される（表3）．評価結果は自立度をあらわすが，問題の解決方法を検討することは難しい．また小児ではあまり用いられない．

4　PEDI

『リハビリテーションのための子どもの能力低下評価法（PEDI）』は，小児の機能低下を評価するために米国で開発された．PEDIでは，「機能的制限」と「能力低下」の2つの階層を評価する．PEDIでは能力と遂行を明確に区別し，機能的制限と能力低下の2つの階層を評価することが意図的に行われる（図2）．

対象年齢は6カ月～7歳6カ月である．

表2 子どものための機能的自立度評価法（functional independence measure for children；Wee FIM）の評価項目および尺度[4]

評価項目	
セルフケア　食事	咀嚼，嚥下を含めた食事動作
整容	口腔ケア，整髪，手洗い，洗顔
清拭	風呂，シャワーなどで首から下（背中以外）を洗う
更衣（上半身）	腰より上の更衣および義肢，装具の装着
更衣（下半身）	腰より下の更衣および義肢，装具の装着
トイレ動作	衣服の着脱，排泄後の清潔
排泄コントロール　排尿	排尿コントロール，器具や薬剤の使用を含む
排便	排便コントロール，器具や薬剤の使用を含む
移乗　ベッド，椅子，車椅子	それぞれの間の移乗，起立動作
トイレ	トイレへ（から）の移乗
風呂，シャワー	風呂桶，シャワー室へ（から）の移乗
移動　歩行，車椅子，這い這い	屋内での歩行，車椅子移動，または這い這い
階段	12から14段の階段昇降
コミュニケーション　理解	日常会話の理解，複数の指示の理解
表出	基本的欲求，考えの表現（音声的，非音声的）
社会的認知　社会的交流	遊びへの参加，きまりの理解
問題解決	日常生活上での問題解決（例）電話をかける，食料品を選り分けしまう
記憶	ゲームやおもちゃの遊び方，休日の誕生日の記憶，詩や歌の記憶，氏名，年齢，性，いないいないばーの真似

評価尺度		
自立	7	完全自立（補装具等を使わずに，通常の時間内で，安全に）
	6	修正自立（補装具等を使用，時間がかかる，安全性に問題）
介助　部分介助	5	監視または準備（見守り，指示，準備が必要）
	4	最小介助（子ども自身で課題の75％以上）
	3	中等度介助（子ども自身で課題の50％以上）
完全介助	2	最大介助（子ども自身で課題の25％以上）
	1	全介助（子ども自身では課題の25％未満）

＊アンダーラインを引いた項目はFIMを一部子どもに合うように修正してある

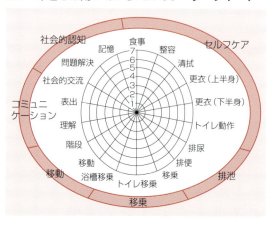

図1　筆者らが用いているFIMのレーダーチャート

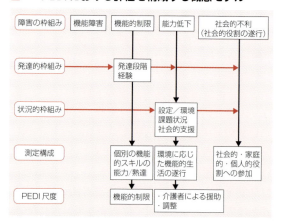

図2　PEDIにおける評価を構成する概念モデル[7]

表3 バーセル・インデックス[5, 6)]

項目	点数	記述	基準
1. 食事	10	自立	皿やテーブルから自力で食事をとって，食べることができる．自助具を用いてもよい．食事を妥当な時間内に終える
	5	部分介助	なんらかの介助・監視が必要（食物を切り刻むなど）
2. 椅子とベッド間の移乗	15	自立	すべての動作が可能（車椅子を安全にベッドに近づける，ブレーキをかける，フットレストをもち上げる，ベッドへ安全に移る，臥位になる，ベッドの縁に腰かける，車椅子の位置を変える，以上の動作の逆）
	10	最小限の介助	上記動作（1つ以上）に最小限の介助または安全のための指示や監視が必要
	5	移乗の介助	自力で臥位から起き上がって腰かけられるが，移乗に介助が必要
3. 整容	5	自立	手と顔を洗う，整髪する，歯を磨く，髭を剃る（道具はなんでもよいが，引出しからの出納も含めて道具の操作・管理が介助なしにできる）．女性は化粧も含む（ただし髪を編んだり，髪型を整えることは除く）
4. トイレ動作	10	自立	トイレの出入り（腰かけ，離れを含む），ボタンやファスナーの着脱と汚れないための準備，トイレット・ペーパーの使用，手すりの使用は可．トイレの代わりに差し込み便器を使う場合には便器の清浄管理ができる
	5	部分介助	バランス不安定，衣服操作，トイレット・ペーパーの使用に介助が必要
5. 入浴	5	自立	浴槽に入る，シャワーを使う，スポンジで洗う．このすべてがどんな方法でもよいが，他人の援助なしで可能
6. 移動	15	自立	介助や監視なしに45m以上歩ける．義肢・装具や杖・歩行器（車つきを除く）を使用してよい．装具使用の場合には立位や座位でロック操作が可能なこと，装着と取りはずしが可能なこと
	10	部分介助	上記事項について，わずかの介助や監視があれば45m以上歩ける
	5	車椅子使用	歩くことはできないが，自力で車椅子の操作ができる．角を曲がる，方向転換，テーブル，ベッド，トイレなどへの操作など，45m以上移動できる．患者が歩行可能なときには採点しない
7. 階段昇降	10	自立	介助や監視なしに安全に階段の昇降ができる．手すり，杖，クラッチの使用可．杖をもったままの昇降も可能
	5	部分介助	上記事項について，介助や監視が必要
8. 更衣	10	自立	通常着けている衣類，靴，装具の着脱（実用性があればよい）が行える
	5	部分介助	上記事項について，介助を要するが，作業の半分以上は自分で行え，妥当な時間内に終了する
9. 排便自制	10	自立	排便の自制が可能で失敗しない．脊髄損傷患者などの排便訓練後の坐薬や浣腸の使用を含む
	5	部分介助	坐薬や浣腸の使用に介助を要したり，ときどき失敗する
10. 排尿自制	10	自立	昼夜とも排尿自制が可能．脊髄損傷患者の場合，集尿バッグなどの装着・清掃管理が自立している
	5	部分介助	ときどき失敗がある．トイレに行くことや尿器の準備が間に合わなかったり，集尿バッグの操作に介助が必要

測定項目は，機能的スキル197項目と，複合的活動20項目からなり（表4），いずれもセルフケア領域，移動領域，社会的機能領域の3領域に分類されている．

測定尺度を表5に示す．機能的活動における「能力」は，機能的スキル尺度を用いて評価される．また機能的活動における「遂行」は，活動を成し遂げるために必要な介護者の援助と環境調整のレベルによって測定される．つまり「介護者による援助尺度」と「調整尺度」を用いて評価される（表5）．対象児に詳しい医師や教育関係者による専門的判断ないしは両親からの情報により判定する．採点は「基準値標準スコア」と「尺度化スコア」からなる．基準値標準スコアは，暦年齢で期待される機能および遂行能力に対する相対的な判定で，平均50点に設定されている．尺度化スコアは，各領域の項目を難易度順に並び替えて，子どもの機能を判定する．標準化されたデータが0～

表4 PEDIの測定項目[7)]

PEDIの機能的スキルの内容

セルフケア領域（73項目）	移動領域（59項目）	社会的機能領域（65項目）
食物形態の種類	トイレ移乗	ことばの意味の理解
食器の使用	椅子／車椅子移乗	文章の複雑さの理解
飲料容器の使用	車への移乗	コミュニケーションの機能的使用
歯磨き	ベッド移動／移乗	表出的コミュニケーションの複雑性
整髪	浴槽移乗	問題解決
鼻のケア	屋内の移動方法	社会的交流遊び
手を洗うこと	屋内の移動ー距離とスピード	仲間との交流
身体と顔を洗うこと	屋内の移動ー物品を引っ張る／運ぶ	物で遊ぶ
かぶり／前開きの服	屋外の移動方法	自己に関する情報
留め具（ファスナー）	屋外の移動ー距離とスピード	時間のオリエンテーション
ズボン	屋外の移動ー路面	家庭の仕事
靴／靴下	階段を上る	自己防衛
トイレ動作	階段を下りる	地域における機能
排尿管理		
排便管理		

介護者による援助および調整尺度で評価される複合活動

セルフケア領域（8項目）	移動領域（7項目）	社会的機能領域（5項目）
食事	椅子／トイレ移乗	機能的理解
整容	車への移乗	機能的表出
入浴	ベッド移動／移乗	共同問題解決
上半身更衣	浴槽移乗	仲間との遊び
下半身更衣	屋内の移動	安全性
トイレ	屋外の移動	
排尿管理	階段	
排便管理		

Haley SM, Coster WJ, Faas RM : A content validity study of the Pediatric Evaluation of Disability Inventory. *Pediat Phys Ther* 3（4）: 177-184, 1991, © by Williams & Wilkins, 1991より

表5 3つの測定尺度の採点基準[7)]

パートⅠ　機能的スキル	パートⅡ　介護者による援助	パートⅢ　調整
機能的スキルの197の個別項目	20の複合的機能活動	20の複合的機能活動
セルフケア，移動，社会的機能	セルフケア，移動，社会的機能	セルフケア，移動，社会的機能
0＝ほとんどの場面でその項目を遂行することができない．または能力が制限されている．	5＝自立	N＝調整なし
	4＝見守り／促し／モニター	C＝子ども向けの（特殊ではない）調整
1＝ほとんどの場面でその項目を遂行することができる．またはすでにマスターした項目で機能的スキルはこのレベルよりも進んでいる．	3＝最小介助	R＝リハビリテーション器具
	2＝中等度介助	E＝広範な調整
	1＝最大介助	
	0＝全介助	

100点の間で設定されている．文献7からの記載例を図3に示す．

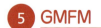 GMFM

　粗大運動能力尺度（GMFM）は，カナダのラッセルらにより脳性麻痺児の粗大運動能力の評価の

5. 評価尺度

図3 PEDIの記載例[7]

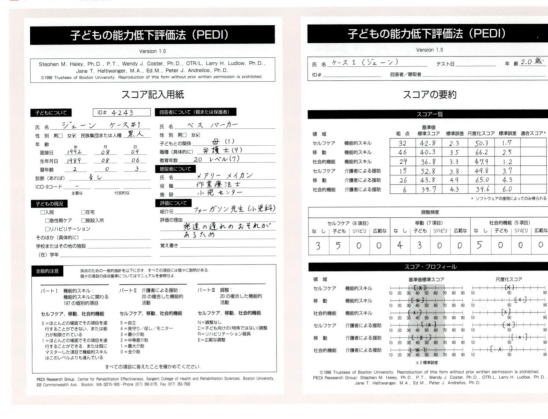

ために作成され，1990年代から欧米で最も多く使われてきている標準化された評価法である．脳性麻痺児の運動機能を質的，量的に評価するもので，脳性麻痺児の運動機能を経時的に検出できる．評価尺度は，通常5歳児が通過可能な88項目の運動課題の達成度を観察して判定する．評価項目は，臥位と寝返り，座位，四つ這いと膝立ち，立位，歩行・走行・ジャンプの5領域に分類され，各項目を0点（全くできない）から3点（完全にできる）で採点する．GMFMは信頼性と妥当性を

もった標準化された評価法で，臨床場面で広く用いられている．

GMFMの評価には40〜80分の時間を要するので，簡易版として，検査項目を31項目に絞り込んだSMTCP（simple motor test for cerebral palsy）がある．

PEDIを併用することで，子どものADL能力や環境調整の量を評価でき，子どもの日常生活の質の向上に結びつけながら粗大運動能力の治療を行うことができる．

引用文献

1) 日本リハビリテーション医学会：ADL評価について．リハ医学 13：315, 1976.
2) 千野直一監修：FIM医学的リハビリテーションのための統一データセット利用の手引き, 第3版, 慶応義塾大学リハビリテーション科, 1999.
3) 道免和久・他：機能的自立度評価法（FIM）．総合リハ 18：627-629, 1990.
4) 里宇明元・他：子供のための機能的自立度評価法（WeeFIM）．総合リハ 21：963-966, 1993.
5) Mahoney FI et al：Functional evaluation：The Barthel Index. Meryland St Med J 14：61-65, 1965.
6) 安藤徳彦：ADL評価. 最新リハビリテーション医学（米本恭三監修）, 第2版, 医歯薬出版, 2005, p38.
7) Haley S et al：PEDI—リハビリテーションのための子どもの能力低下評価法（里宇明元・他監訳）, 医歯薬出版, 2003.

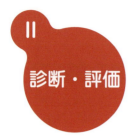

6. 心理

1 小児の心理評価

　小児の心理評価は，本人への面接，心理検査の実施に加え，行動観察，家族からの情報収集など広い視点からの把握が大切である．小児に使える心理検査は限られているばかりでなく，その評価には熟練と忍耐強さが必要である．小児に使える心理検査を表1に示す．

2 発達検査

　①遠城寺式・乳幼児分析的発達検査：0～6歳を対象年齢とし，運動（移動運動，手の運動），社会性（基本的習慣，対人関係），言語（発語，言語理解）の3領域，6項目について測定する．小児の発達プロフィールを把握するのにわかりやすい．
　②新版K式発達検査：0～14歳を対象年齢とし，姿勢・運動，認知・適応，言語・社会の3領域および全体の発達年齢段階を測定する．

3 全般的知的機能

　①田中ビネー知能検査：スタンフォード・ビネー検査をもとにしている．2歳～成人を対象年齢とし，年齢別の知的発達水準を設定して，知能発達の状態を把握する．
　②WISC-Ⅳ（Wechsler Intelligence Scale for Children-Ⅳ）知能検査：5歳0カ月～16歳11カ月の小児を対象としている．全体的な認知機能を表す全IQと，4つの指標得点（言語理解指標・知覚推理指標・ワーキングメモリー指標・処理速度指標）を算出する．全検査IQは補助検査を除いた基本検査の評価点合計から算出する．下位検査項目を図，表2に示す．
　③WPPSI知能検査：WISCを低年齢化したWechsler Preschool and Primary Scale of Intelligenceに基づく．3歳10カ月～7歳1カ月を対象年齢とする．
　④大脇式知能検査：精神年齢1歳10カ月～6歳を対象とし，コース立方体組み合わせテストを基盤として，より低年齢の小児にも適応できるように作られた検査である．
　⑤コース立方体組み合わせテスト：言語要因の介入なしに施行できる動作性の知能検査で，6歳～成人を対象年齢とする．検査結果の判断は慎重に行う必要がある．
　⑥K-ABCⅡ：2歳6カ月～18歳11カ月を対象としている．認知処理能力だけでなく，基礎的学力を測定でき，検査結果を教育的働きかけに結び付けて活用できる．下位検査項目を表3に示す．
　⑦DN-CAS認知評価システム：新しい心理検査で，12の下位検査による標準実施，あるいは8つの下位検査による簡易実施に基づき，4つの認知機能尺度を算出する（表4）．限局性学習症，注意欠如・多動症，自閉スペクトラム症の小児の認知的偏りをとらえるために有利な検査である．

4 構成力・視覚認知機能

　①児童用ベンダーゲシュタルトテスト：5～10歳を対象年齢とする．視覚・運動機能の発達評価をする．
　②フロスティッグ視知覚発達検査：4～8歳を対象年齢とする．視知覚能力の検査として非常に有用であるが，上肢の巧緻性が悪い場合に得点が低く出るので注意がいる．
　③WISC-Ⅳ知能検査：積木模様，行列推理，絵の完成，符号，記号探しの項目で構成力・視覚

6. 心理

表1　小児に使える心理検査（神経心理学的評価に主眼をおいて）

	身体機能	ADL	全般的知的機能	構成力・視覚認知	注意	記憶	処理速度	遂行機能	コミュニケーション	社会性
新版K式発達検査	○	○	◎							
田中ビネー知能検査			◎							
WISC-Ⅳ			◎	○	○	○	○			
WPPSI知能検査			◎	○						
DN-CAS認知評価システム			◎	○	○			○		
大脇式知能検査			◎	○						
コース立方体組み合わせテスト			◎	○				○		
K-ABC Ⅱ			◎	○	○					
レーヴン色彩マトリックス検査（CPM）			◎	○						
DAM人物画知能検査			◎							
ITPA 言語学習能力診断検査				○	○				◎	
遠城寺式・乳幼児分析的発達検査	◎	◎							◎	◎
S-M社会生活能力検査	○	○							○	◎
児童用ベンダーゲシュタルトテスト				◎	○					
フロスティッグ視知覚発達検査				◎	○					
PASAT*					△					
Trail Making Test*					△			△		
リバーミード行動記憶検査（RBMT）*					△	△				
WMS-R*					△	△				
MMS記憶検査*						△				
三宅式記銘力検査*						△				
ベントン視覚記銘検査				○	○	◎				
慶應版Wisconsin Card Sorting Test（KWCST）*								△		

注1：◎印は評価の主目的となると考えられる項目を示した
　　　○印は他にも参考として把握できると考えられる項目を示した
注2：*印は大人用に開発された検査で，全部あるいは一部を子どもにも実施できる場合があるものを示す．標準化されていないものもあり，結果の扱いは参考程度にとどめるべきと考え，検査の目的となる項目も△で示した
注3：コミュニケーションの項目には，指示理解（手添え・指差し・ジェスチャー・声かけ・話し言葉の理解・文字理解など）・発語などを含めた
注4：社会性の項目は，他者への関心・危険判断・状況判断・ルールの理解などを含む

（文献1を改変）

認知機能が評価できる．

④ベントン視覚記銘検査：6歳以上を対象年齢とする．視覚記憶，視覚認知，視覚構成を評価する検査である．

5　注意機能

①WISC-Ⅳ知能検査：数唱，算数，符号，記号探しの項目で注意機能が評価できる．

②K-ABC Ⅱ：検査全体の観察で注意機能を把握することができる．

③児童用ベンダーゲシュタルトテスト：視覚・運動機能を評価する検査であるが，検査を行う過程で注意機能についてもある程度の評価が可能である．

④フロスティッグ視知覚発達検査：視知覚能力

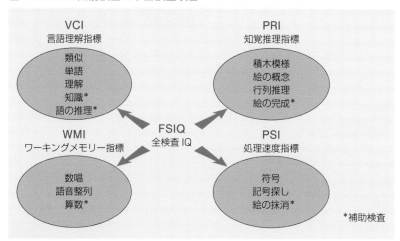

図 WISC-Ⅳ知能検査の下位検査項目[2]

表2 WISC-Ⅳ知能検査の下位検査項目

	下位検査	内容	はかられる力
言語理解指標	類似	共通のもの，共通の概念を表す2つの言葉を口頭で提示し，どのように類似しているか説明させる	言語推理および概念の形成
	単語	絵を提示し名称を答えさせる．言葉を読み上げてその意味を答えさせる	単語知識や言語概念形成
	理解	日常的な問題の解決や社会的ルールの理解について質問し，口頭で答えさせる	言語的推理と言語概念化，言語理解と言語表現，過去の経験を評価して利用する能力，実践的知識を表現する能力
	知識*	一般的な知識に関する質問をして答えさせる	一般的事実に関する知識を獲得し，保持し，引き出す能力
	語の推理*	いくつかのヒントを与えて，それらに共通する概念を答えさせる	言語的推理能力
知覚推理指標	積木模様	積木または図版を提示して，同じ模様を作らせる	抽象的な視覚刺激を分析して統合する能力
	絵の概念	2～3段からなる複数の絵を提示し，共通の特徴のある絵をそれぞれの段から1つずつ選ばせる	分類を行う際に機能する抽象的に推論する能力
	行列推理	一部分が空欄になっている図版を見せて，その下の選択肢から空欄にあてはまるものを選ばせる	視覚情報の処理能力および抽象的推理能力
	絵の完成*	絵のなかで欠けている重要な部分を指さしか言葉で答えさせる	視覚認知，視覚的体制化，集中力，視覚認識力
ワーキングメモリー指標	数唱	数字列を読んで聞かせ，同じ順番で言わせる（順唱）・逆の順番で言わせる（逆唱）	聴覚的短期記憶，並べ替え能力，注意力，集中力
	語音整列	一連の数とカナを読んで聞かせ，決められたルールで並べかえさせる	順序づけ，精神的処理，注意力，聴覚的短期記憶，視覚空間的形態表現，処理速度
	算数*	算数の問題を口頭で示し，暗算で答えさせる	精神的処理，集中力，注意力，短期記憶，長期記憶，数的推理能力，精神的覚醒
処理速度指標	符号	幾何図形，数字と対になっている簡単な記号を書き写させる	処理速度，短期記憶，学習能力，視覚認知，視覚と運動の協応，視覚的探査能力，認知的柔軟性，注意力，動機づけ
	記号探し	記号グループのなかに刺激記号と同じ記号があるかないかを答えさせる	処理速度，視覚的短期記憶，視覚と運動の協応，認知的柔軟性，視覚弁別，集中力
	絵の抹消*	さまざまな絵のなかから特定の種類の絵を探して線を引かせる	処理速度，選択的視覚的注意，覚醒，視覚性無視

*補助検査

表3　K-ABC Ⅱの下位検査項目

認知尺度	継次尺度	1つ1つ順々に分析しながら処理する能力．短期記憶能力や情報の系列化能力を測る
	同時尺度	まずは全体としてとらえ，そのなかで関係づけしていく能力．視覚的記憶力，全体を部分に分解する能力，空間認知能力を測る
	学習尺度	新しい知識を獲得する能力．検索能力や長期記憶力を測る
	計画尺度	物事の計画をたてる能力．予測能力やパターン推理力を測る
習得尺度	語彙尺度	言語による単語の理解や表現力
	読み尺度	文字による言葉や文章の読み取り能力
	書き尺度	文字による言葉や文章の表現能力
	算数尺度	計算力や推論能力

表4　DN-CAS認知評価システムの下位検査項目

認知処理尺度	下位検査	はかられる力
全検査尺度		
プランニング	数の対探し，文字の変換，系列つなぎ	提示された情報に対して，効果的な解決方法を決定したり，選択したり，使用したりする認知プロセス
注意	表出の制御，数字探し，形と名前	提示された情報に対して，不要なものには注意を向けず，必要なものに注意を向ける認知プロセス
同時処理	図形の推理，関係の理解，図形の記憶	提示された複数の情報をまとまりとして統合する認知活動
継次処理	単語の記憶，文の記憶，発語の速さ（5〜7歳）/統語の理解（8〜17歳）	提示された複数の情報を系列順序として統合する認知活動

の検査であるが，検査を行う過程で注意機能についてもある程度の評価が可能である．

⑤PASAT（Paced Auditory Serial Addition Task）：成人で一般的に行われる注意障害の検査法であり，年齢の高い小児でしか行えない．

⑥Trail Making Test：Trail Making Test AおよびBは成人で一般的に行われる注意障害の検査法であり，年齢の高い小児でしか行えない．

6 記憶機能

小児に施行できる検査で，記憶のみについて標準化された検査はない．種々の知能検査の下位検査，三宅式記銘力検査，ベントン視覚記銘力検査を用いる．成人で用いられるWMS-R（Wechsler Memory Scale-Revised）やReyの図形検査などは小児ではほとんど行えない．

①ベントン視覚記銘検査：対象年齢は6歳以上で，この検査の対象となるのは脳障害を有する例または脳障害の疑いのある例である．視覚記憶，視覚認知，視覚構成能力を評価する検査法であるが，検査結果が知能水準・生活年齢と有意な相関をもつことが認められているため，検査にあたってはIQの測定がなされていることが望ましい．

②WISC-Ⅳ知能検査：数唱，算数の項目で記憶に関して評価できる．

③K-ABC Ⅱ：継次尺度のなかの数唱，語の配列課題で記憶に関して評価できる．

7 コミュニケーション能力

①ITPA言語学習能力診断検査：3〜9歳を対象年齢とする．ことばの理解，ことばの類推，ことばの表現などの項目でコミュニケーション能力を評価することができる．

②遠城寺式・乳幼児分析的発達検査：社会性（対人関係），言語（発語，言語理解）の項目でコミュニケーション能力を評価することができる．

8 社会性

①遠城寺式・乳幼児分析的発達検査：社会性（基本的習慣，対人関係）の項目で評価できる．

②S-M社会生活能力検査：6カ月〜15歳を対象年齢とする．身辺自立，移動，作業，意志交換，集団参加，自己統制の領域について社会生活能力を評価する．

引用文献

1) 殿村 暁・他：子どもの心理評価―生活支援に活かすために―. 総合リハ 34：257-264, 2000.

2) David Wechsler 著, 日本版 WISC-Ⅳ 刊行委員会・他監訳：日本版 WISC-Ⅳ 実施・採点マニュアル, 日本文化科学社, 2010.

小児リハビリテーション
医学総論

III

治療

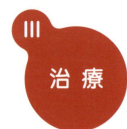

1. 全身管理

1 小児リハビリテーションにおける全身管理

　成人におけるリハの対象疾患は，脳卒中，心筋梗塞，脳外傷などの後天性疾患が中心となるが，小児においては脳性麻痺，知的能力障害などの生まれつきの障害（発達障害）がその大半を占め，脳外傷，急性脳炎・脳症などの後天性障害は一部を占めるにすぎない．

　成人の急性期リハにおいては，全身管理，合併症の管理，急変時の対応，栄養管理などは，障害を生じることになった疾患と直接結びつくことが多いが，小児においてはより広い範囲の全身管理や対応を考えることが必要となる．

　ここではリハを進めていくにあたっての全身管理や対応について，急性期リハ，回復期リハ，維持期リハの流れを通して考えてみたい．発達障害に対するリハについては，「回復期リハ」の部分から考えていくとある程度共通の考え方ができる．

　急性期リハは，生命に危険があり，障害が進行ないしは悪化している時期に行われるリハで，救急病棟におけるベッドサイドリハが中心となる．全身状態は不良なことも多く，急変しやすいため，濃厚なリスク管理が必要である．

　急性期リハを行うにあたっては，まず全身状態（健康状態，合併症など）を正しく把握することが必要である．表1にチェックポイントを示す．

　回復期リハは，生命の危険が消失し，負荷をかけられるようになった状態で行われるリハで，小児病棟へ移り，訓練室での訓練が行われる．日常生活動作や生活の質（QOL）の改善の可能性が大きくなり，全身状態は良好で，リスク管理にも問題がなくなる．

　維持期リハは，日常生活動作やQOL面である程度の目標を達成し，リハ的疾患管理やリスク管理が必要なくなった段階で行われるリハである．リハ専門病院や外来でのリハが中心となる（図1）．

2 健康状態管理

【1】体温

　小児の体温には個人差があるが，平均的な体温は乳児で36℃台後半，幼児期以降は36℃台前半である．一般には朝から昼，夕になるにつれて上昇する．その変動幅は4〜7歳で最も大きく，0.4℃程度である．また夏は冬より体温が高い．

　小児は発熱しやすいが，これは体温中枢が未熟であるためと，感染症に罹患しやすいからである．

表1　急性期リハビリテーションを行うにあたってのチェックポイント

1. 年齢，性別
2. 診断名（主疾患名，併存疾患名）
3. 合併症
4. 既存障害，発症前の状況
5. 家族構成，家族歴
6. 現病歴
7. 現症 ①体温，バイタルサイン，身長，体重，栄養状態 ②意識レベル ③外表所見 ④運動能力 ⑤知的能力 ⑥神経学的所見 ⑦日常生活動作 ⑧医療的ケアの状況（経管栄養，気管切開など）
8. 現在の治療内容
9. 今後の治療計画

1. 全身管理

図1　リハビリテーションの流れと全身管理

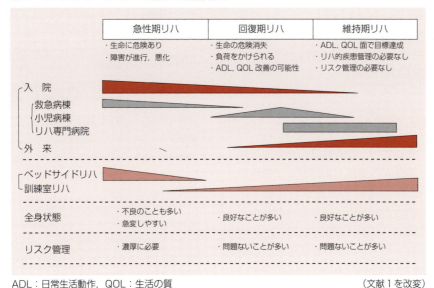

ADL：日常生活動作，QOL：生活の質　　　　　　　　　　（文献1を改変）

【2】呼吸

乳児は肋骨が水平方向に走っているので胸郭の拡大運動が少なく，横隔膜の動きを用いる腹式呼吸の型をとる．成長とともに肋骨は斜めに走るようになり胸式呼吸の型をとるようになる．呼吸数は，乳児では20～28回／分であり，年齢とともに呼吸数は減少していく(表2)．

【3】脈拍

年齢が低いほど脈拍数は多く，乳児では120／分前後である(表3)．発熱，運動，興奮などで脈拍数は増加する．

【4】血圧

年齢が低いほど血圧は低く，成長につれて血圧は上昇する(表4)．

【5】身長・体重・栄養状態

身体発育の状態から健康状態を把握することが大切である．身長，体重それぞれの値とともに，両者のバランスも評価することが大切である．身体発育の詳細についてはp5を参照．

【6】排泄

生後2～3カ月頃までは，膀胱の収縮と弛緩は神経の反射経路を介して生じるため，ある量の尿が膀胱に溜まると反射的に排尿が起こる．

したがって排尿回数は15～20回／日と多い．

表2　呼吸数（安静時）

	呼吸数（分）
新生児	28～32
乳　児	20～28
幼　児	20～27
学　童	17～20
成　人	16～18

表3　脈拍数（安静時）

	脈拍数（分）
新生児	120～160
乳　児	110～140
幼　児	90～120
学　童	60～110
成　人	50～90

表4　血圧（安静時）

年　齢	収縮期圧（mmHg）	拡張期圧（mmHg）
幼　児	110>	>70
小学生	120>	>70
中学生	120>	>70
高校生	130>	>75
成　人	130>	>85

その後，膀胱内圧からの刺激が大脳に伝達されるようになり，膀胱外括約筋を随意的に収縮・弛緩させて排尿が可能となっていく．排尿回数は，1歳で10〜15回／日，2〜3歳で7〜9回／日，4〜5歳で5〜6回／日となる．

3 合併症の管理

リハを円滑に進めていくためには，一般的な健康管理に加え，合併症の管理およびリスク管理が重要な課題となる．表5に代表的な合併症を示す．合併症のおのおのについては，本書の各項を参照．

また廃用症候群を生じないようにすることが大切である．

4 急変時の対応 (図2)

急変時の対応は，予後に大きくかかわってくる．脳血流が3〜4分以上停止すると，脳は不可逆的損傷を受けるといわれているので，急変後3分以内の対応が大切である．

蘇生処置の第1段階は蘇生のABCといわれ，気道確保(Airway)，呼吸(Breathing)，循環(Circulation)に対する処置である．

小児の心停止の原因は，心疾患を有する場合を除くと，ほとんどの場合は呼吸不全にともなう低酸素血症が原因となっている．したがって気道の確保と呼吸の維持が特に重要である．

【1】気道確保

小児を平らな場所で仰臥位にし，異物，分泌物などで気道が閉塞している場合には，直視下で除去する．次に片手を小児の前額に置き頸部を伸展し，もう一方の手の指先を下顎骨にあてがい引き上げて，気道を開通させる．

【2】呼吸

呼吸がない場合には，mouth to mouth法 (口と口法)，バッグと口法 (アンビューバッグ，ジャクソンリースを使用) で人工呼吸を行う．胸郭の動きがみられないときは，再度気道の開通を行う．

表5 代表的な合併症

脳・神経系	てんかん，知的能力障害，脳性麻痺，水頭症
循環器系	高血圧，低血圧，不整脈，心不全，心奇形
呼吸器系	肺炎，気管支炎，睡眠時無呼吸症候群，気管支喘息
消化器系	胃炎，胃潰瘍，十二指腸潰瘍，胃食道逆流，イレウス，便秘，肝炎，脂肪肝
泌尿器系	腎炎，膀胱炎，尿路結石，神経因性膀胱
血液系	貧血，血小板減少
内分泌・代謝系	甲状腺機能亢進症，甲状腺機能低下症，糖尿病
運動器系	関節炎，骨粗鬆症，骨折，股関節脱臼・変形・拘縮
精神疾患	うつ病，統合失調症，ヒステリー，自閉スペクトラム症，注意欠如・多動症，チック障害，問題行動
眼・耳・皮膚・歯など	弱視，斜視，白内障，難聴，中耳炎，副鼻腔炎，褥瘡，湿疹，う蝕，歯肉炎，歯肉増殖
栄養・その他	肥満，るいそう，全身感染症，悪性腫瘍

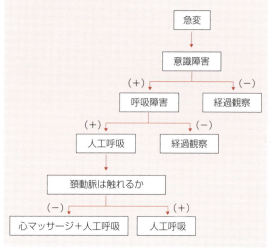

図2 救急蘇生の第1段階

(文献2を改変)

【3】循環

上腕内側の上腕動脈の拍動または頸動脈の拍動を触診し，循環状態を把握する．規則的な呼吸，咳嗽，体動がない場合も循環徴候なしと判断する．循環徴候がない場合，または60回／分以下の徐脈の場合には，直ちに心臓マッサージを開始する．小児における心臓マッサージの回数は基本的に100回／分であり，心臓マッサージ5回施行，人工呼吸1回のペースを繰り返す．

【4】その後に行われる処置

気管内挿管などによる，より確実な気道の確保，血管確保，薬物投与，不整脈に対する徐細動などが行われる．

蘇生に用いられる薬物には，血圧上昇のためのエピネフリン（ボスミン®），副交感神経遮断や房室ブロックによる徐脈の改善にアトロピン（硫酸アトロピン®）がある．その他，低カルシウム血症，高カリウム血症などに対して塩化カルシウムが，代謝性アシドーシスに対して重炭酸ナトリウム（メイロン®）などが用いられる．

5 栄養管理

【1】小児の栄養

小児期の栄養管理の目的は，小児によい栄養を与え，成長を促し健康を維持することである．成長の盛んな時期，特に乳幼児期と思春期には，エネルギー，蛋白質，ビタミン，カルシウムなどの所要量が大きい．エネルギー，蛋白質の日本人の食事摂取基準を表6に示す．

食事のエネルギー分布は，全発育期を通じ，蛋白質10～15％，脂質25～30％，残りが糖質がよいとされている．乳幼児に必須で，食事で不足しがちなビタミンは，ビタミンA，C，Dである．またカルシウムや鉄，銅，亜鉛も不足しないように気をつける必要がある．

離乳食を開始する時期は生後4～6カ月からで，1歳をめどに完了させる．母乳は生後10カ月頃をめどにやめていく．1～6歳頃までは幼児食とし，動物性蛋白，カルシウム，有色野菜を多くして，調理法にも配慮する．

必要水分量は，水分排泄（主として尿）と不感蒸泄によって決まるが，1日に必要な水分量は低年齢なほど多い．体重1kgあたり，新生児で50～120ml，乳児で120～150ml，幼児で90～100ml，学童で60～80mlであり，成人の40～50mlに比べて多い．水分排泄が増加する原因としては，嘔吐，下痢，流涎，多量の喀痰などがあり，不感蒸泄が増加する原因としては，発熱，気温上昇，運動量増加，緊張，興奮，入浴などがある．

表6 日本人の食事摂取基準（推定必要量）（厚生労働省）[3]

	エネルギー(kcal/日)		蛋白質(g/日)	
	男性	女性	男性	女性
0～5（月）	550	500	10	10
6～8（月）	650	600	15	15
9～11（月）	700	650	25	25
1～2（歳）	950	900	15	15
3～5（歳）	1,300	1,250	20	20
6～7（歳）	1,550	1,450	25	25
8～9（歳）	1,850	1,700	35	30
10～11（歳）	2,250	2,100	40	40
12～14（歳）	2,600	2,400	50	45
15～17（歳）	2,850	2,300	50	45

小児は容易に脱水になりやすいので注意がいる．水分不足時には，体温上昇，口腔粘膜の乾燥がみられ，元気がなくなり，尿量が低下する．さらに脱水が進むと，意識レベルが低下し，皮膚の弾性がなくなり，循環不全による末梢性チアノーゼや眼球陥凹がみられるようになる．脱水時には，水分のみでなく電解質のバランスを考えた水分補給（経口，経静脈）を行わなくてはならない．

【2】栄養サポートチーム（NST）

栄養サポートチーム（Nutrition Support Team：NST）とは，米国で始まったチーム管理による栄養療法を行うための，医師，看護師，管理栄養士，薬剤師などの多職種によって構成されたチームのことである．

栄養サポートが必要な病態は，①経口摂取が不十分・不可能な場合，②経口摂取は可能だが消化管の使用が好ましくないとき，③経口摂取を上回る高カロリーを投与したいとき，④栄養管理にて疾患の治療や代謝改善を図るときの4つの病態がある．

NSTの役割と効果を表7に示す．適切な栄養管理法を選択し，適切で質の高い栄養管理を提供することによって，栄養障害の予防・治療を行い，合併症の減少に結びつけることを目的としている．

栄養療法の具体的な進め方を図3に示す．栄養スクリーニング・アセスメント・プランニングと進め，栄養管理を行うが，重要なことは栄養管理

表7　NSTの役割と効果[4]

NSTの役割
1. 栄養管理が必要か否かの判定→栄養評価
2. 適切な栄養管理がなされているかをチェック
3. 最もふさわしい栄養管理法の指導・提言
4. 合併症の予防・早期発見・治療
5. 栄養管理上の疑問（コンサルテーション）に答える

NSTの効果
1. 適切かつ質の高い栄養管理の提供
2. 栄養障害の早期発見と栄養療法の早期開始
3. 栄養療法による合併症の減少
4. 罹患率・死亡率の減少
5. 病院スタッフのレベル・アップ
6. 栄養素材・資材の適正使用による経費削減
7. 在院日数の短縮と入院費の節減，医療費の削減
8. 在宅治療症例の再入院や重症化の抑制

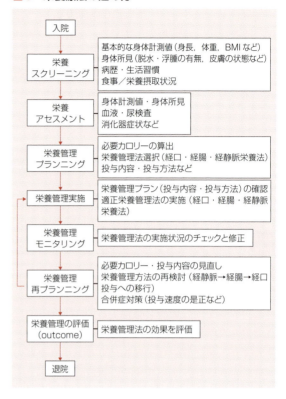

図3　栄養療法の進め方[4]

を定期的に再評価し，再プランニングを繰り返していくことである．

一般にNSTは，褥瘡チーム，摂食嚥下障害チーム，呼吸療法チーム，生活習慣病対策チーム，病院食改善チームなどのワーキングチームから構成されており，それぞれのワーキングチームごとに実践活動を進めていくことが多い．

【3】経管栄養

経口摂食が困難な場合には，次のような栄養摂取を行う．

①**口腔ネラトン法（間欠的経口経管胃栄養法）**：嚥下反射が弱い小児に対して，嚥下動作に合わせて，口から栄養チューブを挿入する．座位で頸を前屈した状態でチューブを挿入する．

②**経鼻経管胃栄養法**：誤嚥があり，咳反射や咽頭反射が強い場合に行う．鼻腔から栄養チューブをゆっくり挿入し，嚥下動作に合わせて胃に送り込み留置する．

③**経鼻経管（十二指腸）空腸栄養法**：基本的には胃チューブと同様であるが，嘔吐が多い小児に対しては（十二指腸）空腸にチューブを挿入する．専用チューブを用いて，X線で確認しながら挿入する．この場合は，半消化態の専用栄養剤を用いる．

【4】胃瘻

嘔吐の多い小児や，食道に病変がある小児では，胃の噴門部を閉鎖したり，食物が口と食道を通過するのを避けるために，腹壁から胃に孔を開け，栄養チューブを留置する．最近は，胃カメラを用いて，開腹手術なしに胃瘻造設する方法が多く用いられている．

引用文献

1) 豊倉　穣・他：リハビリテーション医療の急性期・回復期・維持期．最新リハビリテーション医学（米本恭三監修），第2版，医歯薬出版，2005, pp 11-17.
2) 藤原孝憲：蘇生．小児科当直医マニュアル（神奈川県立こども医療センター神経内科編），改訂第8版，診断と治療社，2000, pp1-13.
3) 厚生労働省：「日本人の食事摂取基準（2015年版）策定検討会」報告書，2014.
4) 東口髙志：NST実践マニュアル，医歯薬出版，2005.

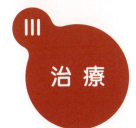

2. 障害評価に基づく治療計画

1 予後予測とゴール設定

　リハを行うにあたっては，機能障害を正確に評価し，評価に基づいて予後を予測し，ゴール（目標）設定をすることが基本となる．リハのゴールは必ずしも元の状態に回復することではなく，機能障害を軽くし，生活の質（QOL）を改善することである．

　ゴールはできる限り具体的に，現実的に，そして症例ごとに最適なものを設定しなければならない．医師，理学療法士，作業療法士など，各スタッフがそれぞれゴールを考案するが，最終的にはチームミーティングによって統一をはかり，統一されたゴールに向かってチームアプローチを進めていくことが必要である（表1）．

2 目標指向的アプローチ

　目標指向的アプローチの基本的な考え方は，単に障害を治すというだけではなく，潜在的な可能性を引き出し発展させるというプラスの考え方である．

　リハアプローチを行うにあたっての「主目標」を設定し，予後予測を行い，ゴールを設定する．予後予測とゴール設定は，経時的に具体的に設定する．その補助として「副目標」を設定する．そしてチームアプローチを行っていく（表2）．

3 目標指向的ADL訓練

　目標指向的アプローチの代表的なものとして，日常生活動作（ADL）訓練を提示する．

　ADLには，「できるADL」「しているADL」「するADL」の3つのレベルがある．

　将来のQOLの高い具体像である「するADL」の向上に向けて，「できるADL」の訓練をし，「しているADL」へと訓練を進めていくのが目標指向的ADL訓練である（表3）．

表1　予後予測とゴール設定[1]
- ゴール（目標）とは，具体的な時間・制限のなかで実現しようとする具体的かつ現実的な状態
- ゴール設定の重要性
- 個々の例にあわせたゴール設定の必要性
- チームミーティングによるゴールの統一

表3　目標指向的ADL訓練
- 「できるADL」：訓練・評価時に行うことができるADL
  すなわち行いやすい環境でできるADL
- 「しているADL」：実生活でしているADL
  さまざまな問題がある環境のなかでできるADL
  体力，意欲，心理的要素も関係してくる
- 「するADL」：目標としてのADL
  将来の実生活での「しているADL」

表2　目標指向的アプローチ[1]
- 目標指向的アプローチ：QOLの向上をはかり，どのような人生を目指すのかということを基にしたゴールの設定
- 主目標を最も重要視する
- 主目標の設定には，機能・形態障害レベルの予後予測と，リハを行うことにより能力をどこまで改善できるかという予測が大切
- 主目標を達成するために，副目標を設定する
- 予後予測とゴール設定は具体的に作成する
  短期，中期，長期での予後予測とゴール設定
- ゴールに向かってのチームアプローチが重要である

4 クリニカルパス

リハアプローチをチームで行うにあたっては，クリニカルパスの導入が効果的である[2]．当院小児科で用いている「小児後天性脳損傷に対するクリニカルパス」を表4に示す．このクリニカルパスを導入するようになってから，当院での後天性脳損傷児のリハは予後予測とゴール設定をより明確化でき，さらに入院期間を著明に短縮することができた．

表4 当院の小児後天性脳損傷に対するクリニカルパス
初回入院　　　　　殿　（学童・3カ月入院）

		入院前診察時	入院前診察時～入院当日	入院当日～入院3日目	入院4日目～入院7日目	入院8日目～入院1カ月	入院1カ月～入院2カ月	入院2カ月～入院3カ月（退院）
全体の流れ			□事前情報収集	□事前調整	□入院時評価期間	□初期情報交換期間 □問題点の整理	□評価・訓練期間	□評価・訓練期間	□退院準備期間
	ミーティング						□1カ月：初期評価会議	□3カ月：終期評価会議
医師 主治医（　）	処方箋	□入院予約		□リハ処方 □他科依頼				
	検査・評価		□前医より情報資料収集	□血液・尿検査	□脳波・頭部画像検査		□外泊訓練 □復学先検討	□復学先決定 □試験登校 □診療情報提供書作成
	面談・指導		□付添の検討	□入院治療計画 □学籍移動手続き		□医療検査結果説明 □付添の検討	□評価結果説明 □復学先との調整	□評価結果説明 □退院療養計画
SW担当（　）		□インテーク □病院説明・案内	□インテーク報告	□インテーク報告（各科）	□院内学級と情報交換	□福祉資源の説明	□学校訪問 □補装具・福祉機器選択	□在宅調整 □学校引き継ぎ
看護師担当（　）		□入院前面接（師長）	□担当者決定 □家族付添検討	□病棟オリエンテーション □入院時看護計画 □病棟環境確認	□外泊のオリエンテーション	□付添の検討 □外泊時情報収集・計画修正	□外泊計画修正 □復学に関する生活指導	□退院指導 □学校訪問 □看護サマリー作成
保育士担当（　）				□生活支援 □遊びを通しての学習・母親への保育支援・レクリエーション				
院内学級担任（　）		□事前情報収集	□本校へ連絡	□保護者面談 □前籍校との連絡	□転入学関係書類提出 □入級連絡票 □前籍校と情報交換	□個別教育計画の作成	□就学先の教育相談 □市教委・就学先との調整	□試験登校 □前籍校との連携 □転学に向けて書類作成
PT担当（　）				□初期評価 □移動手段の確保とチェック	□家屋情報収集 □学校情報収集 □家族指導	□家族指導（含外泊指導）	□装具作製 □車椅子作製 □家族指導	□家族指導（含ホームプログラム） □終期評価
OT担当（　）				□機能評価 □ADL評価 □介護状況聴取	□家屋情報収集 □学校関連情報収集 □家族指導	□学習関連動作評価 □家族指導（含外泊指導）	□学校訪問と調整 □家族指導	□ADL物品の選定 □家族指導（含ホームプログラム）
ST担当（　）				□言語機能簡易評価 □摂食機能簡易評価 □情報収集	□言語検査実施 □摂食機能評価・食形態，姿勢，介助方法検討	□言語機能評価（訓練） □摂食機能評価（訓練） □家族指導	□言語機能評価（訓練） □摂食機能評価（訓練） □家族指導	□言語機能評価（訓練） □摂食機能評価（訓練） □家族指導
PSY（　）					□心理検査導入 □「集団心理」導入	□心理検査実施 □「集団心理」実施	□心理検査実施 □「集団心理」実施	□「集団心理」実施 □個別訓練実施
体育担当（　）				□情報収集	□社会性の評価 □身体機能評価 □訓練形態検討	□訓練形態の検討 □身体機能評価 □復学先の情報収集	□訓練形態の検討 □身体機能評価	□訓練形態の検討 □復学先へ情報提供（体育の授業）
薬剤部				□内服法・内容確認	□内服法・内容修正		□服薬指導	□在宅での内服法確認
栄養課				□栄養スクリーニング	□栄養アセスメント	□栄養状態改善のための援助		

引用文献

1) 上田 敏：リハビリテーションプログラムの立て方．標準リハビリテーション医学，医学書院，2001, pp326-333.

2) 栗原まな・他：小児後天性脳損傷—クリニカルパスの導入に基づく復学支援—．リハ医学 42：131-137, 2005.

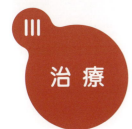

III 治療

3. 理学療法

1 理学療法とは

　理学療法は，運動，電気，温熱，光線，水などの物理的手段を用いて治療を行うもので，運動療法と物理療法に分けられる．小児における理学療法は，第一に発達段階に合わせた内容で行うことが必要である．また小児では協力が得られないことも多いので，工夫が必要であると同時に，安全面への配慮が大切である．

2 運動療法

　運動療法は，身体を動かすことにより，障害の予防・治療，姿勢異常の予防・矯正を行う方法である．運動療法の目的には，関節可動域の維持・改善，筋力の維持・増強，持久力の増強，協調性の改善，運動発達の促進がある（表，図1）．

3 関節可動域の維持・改善

　関節可動域（ROM）の維持訓練を行うとき，ROM全体にわたる運動ができない場合には，他動的にROMを動かす．
　ROMの改善は，拘縮を生じている関節に対する伸張（ストレッチ）訓練である．伸張はゆっくりと適切に行わなければならない．

4 筋力の維持・増強

　筋力の維持・増強にあたっては，等尺性，等張性などさまざまな訓練方法を組み合わせたり，障害部位に限局せずに広い範囲の筋の訓練を行うことが望ましい．しかし年齢の低い小児では，成人に行うような筋力の維持・増強訓練を行うのは難しい．

表　運動療法

a) 関節可動域の維持・改善		
b) 筋力の維持・増強	MMT：0	他動運動
	MMT：1～2	自動介助運動
	MMT：3	自動運動
	MMT：4～5	筋収縮への抵抗運動
c) 持久力の増強		
d) 協調性の改善		
e) 運動発達の促進	異常反射の軽減	
	運動能力の獲得	

MMT：徒手筋力テスト

図1　運動療法

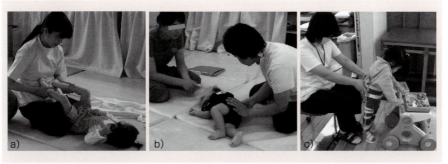

a）ROM訓練・筋力増強訓練，b）運動発達の訓練，c）運動発達の訓練・持久力の増強訓練

【1】徒手筋力テスト（MMT）0の場合

他動運動を行う．他動的に関節を動かす運動であるが，ROM訓練とは異なって，小児が運動を行おうと試み，運動の感覚をつかもうとすることがポイントである．

【2】MMT 1〜2の場合

自動介助運動を行う．筋の収縮が起こっても関節運動にならない場合，筋収縮を行いながら関節運動が起こるように介助し，筋収縮の感覚を学ばせる．

【3】MMT 3の場合

自力で関節運動を行うことができる場合には，自動運動を行う．運動による疲労に注意しながら行う．

【4】MMT 4〜5の場合

①**等張性収縮による抵抗運動**：漸増抵抗訓練などが行われる．漸増抵抗訓練とは，10回だけ持ち上げられる最大のおもりなどの負荷重量を10 RM（10 repetition maximum）として，訓練は10 RMの半分重量，3/4の重量，10 RMの重量でそれぞれ10回ずつ計30回を1セットとし，週に4日以上行う．

②**等尺性収縮による抵抗運動**：関節疾患がある場合などに，関節運動を起こさないで筋力増強をはかる方法である．1日1回5〜6秒の訓練でも効果があるといわれている．

③**等運動性収縮による抵抗運動**：一定速度で関節運動が起こる機械の条件下で筋収縮を行わせる運動であるが，訓練できる筋は限られている．

5 持久力の増強

筋の持久力は，全身の持久力に関連しており，全身の持久力は呼吸循環系に関連している．運動強度を最大心拍数の70〜80％，または最大酸素摂取量の60〜70％を目安として訓練する．

6 協調性の改善

運動制御障害による協調性の低下，すなわち深部感覚障害，前庭機能障害，小脳障害，発達障害による協調障害に対して訓練を行う．協調性を高めるためには，筋力増強訓練より少ない抵抗と多い回数で訓練を行う．固有受容器などの感覚情報の強化，他の感覚での代償と統合，認知機能の向上，フィードバック機能の増強などが繰り返し行われ，運動学習がなされる．同時に筋力や筋持久力の向上も行われる．

7 運動発達の促進

この項目は，成人における理学療法にはない分野である．ROMの維持・改善，筋力の維持・増強，持久力の増強，協調性の改善といった成人でも行われる運動療法を取り入れながら，運動発達を促進する訓練が行われる．異常反射を軽減させ姿勢反応を獲得させることによって，運動能力を発達させる．

小児では神経発達のレベルに応じた反射・反応が認められ，それらの反射・反応の消失や出現と対応して運動発達が認められる（p9）．例えば，跳びはね反応（小児を立たせて，体を左右に傾けたときにみられる，反対側の足を交差させて転倒を防ぐような動作）が十分に出現するようになると歩行が開始される．

小児の運動発達には基本的な方向性があり，「頭部から下方に向かって」「中心部から末梢へ向かって」発達するという原則がある．

「頭部から下方へ向かって」という点では，頭部の安定である「頚座り（頚定）」に始まり，腰部の安定にともなう「お座り」の獲得，下半身の安定にともなう「つかまり立ち」「伝い歩き」「歩行」へと順に発達していく．

「中心部から末梢へ」という点では，寝返り，お座りといった全身的な運動から，しだいに両手でもつ，片手でもつ，指先でつまむといった微細な運動の発達へと進んでいく．

これら一連の発達を獲得するために，特に重要なものは立ち直り反応であろう．立ち直り反応は，頭頚部・胸郭部・骨盤部の3分節の位置を正しい位置に保つ基本となる．臥位レベルの発達段階で，この位置関係を保つ能力が獲得されないと，抗重力姿勢である体幹の垂直維持ができないからである．

3. 理学療法

図2　背臥位での頭部の回旋[1]

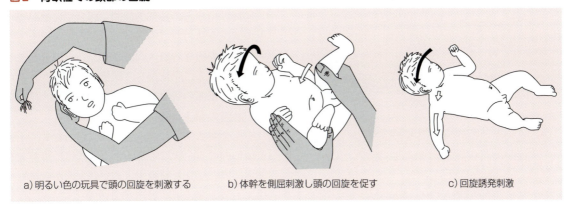

a) 明るい色の玩具で頭の回旋を刺激する　　b) 体幹を側屈刺激し頭の回旋を促す　　c) 回旋誘発刺激

　また運動の発達は，神経系の成熟と密接につながりをもっており，平衡感覚や筋力の成熟にともなって，運動も発達していく．

　小児の運動は，これらの原則に基づいて発達していくので，小児の運動療法は，これらの原則に基づいて行わなくてはならない．

【1】頭部のコントロールのための運動療法[1]

　①背臥位での頭部の回旋：視覚，聴覚，触覚の刺激を与え，小児が眼で追うのを確認しながら頭部が回旋するのを刺激する（図2a）．体幹を側屈させることで，頭部の回旋を促す（図2b）．背臥位で後頭側の型を床の方向に押し下げる．同時に後頭側の上肢を外転位にし，腕を引き出して刺激する（図2c）．

図3　腹臥位での頭部の回旋[1]

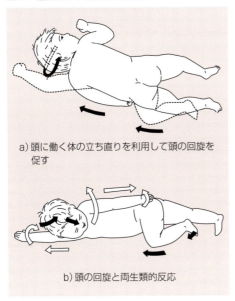

a) 頭に働く体の立ち直りを利用して頭の回旋を促す

b) 頭の回旋と両生類的反応

　②腹臥位での頭部の回旋：頭部に働く体の立ち直り反射を利用して頭部の回旋を促す方法（図3a）と，両生類的反応を利用する方法（図3b）がある．

　③腹臥位での頭部の挙上：肘つき腹臥位で，両肩を広げるように下から上に向かって肩を押し，同時に肩の固定性を高めるために肩を肘の方向に押す（図4a）．腹臥位においた小児の顎をすくうような姿勢にし，次に頭部を上に押し上げるよう

図4　腹臥位での頭部の挙上[1]

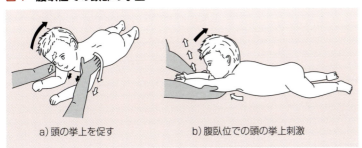

a) 頭の挙上を促す　　b) 腹臥位での頭の挙上刺激

図5　背臥位からの頭部の屈曲[1]

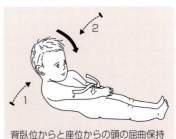

背臥位からと座位からの頭の屈曲保持

図6　上肢の挙上運動とリーチの準備[1]

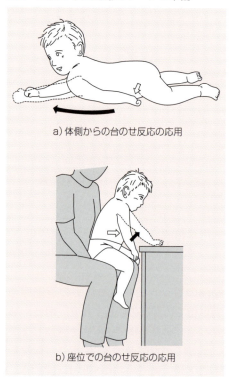

a) 体側からの台のせ反応の応用

b) 座位での台のせ反応の応用

に両腕を動かす（図4b）．

④背臥位からの頭部の屈曲：背臥位においた小児の両腕を体の前で内転させる．次に小児を下肢の方向に両腕を内転・内旋させながら引き起こしていく．さらに座位から背臥位へとゆっくり倒していき，頭部の屈曲を保たせる（図5）．

【2】上肢の挙上運動とリーチの準備[1]

小児を腹臥位にし，上肢を体側に沿わせ，手背を床に向ける．次に手掌から床方向に圧迫刺激を加え，固有感覚を刺激すると，肩を床から持ち上げ，上肢を挙上しようとする．挙上にともない，手関節が背屈するまで待つ（図6a）．

座位で，手背に台からの圧迫を加えると，上肢を挙上し，台に載せる（図6b）．

【3】上肢の支持性[1]

腹臥位での支持性は非常に重要であり，puppy position, on elbows, on handsの順に獲得させていく（図7a〜f）．

【4】脊柱の側屈・伸展可動性の準備[1]

体幹の柔軟性を得るための脊柱の側屈可動性訓練（図8a），上肢の支持性を高めるための脊柱の抗重力伸展可動性訓練が行われる（図8b）．

図7　上肢の支持性[1]

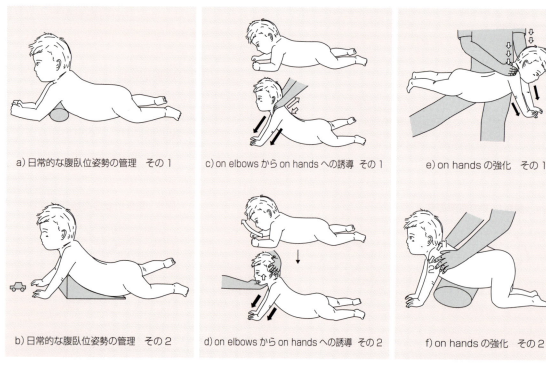

a) 日常的な腹臥位姿勢の管理　その1

b) 日常的な腹臥位姿勢の管理　その2

c) on elbows から on hands への誘導　その1

d) on elbows から on hands への誘導　その2

e) on hands の強化　その1

f) on hands の強化　その2

3. 理学療法

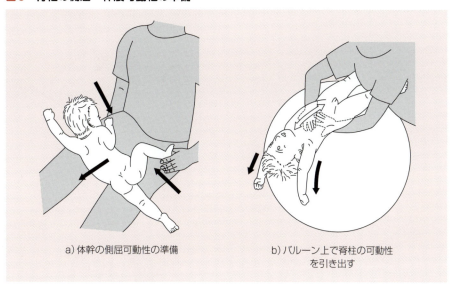

図8 脊柱の側屈・伸展可動性の準備[1]

a) 体幹の側屈可動性の準備
b) バルーン上で脊柱の可動性を引き出す

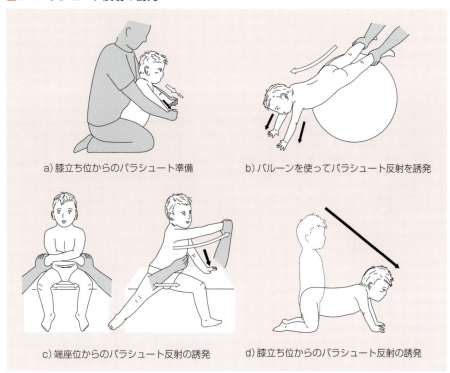

図9 パラシュート反射の誘発[1]

a) 膝立ち位からのパラシュート準備
b) バルーンを使ってパラシュート反射を誘発
c) 端座位からのパラシュート反射の誘発
d) 膝立ち位からのパラシュート反射の誘発

【5】パラシュート反射の誘発[1]

　上肢の支持性がつき，脊柱の抗重力伸展が得られるようになった段階で，パラシュート反射の誘発訓練が行われる．膝立ち位，バルーン上，端座位などからの誘発訓練が行われる（図9 a〜d）．

【6】立ち直り反射を応用した運動の誘発[1]

　体に働く頸の立ち直り反射，体に働く体の立ち直り反射などを用いて運動を誘発する（図10 a〜c）．

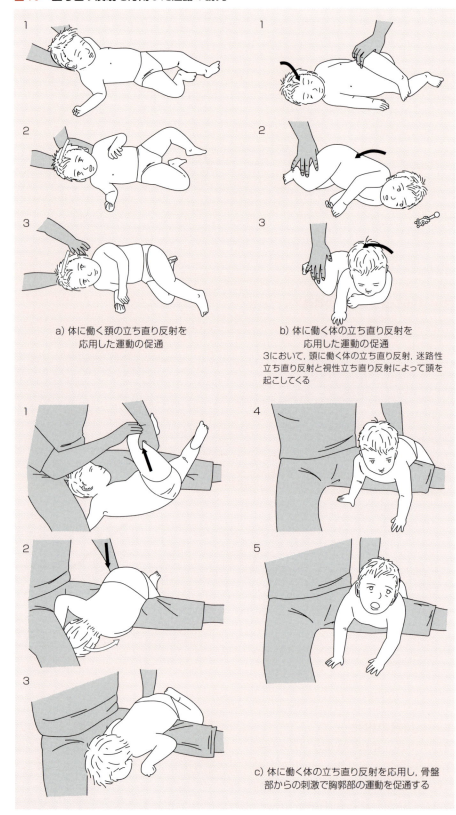

図10 立ち直り反射を応用した運動の誘発[1]

a) 体に働く頸の立ち直り反射を応用した運動の促通

b) 体に働く体の立ち直り反射を応用した運動の促通
3において、頭に働く体の立ち直り反射、迷路性立ち直り反射と視性立ち直り反射によって頭を起こしてくる

c) 体に働く体の立ち直り反射を応用し、骨盤部からの刺激で胸郭部の運動を促通する

8 物理療法

運動以外の物理的手段を用いる療法で，温熱療法，光線療法，機械力学的療法，電気治療法，水治療法などがある．

【1】温熱療法

鎮痛や痙縮の軽減，末梢血管拡張，軟部組織の伸張性増大，発汗促進などの作用がある．炎症があると悪化するので注意がいる．

①ホットパック：シリコンゲルが入っているパックを65℃程度に温め，このパックをタオルに包んで患部を20〜30分温める．

②パラフィン浴：パラフィンとミネラルオイルを7〜8：1に混合したものを52〜54℃に温めて溶かし，患部を5〜10秒浸した後，外気でパラフィンを固まらせ，再び浸す．これを10回ほど繰り返し，プラスチックをかぶせて30分保つ．

③ジアテルミー：超短波，極超短波（図11a），超音波による転換熱を用いた温熱療法で，深部にまで熱が伝わる特徴がある．

【2】光線療法

赤外線，紫外線，レーザー光線（図11b）などを用いる物理療法である．特に近赤外線を用いた鎮痛作用が注目されている．褥瘡などに対して行われる．

【3】機械力学的療法

座位で行う間欠牽引療法と，臥位で行う持続牽引療法がある（図11c）．

【4】電気治療法

①神経・筋電気刺激療法：随意的に筋収縮ができない筋に，治療的電気刺激を行い，等尺的筋力の維持を行う．顔面神経麻痺，分娩後上腕神経叢麻痺などで行われる．

②経皮的電気刺激療法：鎮痛のための電気治療のひとつで，表面電極を疼痛部位や支配神経幹上に装着し，低頻度短形波電流（0.2〜10 Hz）または高頻度短形波電流（30〜100 Hz）で刺激する（図11d）．腰痛，関節リウマチなどに対して行われる．

③機能的電気刺激療法：数本〜100本の電極を筋に埋め込み，歩行や日常生活動作を改善させようとする方法である．呼吸障害に対する横隔膜ペーシング，尿失禁に対する外尿道括約筋への電気刺激などがある．

④磁気刺激療法：疼痛，排尿障害，パーキンソン症状などの治療に，磁気刺激法が用いられることがある．

【5】水治療法

渦流浴，交代浴，気泡浴などが行われる．水中トレッドミルを用いた水中運動療法なども行われる（図12）．

図11 物理療法に用いる機器

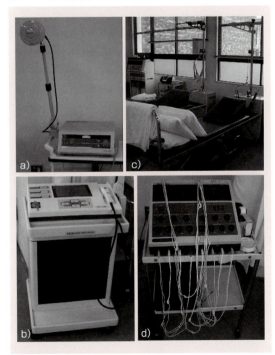

a) 極超短波療法, b) レーザー光線療法,
c) 牽引療法, d) 経皮的電気刺激療法

図12 水治療法

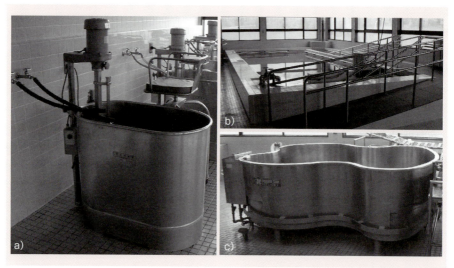

a) 渦流浴装置, b) プール, c) ハバードタンク

> **引用文献**

1) 河村光俊：PTマニュアル　小児の理学療法, 医歯薬出版, 2005, pp 129-146.

III 治療

4. 作業療法

1 作業療法とは

　作業療法とは，機能低下，能力低下に対して，諸動作・創造的活動・教育活動・レクリエーションなどの作業や活動を行うことにより，心身活動を高め，障害を軽減する療法のことである．具体的な内容としては，工作，絵画，手工芸，ゲーム，日常生活活動，パソコン，園芸，音楽などの作業活動である．

　低年齢の小児においては，理学療法と作業療法の境界が明瞭でない場合も多い．

　目的とする能力には次のようなものがある．

　①**基本的能力**：運動機能，感覚知覚機能，心肺機能，摂食嚥下機能，精神機能など．

　②**応用的能力**：更衣動作，食事動作，コミュニケーション，知的活動など．

　③**社会的適応能力**：生活適応，教育的適応，職業的適応，余暇活動など．

　④**環境資源**：人的環境，物理的環境，制度，サービスなど．

　作業療法には，機能的作業療法，日常生活動作（ADL）訓練，職業前評価（学校生活能力評価）と訓練，支持的作業療法（筋力の維持や内臓の機能維持などの身体的な目的と，生活への適応促進やストレスの発散などの精神的目的がある）などの目的がある．このなかで，小児で多く行われるのは，機能的作業療法，ADL訓練，学校生活能力評価と訓練である．学校生活能力評価と訓練は機能的作業療法やADL訓練のなかに組み込まれて行われることが多い（表1）．感覚統合療法もしばしば行われる．

2 作業療法士が行う検査

　作業療法を行うにあたって機能を評価するために，発達検査，関節可動域，運動年齢発達検査，簡易上肢機能検査（STEF），リハビリテーションのための子どもの能力低下評価法（PEDI），子どものための機能的自立度評価法（WeeFIM），Gross Motor Function Classification System（GMFCS），南カリフォルニア感覚統合検査（SCSIT）などがある．このなかで主に作業療法士が行うものは，簡易上肢機能検査（STEF）と南カリフォルニア感覚統合検査（SCSIT）である．

　①**簡易上肢機能検査（STEF）**：上肢の動作能力を客観的に短時間で把握する検査法で，大きさ，形，重さ，素材の異なる10種類の物品をそれぞれ移動させ，移動に要する時間を測定することで，上肢動作を客観的に評価できる．作業スピードが重視される（図1）．

　②**南カリフォルニア感覚統合検査（SCSIT）**：感覚情報処理の問題（感覚統合障害）に関連すると考えられる行動を評価するための行動質問紙法である．

3 機能的作業療法

【1】運動機能の向上

　低年齢の小児では，理学療法と重なる部分が多いが，上肢の運動機能の回復と，体幹の安定を目

表1　作業療法の種類

1. 機能的作業療法
　・運動機能の向上
　・認知機能の向上
2. ADL訓練
3. 職業前評価（学校生活能力評価）と訓練
4. 支持的作業療法

的に，筋力や筋持久力の改善（図2a），関節可動域の維持拡大，協調性の改善などを目標として，訓練を行う．

【2】認知機能の向上

認知機能の向上には，いろいろな感覚刺激を経験させることにより，過敏性を減らして注意を集中させ，興味をもたせて五感を発達させることが役に立つ（感覚統合療法と共通，図2b,c）．また覚醒状態を保たせることも大切である．慣れた動作から新しい動作へ，単純な動作から複雑な動作へ，一動作から一連の動作へと難易度を上げて訓練を進めていく．

4 ADL訓練

はじめは基本的な動作から，次第に応用動作に訓練の内容を進めていく（図2d）．ADL関連の動作も含まれる．必要に応じて，環境調整，家屋改造，自助具作製なども行う．

自助具の目的と種類を表2, 3に示す．小児においても自助具を用いることにより，ADLは改善するが，小児では食事に関する自助具が多い．また自助具は小児に合わせて作製されることが多い（図2e, f, g）．

また介助指導も作業療法の大切な部分である

図1　簡易上肢機能検査（STEF）

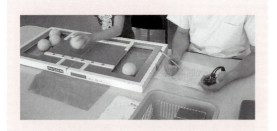

図2　各種の作業療法

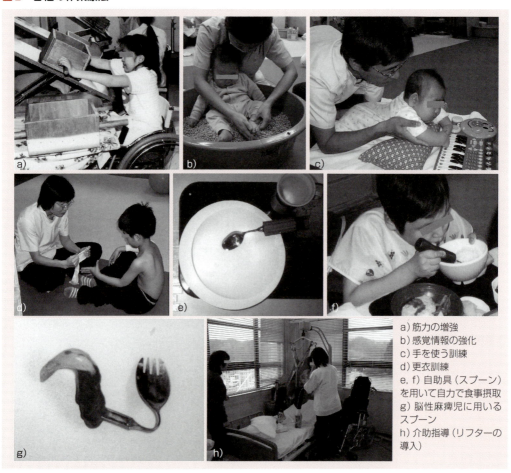

a) 筋力の増強
b) 感覚情報の強化
c) 手を使う訓練
d) 更衣訓練
e, f) 自助具（スプーン）を用いて自力で食事摂取
g) 脳性麻痺児に用いるスプーン
h) 介助指導（リフターの導入）

(図2h).

5 感覚統合療法

　感覚統合とは，視覚，聴覚，嗅覚，味覚，触覚，前庭覚，固有受容覚などの感覚システムから入ってくる感覚情報をうまく取り扱うことである．感覚統合の障害とは，中枢神経系の障害により感覚入力がうまくできなかったり，感覚情報が統合できなかったりすることにより，運動，行動，情動に問題が生じる状態のことである．最近は感覚統合という用語より感覚処理という用語が用いられることが多い．

【1】感覚処理障害

　感覚処理障害には，感覚調整障害と行為機能障害がある．

　①**感覚調整障害**：掃除機の音，子どもの泣き声などを聞いてパニックを起こす聴覚過敏，触覚や味覚に過敏で服が着られない，食べられないなどのようにある種の感覚刺激に過敏に反応する場合をいう．

　②**行為機能障害**：運動や行動を行う実行機能の障害，目的行動を行うときに必要な概念化や計画能力の障害のことで，何を行ったらよいのか判断できない，同じ遊びを繰り返す，不器用でうまくできない，模倣動作ができない，協調運動が下手，手指の巧緻性が悪い，姿勢を保てない，眼球運動に問題があるといった症状がある．

【2】感覚処理に対する評価法

　南カリフォルニア感覚統合検査（SCSIT）や日本版Miller幼児発達スクリーニング検査などを用いる．

【3】感覚統合療法の実施

　①**訓練室での感覚統合療法**：遊びを通して障害のある感覚に入力を与える．例えば，触覚に対しては粘土，砂，水，小豆などでの遊び，フィンガーペイント，前庭覚に対してはトランポリン，ブランコなど，視覚に対してはボールとりなどである（図3）．

　②**環境調整**：訓練室内での訓練だけでなく生活のなかでの環境調整が必要である．例えば，刺激の入力を減らすためのパーテーション，イヤーマフ，サングラス，放送の音量の低下，パニックを起こした時のクールダウンスペースの確保などである（図3）．

表2　自助具の目的

1. 筋力低下の代償
2. 関節可動域制限の代償
3. 手指の巧緻障害の代償
4. 不随意運動のコントロール
5. 両手動作ができない場合の一側での代償

表3　自助具の種類

ADLの種類	自助具の名称	使用効果
食事動作	柄を工夫したスプーン フードガードつき皿 滑り止めマット コップホルダー シーソーナイフ	握りやすい こぼれにくい 食器が滑らない 握りやすい 片手で切れる
更衣動作	リーチャー ボタンフック	手の届かないところの物をとる 片手でボタンを操作できる
整容動作	電動歯ブラシ 長い柄のブラシ	手のコントロール不良を補う 肩・肘の拘縮を補う
入浴動作	ワンタッチ蛇口 シャワーチェア	手のコントロール不良を補う 安全に入浴できる
コミュニケーション	トーキングエイド キーボードスティック	構音障害があっても意思を伝えられる 上肢障害があってもキーボードを押せる
机上動作	ペンホルダー 特殊はさみ	ペンを持ちやすくする 持ちやすく工夫されている

図3 感覚統合療法

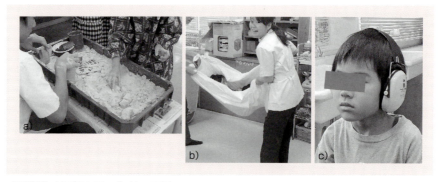

a）砂遊び，b）ブランコ，c）イヤーマフ

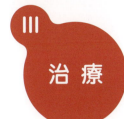

5. 心理療法

1 小児に対する心理療法

　心理療法を行うにあたっては，心理評価を行うのと並行して，小児とその家族が置かれている状況を十分に把握することが大切である．そのうえで，認知障害に対する療法を行ったり，小児と家族が障害を受容していくために心理面からの支援を行っていく．

　小児の年齢が低い場合や，障害が重度の場合には，家族へのカウンセリングが中心となる．また小児へ心理療法を行う場合に，並行して家族へのカウンセリングが行われることも多いが，その場合には小児担当者と家族担当者が異なっていることが望ましい．小児の年齢が高くなり，コミュニケーションが可能となった段階で，小児へのカウンセリングも開始される．

　障害児への心理療法には，発達を促進させる，発達に必要な場を提供する，障害に対するストレスを受容させる，混乱した心を整理させるなどの目的がある．

2 認知障害に対する心理療法（図）

　①遊戯療法：遊びを通して，小児の精神的緊張・不安の軽減，ストレスの軽減，感覚・運動機能の発達，コミュニケーション能力の向上に役立つ療法であるが，発達や障害の程度に合わせたプログラムの選定が大切である．

　②箱庭療法：治療者に見守られた空間のなかで，自分の内面を自由に表現することにより，自己治癒力が活性化される療法である．

　③音楽療法：身体運動の誘発，情動の発散，発声の促進，コミュニケーションの促進，感覚機能の向上などを目的とした療法である．

図　認知障害に対する心理療法

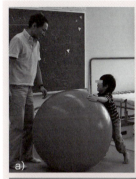
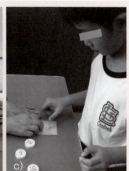
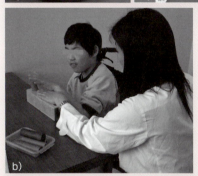
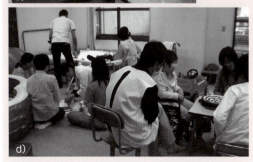

a) b) 個別遊戯療法，c) 個別学習，d) 集団遊戯療法

　④行動療法：小児の誤った行動や生活習慣を合理的に修正し，正しい行動あるいは生活習慣を確立していく方法である．まず不適応行動がどのような条件のときに生じるかを明らかにし，環境をどのように変化させることにより，小児の行動を

修正できるかを評価する．次に新しい行動パターンの形成（シェーピング）と行動単位を組み合わせることにより，複雑な行動をまとまったものにしていく（チェイニング）というのが基本的な方法である．古典的条件づけ法，オペラント条件づけ法，行動分析，認知行動療法などがある．

⑤**認知リハ（神経心理学的リハ）**：低下した認知機能を改善させたり代替手段を導入するためのリハのことである．代表的な障害としては，高次脳機能障害がある．

3 心理面からの支援

リハを順調に進めていくためには，小児と家族が障害を受容し，モチベーションを高くもつことが大切である．

そのためには評価の内容を正確に客観的に家族に伝え，現実的で具体的な対応法を家族とともに見い出していく必要がある．対応法を①すぐに取りかかれること，②近い将来に取りかかれることに分けて提示し，見通しをつけることがポイントである．心理評価は成長に応じて繰り返し行っていくことも大切である．

小児と家族が障害を受容し，リハを積極的に進めていく支援を行うのが，臨床心理士の役割である．臨床心理士は，小児の発達状況を把握するだけでなく，家族の希望や苦労にも目を向け，家族の気持ちに寄り添っていく姿勢が大切である．

参考文献

1) 殿村 暁・他：子どもの心理評価―生活支援に活かすために―．総合リハ **34**：257-264, 2006.

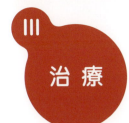

6. 補装具，訓練・福祉機器

補装具

1 補装具とは

　補装具とは，身体障害者福祉法および児童福祉法で規定された用語で，義肢，装具，車椅子，座位保持装置などの総称として「補装具」という用語が用いられている．補装具とは，①身体の欠損または損なわれた身体機能の補完や代償をするもの，②身体に装着または装用して常用するもの，あるいは作業用に使用するもの，③給付などに際して医師の意見書を必要とするの3つの条件を満たすものである．2013年現在の厚生労働省資料による新補装具の種目を表1に示す．児童福祉法における規定もほぼ同様であるが，起立保持具や排便補助具など一部小児のみに認められているものがある．補装具は，身体障害児・者が自立と社会活動参加のために用いるものであり，介護用品や介護機器とは異なった概念に基づいている．
　補装具とは別に，「日常生活用具」として定められているものには，点字タイプライターやワープロなどがあり，生活の補助具として，特に医学的判定を必要とせず既製品として手に入れることができる（表2）．
　補装具の支給は，障害者総合支援法に基づき，障害者（児の場合は扶養義務者）が市町村長に申請し，身体障害者更正相談所等の判定または意見に基づく市町村長の決定により，補装具費の支給を受ける（図1）．

2 義肢

　先天性の原因や切断により四肢の一部が欠損し，その機能や形態を回復するために使用する人工の四肢を義肢という．上肢の欠損に用いるものを義手といい，下肢の欠損に用いるものを義足という．
　義肢は多くの種類があるので，処方の目的を明確にすることが大切である．断端の形状，長さ，軟部組織の状態，全身状態，心理的状況，日常生活環境，幼稚園や学校の環境などを考慮して評価し，義肢の機能，サイズ，重量を選択する．
　また小児では成長や発達にともない，体格や機能に変化が生じてくることに加え，装着の協力が得られないことも多いので，成人以上にきめ細かな定期的評価が必要となる．
　小児での切断例は少なく，義肢の適応は成人に比べると非常に少ない．
　義肢の分類（義肢の名称）は，日本整形外科学会，日本リハ医学会で検討され，身体障害者福祉法および児童福祉法に採用された「義肢処方箋」に記載されている名称分類を用いる．
　義肢は構造上，殻構造義肢（図2）と骨格構造義肢（図3）に分けられる．殻構造義肢は，義肢のソケットを覆う殻で外力を支持し，同時に殻が切断前の肢の外観を復元している．骨格構造義肢は，義肢のソケットにパイプが直結しており，これで外力を支持し，外観はプラスチックフォームのカバーで外装を整える．構成部品を組み立てることによって作製される義肢をモジュラー義肢といい，特に義足で開発がめざましい．

【1】義手
　①切断部位による分類（義肢処方箋による分類）
　　肩義手，上腕義手，肘義手，前腕義手，手義手，手根中手義手，手指義手に分けられる．

表1　補装具種目一覧（2013）（厚生労働省）[1]

種目		名称	種目		名称
義肢			車いす		リクライニング式片手駆動型
装具					レバー駆動型
座位保持装置					手押し型A
盲人安全つえ	普通用	グラスファイバー			手押し型B
		木材			リクライニング式手押し型
		軽金属			ティルト式手押し型
	携帯用	グラスファイバー			リクライニング・ティルト式手押し型
		木材	電動車いす		普通型（4.5km/h）
		軽金属			普通型（6.0km/h）
	身体支持併用			簡易型	切替式
義眼		普通義眼			アシスト式
		特殊義眼			リクライニング式普通型
		コンタクト義眼			電動リクライニング式普通型
眼鏡	矯正眼鏡	6D未満			電動リフト式普通型
		6D以上10D未満			電動ティルト式普通型
		10D以上20D未満			電動リクライニング・ティルト式普通型
		20D以上	座位保持いす（児のみ）		
	遮光眼鏡	前掛式	起立保持具（児のみ）		
		6D未満	歩行器		六輪型
		6D以上10D未満			四輪型（腰掛付）
		10D以上20D未満			四輪型（腰掛なし）
		20D以上			三輪型
	コンタクトレンズ				二輪型
	弱視眼鏡	掛けめがね式			固定型
		焦点調整式			交互型
補聴器		高度難聴用ポケット型	頭部保持具（児のみ）		
		高度難聴用耳かけ型	排便補助具（児のみ）		
		重度難聴用ポケット型	歩行補助つえ	松葉づえ	木材	A 普通
		重度難聴用耳かけ型				B 伸縮
		耳あな型（レディ）			軽金属	A 普通
		耳あな型（オーダー）				B 伸縮
		骨導式ポケット型		カナディアン・クラッチ		
		骨導式眼鏡型		ロフストランド・クラッチ		
車いす		普通型		多点杖		
		リクライニング式普通型		プラットフォーム杖		
		ティルト式普通型	重度障害者用意思伝達装置	文字等走査入力方式		
		リクライニング・ティルト式普通型			簡易なもの	
		手動リフト式普通型			簡易な環境制御機能が付加されたもの	
		前方大車輪型			高度な環境制御機能が付加されたもの	
		リクライニング式前方大車輪型			通信機能が付加されたもの	
		片手駆動型		生体現象方式		

表2 日常生活用具参考例（2006）（厚生労働省）[2]

	種目	対象者
介護・訓練支援用具	特殊寝台	下肢又は体幹機能障害
	特殊マット	
	特殊尿器	
	入浴担架	
	体位変換器	
	移動用リフト	
	訓練いす（児のみ）	
	訓練用ベッド（児のみ）	
自立生活支援用具	入浴補助用具	下肢又は体幹機能障害
	便器	
	頭部保護帽	平衡機能又は下肢もしくは体幹機能障害
	T字杖・棒状のつえ	
	歩行支援用具→移動・移乗支援用具（名称変更）	
	特殊便器	上肢障害
	火災警報器	障害種別にかかわらず火災発生の感知・避難が困難
	自動消火器	
	電磁調理器	視覚障害
	歩行時間延長信号機用小型送信機	
	聴覚障害者用屋内信号装置	聴覚障害
在宅療養等支援用具	透析液加湿器	腎臓機能障害等
	ネブライザー（吸入器）	呼吸器機能障害等
	電気式たん吸引器	
	酸素ボンベ運搬車	在宅酸素療法者
	盲人用体温計（音声式）	視覚障害
	盲人用体重計	
情報・意思疎通支援用具	携帯用会話補助装置	音声言語機能障害
	情報・通信支援用具※	上肢機能障害又は視覚障害
	点字ディスプレイ	盲ろう，視覚障害
	点字器	視覚障害
	点字タイプライター	
	視覚障害者用ポータブルレコーダー	
	視覚障害者用活字文書読上げ装置	
	視覚障害者用拡大読書器	
	盲人用時計	
	聴覚障害者用通信装置	聴覚障害
	聴覚障害者用情報受信装置	
	人工喉頭	喉頭摘出者
	福祉電話（貸与）	聴覚障害又は外出困難
	ファックス（貸与）	聴覚又は音声機能若しくは言語機能障害で，電話では意思疎通困難
	視覚障害者用ワードプロセッサー（共同利用）	視覚障害
	点字図書	
排泄管理支援用具	ストーマ装具（ストーマ用品，洗腸用具）	ストーマ造設者
	紙おむつ等（紙おむつ，サラシ・ガーゼ等衛生用品）	高度の排便機能障害者，脳原性運動機能障害かつ意思表示困難者
	収尿器	高度の排尿機能障害者
居宅生活動作補助用具	住宅改修費	下肢，体幹機能障害又は乳幼児期非進行性脳病変

※情報・通信支援用具とは，障害者向けのパーソナルコンピュータ周辺機器や，アプリケーションソフトをいう

図1 補装具費支給の仕組み（厚生労働省）[3]

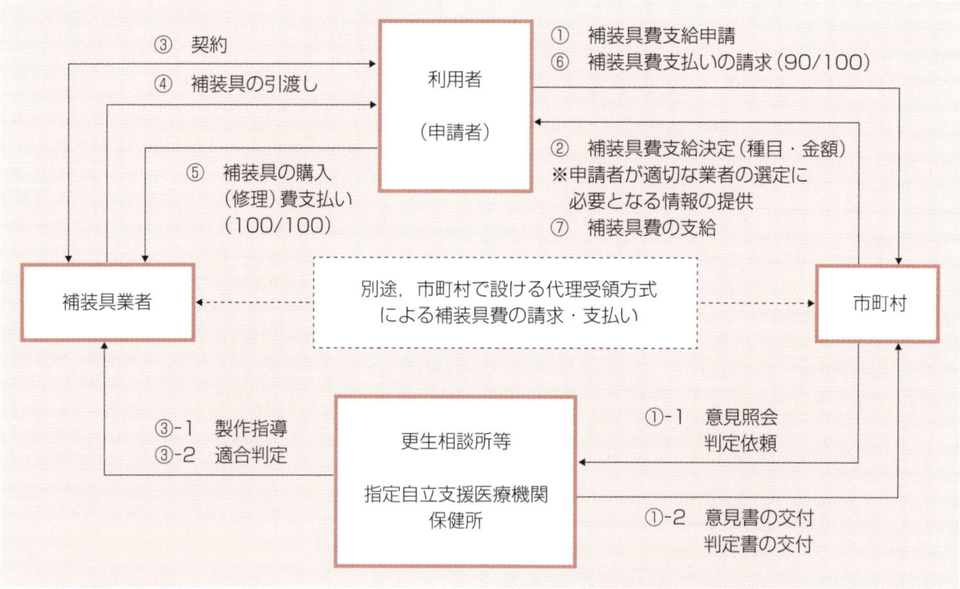

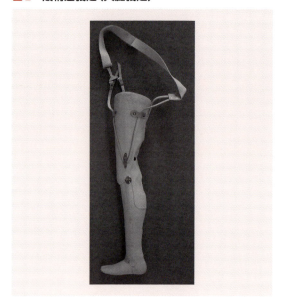

図2 殻構造義足（大腿義足）

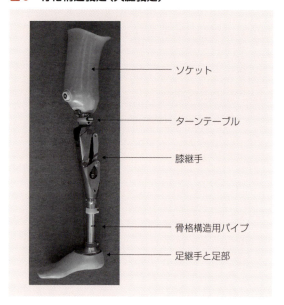

図3 骨格構造義足（大腿義足）
- ソケット
- ターンテーブル
- 膝継手
- 骨格構造用パイプ
- 足継手と足部

②型式による分類（形態や機能による分類）

i) 装飾義手：外観を人の手に似せることを目的とした義手で，機能はあまり考慮されない．

ii) 作業義手：作業を行うことを目的に使用される義手で，幹部で手先具を交換することができるようになっている．

iii) 能動義手：体内力源を利用して，肘継手や手先具を操作する機能をもった義手で，随意開き式と随意閉じ式がある．

iv) 体外力源義手：手先具や継手を動かすために他の動力を利用した義手で，電動義手（動力として電気を利用），筋電義手（残存筋の活動電位を利用）が普及している．

【2】義足

①切断部位による分類（義肢処方箋による分類）

股義足，大腿義足，膝義足，下腿義足，サイム

義足，足根中足義足に分けられる．

②ソケット

i) 股義足：断端と両側の腸骨稜を覆ったフルソケットで前方開きのカナダ式が多く用いられている．

ii) 大腿義足：差し込み式と吸着式がある．差し込み式は，肩つりや腰つりなど懸垂式のバンドを必要とする．吸着式はソケット内にバルブによる陰圧環境を作り，それによって懸垂機能をもたせたもので，義足としてのコントロールがしやすく，より身体の一部として機能する．形状から四辺型と座骨収納型に分けられる．座骨収納型ソケットは，座骨を含み，大転子を深く覆うことによってソケットを内転位に保ち，側方への安定性を高めているが，作製に高い技術を要する．

iii) 膝義足：一重あるいは二重ソケットによる全面接触式ソケットが一般的である．

iv) 下腿義足：在来式は，差し込み式ソケットに膝ヒンジ継手をつけ，大腿コルセットによって懸垂および荷重の分散を図る形をとっている．PTBは膝蓋腱と脛骨内顆で体重支持を行う全面接触式である．PTSは，大腿骨顆上部および膝蓋骨上部を覆うことでより安定性を保つものである．KBMは，大腿骨顆上部をさらに広く覆い，膝蓋骨部を露出させ，側方の安定性を重視したものである．TSBは，シリコンで作られた内ソケットによる柔軟性によって圧を分散させ，その吸着性によって自己懸垂機能をもたせたソケットである．

③部品

i) 継手

股継手：遊動式が一般的である．

膝継手：単軸／多軸，立脚相制御／遊脚相制御により分類される．遊脚相制御には，伸展補助装置，機械的摩擦装置（定摩擦，可変摩擦），流体制御装置（空圧，油圧）がある．

伸展補助装置は，継手内部のスプリングによる補助と，外部のキックストラップによる補助に分けられる．

機械的摩擦装置の，定摩擦は遊脚相全般に一定の摩擦がかかるもので，可変摩擦は最大屈曲時と完全伸展時により大きな抵抗がかかるように調整されたもので，跳ね上がりを押さえ，伸展時の衝撃を和らげることができる．

流体制御装置は，シリンダー内に密閉された流体が，ピストンの移動によってバイパスを経由して移動する際に，バイパスの途中にあるバルブの調節によってピストンの動きに抵抗を与える仕組みになっている．

流体制御装置にマイコンを用いることにより，歩行速度によるバルブ開度の調整を無段階に行う継手をマイコン制御膝継手といい，最も歩行追随性のある継手である．

足継手：継手軸をもつものには足継手軸が1つで，前後のバンパーが底背屈をコントロールする単軸足と，不整地や坂道などを歩きやすくするための回内・回外運動を可能とした多軸足がある．

継手軸をもたないものには足部の底屈を代行するため踵に弾力性のあるラバー製クッションを入れたSACH靴などがある．

エネルギー蓄積型足部は従来の足部と異なり，立脚相で蓄積されたエネルギーを反発力として利用する足部である．

ii) 懸垂帯

ソケット自体に懸垂機能がない義足では，懸垂帯が必要となる．大腿義足における肩つりや腰つり，下腿PTB義足に用いる膝カフ，大腿義足のシレジアバンドなどがある．

❸ 装具

　四肢および体幹の機能障害の軽減や機能低下の予防，すなわち病的組織の安静・固定・保護，骨・関節の変形の予防・矯正，失われた機能の代償または補助を目的として，装具は処方される．装具は，上肢装具，下肢装具，体幹装具に分類される（表3）．

　装具の処方にあたっては，装着する小児の体力，合併症を含む全身所見，運動麻痺，筋緊張，関節可動域などの機能障害の所見や，家庭生活，幼稚園生活，学校生活などの社会活動全般を考慮して処方する必要がある．装具には，強度，形状など多種類あり，必要性に応じて，流動的に考えていく（表4〜6）．特に小児では装着に協力の得られないことが多く，予測と実情が異なることも多いので工夫がいる．

装具は，変形の予防・矯正，関節の運動制御の目的で「3点固定の原則」を常に念頭におくことが大切である．3点固定は，1点に対する力と，その点から離れた逆向きの2点に対する力の3点に働く力によって，支持力や矯正力を得る方法である（図4）．

表4 上肢装具処方箋

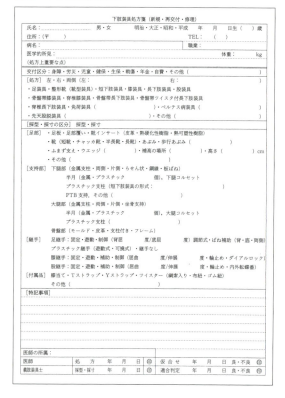

表3 装具の分類

上肢装具	指装具	下肢装具	足底装具
	MP屈曲補助装具		靴型装具
	MP伸展補助装具		短下肢装具
	短対立装具		膝装具
	長対立装具		長下肢装具
	手背屈装具		股装具
	把持装具		ツイスター
	肘装具	体幹装具	仙腸装具
	肩装具		胸椎装具
	BFO（食事動作補助器）		頚椎装具
			側弯矯正装具

表5 下肢装具処方箋

表6 体幹装具処方箋

図4 膝関節の三点固定[4)]

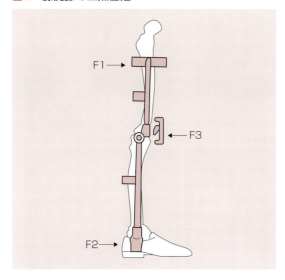

図5 補装具作製の手順

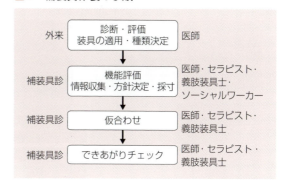

装具作製の手順を図5に示す.

【1】上肢装具

①**指装具**：小児の手に対する装具の適応は，拘縮予防に対する場合（図6a）や，先天性疾患に起因する場合が多く，母指内転拘縮（にぎり母指）に対する母指外転位装具，屈指症に対する指伸展位保持装具，内反手に対する前腕から手関節の矯正装具などがある.

②**手関節固定装置**：コックアップ装置（図6b），短対立装具，長対立装具など.

③**肘関節固定装置**

④**肩関節固定装置**

【2】下肢装具

①**靴型装具**：尖足，内転足，凹足，踵足，外反扁平足，内反足，外反母趾，ハンマー足趾のような足変形の矯正などを目的として用いられる.

②**短下肢装具**：足関節背屈が困難な場合に用いられる．痙縮が強いときには，両側支柱付き靴型短下肢装具が屋外用に処方されるが，このときに足関節にダブル・クレンザック継手を用い，足関節背屈角度を制限すると，膝関節の伸展補助力が増加し，歩行機能の改善が得られる（図6c右）.

プラスチック製短下肢装具は，屋内用に作製されるが，装具を付けても履けるような大きめの靴を履くことで屋外でも用いることができる（図6d）.

③**長下肢装具**：膝関節の伸展力が弱く，膝折れが生じる場合などに用いられる（図6c左）.

下肢装具は，足変形の矯正にも適応される（p235）.

【3】体幹装具

体幹装具はその部位により，頚椎装具，頚胸椎装具，胸腰仙椎装具，腰仙椎装具に分けられる.

小児で用いられる体幹装具は，脊柱変形の矯正・進行予防，脊柱の運動制限，脊柱の安定化，脊柱にかかる荷重の支持（免荷）などを目的としている（図6e）．成長期の小児が拘束性の強い体幹装具を長時間装着した場合に，胸郭の低形成，肋骨の変形などをきたすことがあるので注意がいる.

4 杖・歩行装具

【1】杖

歩行補助としての杖の基本はT字杖であるが，低年齢の小児ではT字杖は使いにくく，クラッチのほうが使いやすい.

杖の長さは，立位で，杖の握りの部分が大転子の高さにする.

【2】クラッチ

手と腋窩または肘で支持するために，小児では比較的使いやすい．松葉杖，ロフストランドクラッチなどがある（図7）．なかでもロフストランドクラッチはよく用いられる.

図6 小児用装具の実例

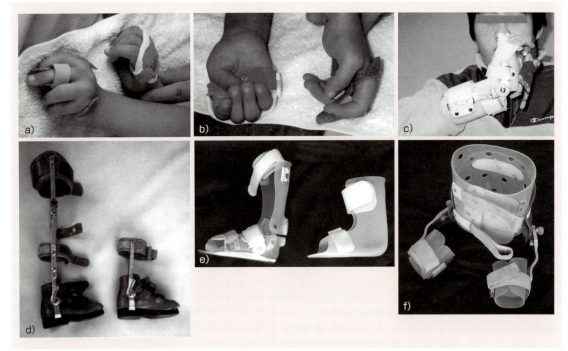

a) b) 上肢装具：矯正装具，c) 上肢装具：コックアップ装具，
d) 左：長下肢装具，右：短下肢装具，e) プラスチック製短下肢装具，f) 体幹装具

【3】歩行器

立位でのバランスが悪い場合，協調運動障害，下肢の筋力が低下し補助が必要な場合に用いられる（図8）．

5 車椅子

車椅子の処方は，装具，歩行器，杖などによる実用的な歩行が不可能なときに行う．障害の予後，全身状態，生活状態，駆動能力などを考慮する．

車椅子は，手動式，介助用，電動式に分類される（図9, 10 a, b）．

【1】手動式車椅子（自力で駆動）

普通型は後輪駆動で，駆動輪が後方に，自在輪（キャスター）が前方にある．特殊型として，前輪駆動車椅子，片手駆動車椅子などがある．

【2】介助用車椅子（介助者が動かす）

普通型手動式車椅子が介助用車椅子になる．介助専用のものには，バギー車（介助用折りたたみ式車椅子）や簡易車椅子がある．

図7 杖・クラッチ

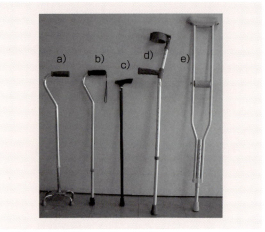

a) 四点杖，b) オフセット杖，c) T字杖，
d) ロフストランドクラッチ，e) 松葉杖

【3】電動車椅子

自力で車椅子を駆動できない場合には，わずかな力で駆動できる電動車椅子が作製される．

図8 車輪付き歩行器

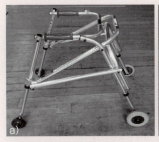
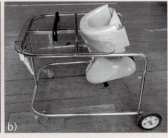
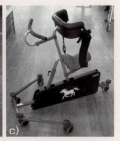

a) SRCウォーカー, b) PCウォーカー, c) ポニーウォーカー

図9 手動式車椅子の各部の名称[5]

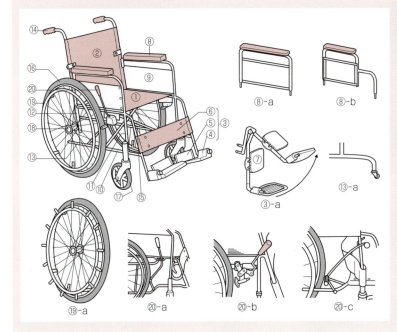

身体支持部：
①座, ②背もたれ, ③フットレスト, (a)挙上式, ④フットプレート, ⑤ヒールループ, ⑥レッグレスト, ⑦カーフパッド, ⑧肘当て（取り外し式）, (a)標準型, (b)デスク型, ⑨スカートガード（側当て）

フレーム：
⑩ベースパイプ, ⑪フロントパイプ, ⑫バックパイプ, ⑬ティッピングレバー, (a)後方転倒防止装置, ⑭握り, ⑮たすき

車輪・駆動装置・ブレーキ：
⑯駆動輪, ⑰キャスター（自在輪）, ⑱ハブ, ⑲ハンドリム, (a)ノブつきハンドリム, ⑳ブレーキ, (a)レバー式, (b)トグル式, (c)スポーツ用

6 座位保持装置

座位保持装置は，通常の椅子では座位姿勢を保持することが困難な小児に対して作製される．成長や使用環境への配慮が大切である．

座位保持装置を作製する際のポイントは，骨盤の安定性を確保することである．筋緊張の程度に応じて，股関節屈曲角度を決定し，股関節や脊柱の運動制限を考慮しながら，骨盤の前傾・後傾の状況を評価する．次に，体幹・下肢のアライメントを，体幹・足部保持部分を用いて整える．姿勢の崩れを保持する目的で，ベルト部品を利用する．背もたれは，座席全体が傾くモノコック・リクライニングが多く用いられる．

【1】普通型（モジュラー型）

一般モジュラー型とよばれるもので，木製の工房椅子や金属フレームで車椅子に近い形のものも含まれる．成長に応じて寸法の調節が可能で，支持用パッドを用いてある程度の変形に対応できる．

【2】リクライニング式普通型（図10c）

普通型では座位保持が困難な場合に，リクライニング機構をもったリクライニング式普通型座位保持装置が作製される．

図10 車椅子・座位保持装置

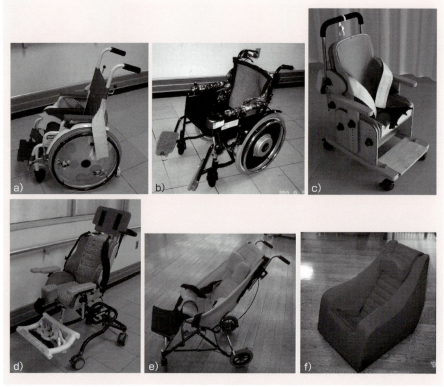

a) 介助用車椅子, b) 電動車椅子, c) リクライニング式普通型座位保持装置,
d) モールド型座位保持装置, e) バギー, f) クッションチェア

【3】モールド型（図10d）

全面接触型のプラスチックモールドシートや発泡ウレタンシートにより，座位での体圧分布を均一にすることができ，高度の変形やその予防に対応できる．バキュームモールドバッグを使って抗重力位で採型することができるので，重度障害児でも作製が容易である．軽量で強度も強いが，通気性が悪く，成長に応じて作製しなおす必要がある．

【4】可変調節型（マトリックスシート）

ボールジョイント形式の2種類のプラスチックブロックをつなぎ合わせて，ネジで締め付けることによって作製するマトリックスシートのことである．自由に大きさを変えられ，通気性はよいが，ネジで固定するために強度が弱く，体格が大きかったり筋緊張が強い小児には不向きである．重いために持ち運びが困難である．複雑な変形には対応できない．

【5】その他

移動用に用いられるバギー（図10e），安楽性を重視したクッションチェア（図10f）などがある．

訓練・福祉機器

1 自助具

身体障害があるために自分でできない部分を補い日常生活動作を自立させるために使用するものを自助具という．自助具は，筋力低下を補うもの，関節可動域に制限があるときにその代償をするも

図11 自助具

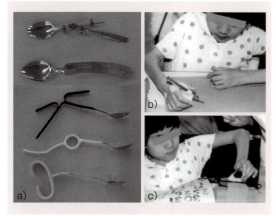

a) スプーンの工夫, b) 書字の工夫, c) はさみ使用の工夫

の，握り動作・つまみ動作ができないときに補うもの，手指の巧緻動作ができなかったり，不随意運動が出るのをコントロールするもの，両手動作が困難なときに，片手でできるようにするものなどの働きがある．

自助具は，食事動作を可能にするもの，更衣を可能にするもの，字を書いたり，紙を切るなどの動作を可能にするものなど，日常生活すべての面に及ぶ(図11)．

2 環境制御装置

口唇，舌，頭の動き，呼気などの残存機能を用いて，電話，テレビ，ベッドなどの機器を電気的に制御できるようにした自立支援システムを環境制御装置という．

小児における導入は少ない．

図12 介助用具

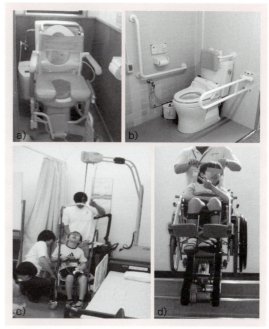

a) 排泄用椅子, b) トイレの手すり, c) リフター, d) 階段昇降機

3 介助用具

代表的な介助用具としては，移動機器(車椅子，歩行器)，座位保持装置，住宅機器(手すり，リフター，ベッド，トイレ，浴槽)などがある(図12)．

引用文献

1) 厚生労働省：補装具費支給制度の概要, 2013.
2) 厚生労働省：日常生活用具給付等事業の概要, 2006.
3) 厚生労働省：福祉用具　1. 補装具費の支給.
4) 平岡 崇・他：装具. リハビリテーションMook No. 7　義肢装具とリハビリテーション(千野直一・他編), 金原出版, 2003, p20.
5) 長谷公隆：リハビリテーション機器. 現代リハビリテーション医学(千野直一編), 金原出版, 1999, pp316-329.

III 治療 7. マネジメント

1 小児リハビリテーションを進めるポイント

小児のリハを円滑に進めていくためには，いくつかのポイントに注意をはらうことが必要である．そのポイントとして①チームアプローチ，②地域連携，③就学支援，④障害受容への支援の4つについて述べてみたい．

2 チームアプローチ

小児のリハを行うにあたってはチームアプローチ（図1）が非常に有効である．小児自身に対するリハだけでなく，家族への支援，環境の整備など広い視野に立ったリハができるからである．

3 地域連携

リハの目標は，小児とその家族が地域のなかで，少しでもよいQOLを得て生活していくことである．したがってリハを開始した早い時期から地域との連携を念頭におくことが大切である．

【1】当院で行っている支援状況

当院で行っている地域との連携の面からみた支援状況を図2に提示する．筆者らの診療は神奈川リハ病院が中心であるが，付属の重症心身障害児施設と知的障害児施設での診療にも力を入れている．その他，家族短期入所事業（後述），重症心身障害児巡回事業（後述），発達障害児巡回事業，重症心身障害児親子教室（施設を利用したことのない在宅重症心身障害児への1日体験入所）などの事業も行っている．

さらに地域の保健センター，障害児通園事業，教育センター，児童相談所での診療や，家族会の支援などを行っている．

【2】家族短期入所事業

主として在宅で生活する発達障害をもつ小児とその家族への支援事業である．表1に示すようなプログラムで構成され，図3に示すような小児を対象としている．この事業を経験した家族へのアンケートからは，本事業を通して，子どもの理解を深め，親の気持ちを整理するのに役立っていることがうかがえる（図4）．

図1 チームアプローチ

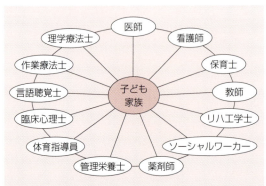

図2 障害児への支援状況

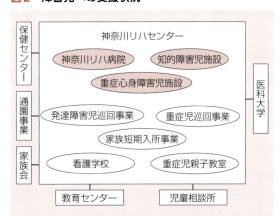

7. マネジメント

表1　家族短期入所事業（4泊5日）プログラム

	第一日目		第二日目		第三日目		第四日目		第五日目	
	子ども	親	子ども	親	子ども	親	子ども	親	子ども	親
			起床		起床		起床		起床	
8:00			朝食		朝食		朝食		朝食	
9:00			自由		自由		自由		自由	
10:00			行動観察	セッション2	行動観察	セッション4	行動観察	セッション6	行動観察	個別面接
11:00			担当との話		担当との話		担当との話		帰りのしたく	
12:00			昼食		昼食		昼食		昼食	
13:00	はじめの会		自由		自由		自由		終わりの会	
14:00	医療面接		行動観察	セッション3	行動観察	セッション5	行動観察	セッション7		
16:00	行動観察	セッション1	担当との話		担当との話		担当との話			
	自由		自由		自由		自由			
17:30	夕食		夕食		夕食		夕食			
18:00	入浴など		入浴など		入浴など		入浴など			
20:00	就床	懇談会	就床	懇談会	就床	懇談会	就床	懇談会		
22:00										

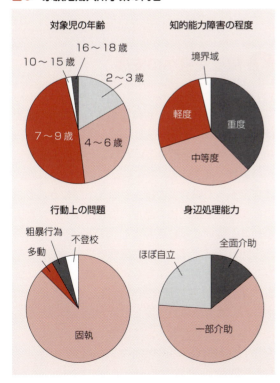

図3　家族短期入所事業の内容

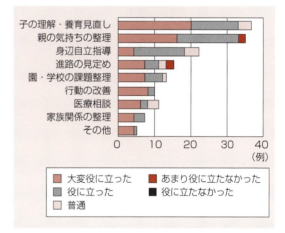

図4　期待した事柄とその満足度

表2 重症心身障害児巡回事業での支援内容

支援項目	%
①退所後支援	0.5
②施設入所の検討	4
③日常生活動作訓練	2
④日常介護支援	8
⑤運動機能訓練	0
⑥感覚知覚訓練	43
⑦医療関係支援	5
⑧問題行動の助言	0
⑨養育関係支援	36
⑩その他	1

図6 支援内容

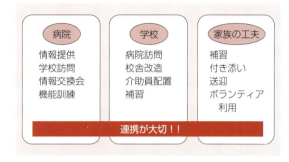

図5 復学に向けての流れ

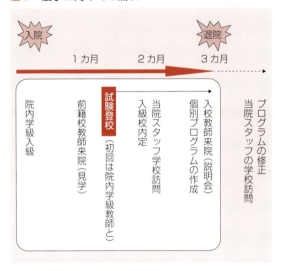

【3】重症心身障害児巡回事業

在宅で生活する重症心身障害児の家庭や通所施設を訪問し，訓練をしたりアドバイスをしたりする事業である．具体的な支援内容を表2に示す．

4 就学支援

【1】発達障害児への支援

脳性麻痺や知的能力障害などの小児の就学支援は，外来で行う．それぞれの小児の能力を評価し，教育委員会などへ情報を提供し，連携をとりながら最適な就学先を決定していく．就学後も必要に応じて連携をとり続けていく．

【2】後天性脳損傷児への支援

脳外傷や急性脳炎・脳症などの後遺症に対する入院リハを終えて就学する小児への就学支援は，当院へ入院した時点から開始される．当院では，後天性脳損傷に対する入院リハは3カ月を原則としているが，入院1カ月後には前籍校との接触を開始し，前籍校へ試しに通ってみる「試験登校」を試みる．入院2カ月目には，前籍校へ積極的に情報提供を行い，必要に応じて学校訪問も加える．退院後も病院・学校・家族との連携をはかっていく（図5，6）．

5 障害受容への支援

【1】障害の受容

障害児をもった家族が障害を受容していく過程は，「ショック→否認→悲しみと怒り→適応→再起」という流れを示すといわれている．生まれつきの障害（発達障害）をもった場合と，後天性の障害をもった場合とでは，その反応の仕方に多少の差があり，後天性の障害の場合のほうが，反応の仕方が強いように思われる（図7）．

当院の統計では，後天性障害の場合，障害を受容しにくい家族は，子どもが低年齢の場合と，障害が比較的軽度で通常級に在籍している場合であった．また障害を受容していくきっかけとなったものは，家族，友人，障害児とその家族といった「人との触れあい」が中心であった（図8）．

【2】家族会

当院では障害をもつ小児とその家族の会が2つある．1つは発達障害児からなる「ちゅーりっぷ

の会」で，もう1つは後天性脳損傷児からなる「アトムの会」である．いずれの会も家族が主体となって運営しており，病院スタッフは支援をする形で活動している．家族会は，癒し合う，情報を共有する，学習し合う，一緒にレクリエーションをして楽しむ，行政への働きかけなどの発信を行うといった目的をもっている．同じような障害をもった小児とその家族との交流は，家族が障害を受容していくための大きな助けになっている（図9）．

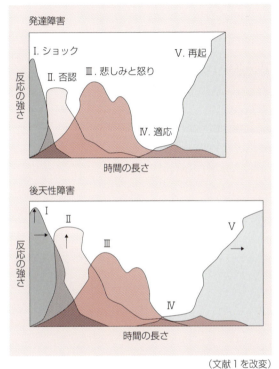

図7　障害受容の過程

（文献1を改変）

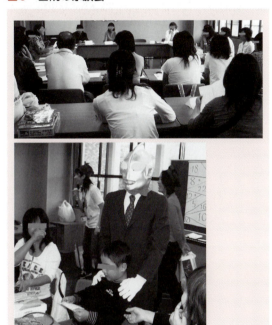

図9　当院の家族会

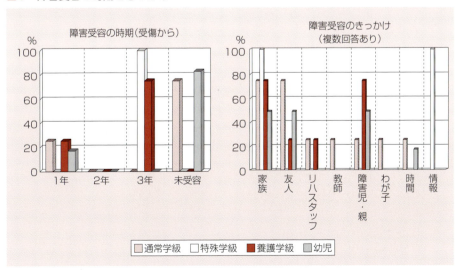

図8　障害受容の時期ときっかけ

引用文献

1) Drotar D et al：The adaptation of parents to the birth of an infant with a congenital malformation：a hypothetical model. *Pediatrics* **56**：710-717, 1975.

参考文献

1) 栗原まな：ライフサイクルに応じて地域で総合的に支援. 医療的ケアネットワーク, クリエイツかもがわ, 2001, pp158-166.
2) 栗原まな＋アトムの会：ふたたび楽しく生きていくためのメッセージ―高次脳機能障害の子どもをもつ家族との対話―改訂増補版, クリエイツかもがわ, 2010.
3) 栗原まな・他：後天性脳脊髄障害児に対する家族の障害受容. 小児保健研究所 **61**：428-435, 2002.
4) 中田洋二郎：発達障害と家族支援, 学習研究社, 2009.

小児リハビリテーション
医学各論 I

障害

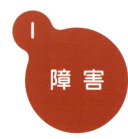

1. 言語障害

1 言語とは

　言語とは，感覚，知覚，認知，思考，記憶などを表現するために，ことば，文字などを通して表出し，相手に理解させる過程をいう．

　言語過程は，表出，理解ともに次の5つの過程を経由する．

　①心理学的過程：大脳レベル，思考，感情，イメージなど．

　②言語学的過程：大脳レベル，内言語形成（音韻，形態，意味，統語，語用）．

　③生理学的過程：感覚器官，運動器官，神経，ニューロンネットワーク．

　④物理学的過程：音声，文字，手指，外言語形成．

　⑤社会的過程：相手，状況・文脈，環境の影響．

2 言語障害の分類と原因

　言語障害は大きく音声言語障害と文字言語障害に分類される（図1）．また，言語障害の原因を，上記言語過程に基づいて分類すると表1のようになる．

　小児における言語障害の種類と好発年齢を図2に示す．ことばの遅れを主訴とする幼小児では，聴力検査を行うことが望ましい．次いで発達検査も行いたい．

3 言語検査

　言語能力，コミュニケーション能力の評価には，聴力，全般的知的能力，社会性，記憶力，注意集中力など広い範囲での能力の評価が必要であるが，ここでは狭い意味での言語検査について簡単に述べる．「心理」の項で述べたいくつかの検査のなかには，言語性能力を評価するものがあるが，それらについてはここでは省略する（p46）．

　①絵画語彙検査（picture vocabulary test：PVT）：対象年齢は3〜10歳である．語の理解の発達を短時間に検査できる．音声を聞かせて4枚の絵のなかから選ばせる．

　②構音検査：小児においては「新版構音検査」が用いられる．会話の観察，単語検査，音節検査，音検査，文章検査，構音類似運動検査に分かれて

図1　言語障害の分類

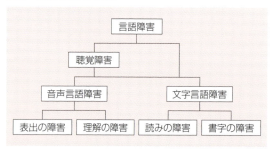

（文献1を改変）

表1　言語障害の原因

言語障害の原因過程	言語障害名・疾患名
心理学的過程	心因性発声・構音障害，緘黙症，吃音
言語学的過程	失語症，失読失書，失行，失認，発達障害にともなう言語発達遅滞，限局性学習症，コミュニケーション能力の低下
生理学的過程〜物理学的過程	運動障害性構音障害，脳性麻痺，口蓋裂，書字障害，末梢受容器損傷による難聴・聾・弱視・盲
社会学的過程	言語刺激不足，虐待などの養育上の問題

（文献1を改変）

1. 言語障害

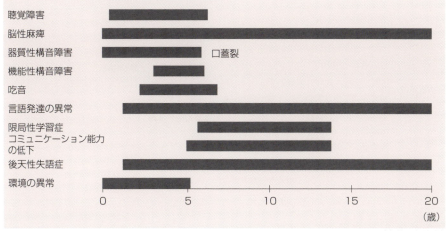

図2　小児における言語障害の種類と好発年齢

(文献1を改変)

いる．

③**言語発達遅滞検査＜S-S法＞**：対象年齢は0～6歳である．言語未習得から習得途上まで，意味・統語・音韻，コミュニケーション，基礎的学習能力を検査し，結果を治療プログラムと関連づけようとする検査法である．

④**ITPA言語学習能力診断検査**（図3）：対象年齢は3～9歳である．ITPAは言語学習能力の観点から個人がもつ種々の能力の発達レベルを分析する．単に発達の遅れを評価するだけでなく，発達のバランス・特徴，障害の構造を評価し，治療教育プログラムを作成するのに役に立つ．

⑤**標準失語症検査（SLTA）**（図4）：成人用の失語症検査であるが，小学校高学年から部分的に施行でき，失語症の状況の把握ができる．聴理解，発話，復唱，音読，読解，書字の各項目を総合的に評価できる．

図3　ITPA言語学習能力診断検査[2]

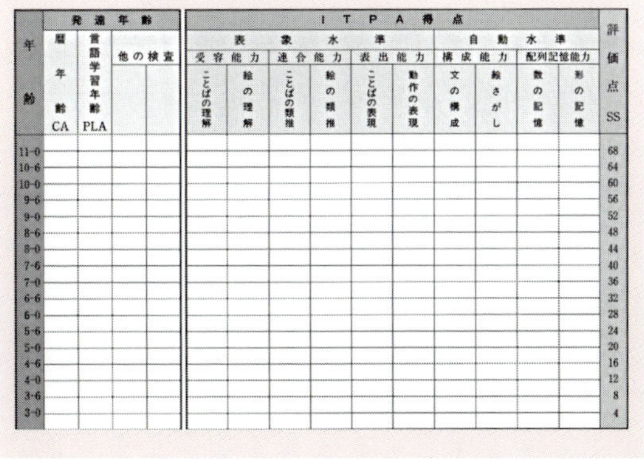

図4　標準失語症検査（SLTA）[3]

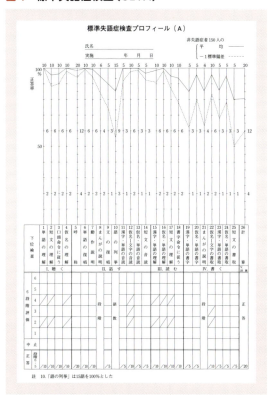

表2 言語障害に対する支援

すぐに始める支援	発達状態の把握 医学的情報の収集 言語障害の評価 コミュニケーション手段の確保 社会資源の利用
適切な時期に始める支援	改善，変化，代替，補償の促進 療育プログラムの作成
徐々に始める支援	障害状況の経過観察 予後の予測 障害受容への支援 就園，就学への支援

（文献4を改変）

表3 聴覚障害の主訴と聴力検査の種類

	主訴	聴力検査
0〜6カ月	新生児聴覚スクリーニング要再検 難聴の家族歴 難聴の疑い 難聴のハイリスク	ABR，OAE，BOA，発達検査，ティンパノメトリ
6カ月〜3歳	音への反応が悪い ことばの遅れ	ABR，OAE，BOA，COR，発達検査，ティンパノメトリ
3〜6歳	発音がおかしい 聞き返しが多い ことばの遅れ	COR，OAE，遊戯聴力検査，語音聴力検査，ティンパノメトリ
6歳以降	学校健診で要再検 発音がおかしい 聞こえが悪い	標準純音聴力検査，語音聴力検査，ティンパノメトリ

ABR：聴性脳幹反応，OAE：耳音響放射検査，
BOA：聴性行動反応聴力検査，COR：条件詮索反応聴力検査

4 言語障害に対する支援（表2）

言語障害に対する支援には，すぐに始めるべきこと，適切な時期に始めること，徐々に始めることの3つの段階がある．

発達状況の把握，医学的情報の収集などは言語障害に気がついた時点ですぐに始めるべきである．

5 聴覚障害

聴覚障害の診断にあたっては，難聴の家族歴，胎内感染（風疹，サイトメガロウイルス，梅毒など），頭蓋顔面奇形，低出生体重などのリスクファクターの有無に注意をはらうことが大切である．新生児聴覚スクリーニングとして聴性脳幹反応（ABR），耳音響放射検査（OAE）が行われ，聴覚障害の早期発見が進んでいる．軽度〜中等度の難聴は，発見の年齢が遅れることがあるので，音への反応が悪かったり，ことばが遅れる小児では聴力検査が大切である．聴覚障害における年齢ごとの主訴と聴力検査の種類を表3に示す．

聴力障害児への支援内容は，言語発達段階によって異なるので，言語発達段階に合わせた対応が必要となる．

早期に聴覚障害を発見・診断し，補聴器や人工内耳を用いることにより，保有聴力を活用しつつ聴能訓練を行い，口形を読む口話訓練や発話訓練，および手話の導入を行っていく．

6 脳性麻痺

脳性麻痺にみられる言語障害は，脳原性運動障害による姿勢・筋緊張コントロールの不良が原因となる．さらに口腔運動，上肢機能，眼球運動の不良による発声発語障害，コミュニケーション障害も大きく関係している．

脳性麻痺の言語障害は，痙直型とアテトーゼ型で異なっている．痙直型では全身の姿勢緊張が高く，胸郭の可動性が低く，有効な呼気量が少ないため努力性の発声となり，また発声発語器官の緊張が強いために自由な構音ができないことに由来する．アテトーゼ型では筋緊張が低いために有効な呼気量が少ないことと，筋緊張の変動をコントロールできないために発声がうまくできないことに由来する．

脳性麻痺における言語療法では，運動障害以外の能力（知能やコミュニケーション能力）の評価も十分に行い，機能に応じたプログラムの設定が大切である．前言語期には遊びを通して訓練を行い，シンボルやサインの導入，さらには拡大・代替コミュニケーションの導入も積極的に行っていく（図5）．

1. 言語障害

7 言語発達の異常

 小児のリハにおいて，言語発達の異常を示す例は非常に多い．言語発達の異常の原因を**表4**に示す．

 言語発達障害のリハを行うにあたっては，原因をはっきりさせ，適切な対応法をとる必要がある．言語発達障害の内容を大きく4つに分け，それぞれの訓練目標を**表5**に示す．言語面のみでなく，発達全体を把握することが大切である．

8 失語症

 失語症は大脳が損傷されたことによって生じる言語の障害で，ことばを話す，ことばを聞いて理解する，文字を読んで理解する，文字を書くなどの1つ以上が障害された状態である．失語症の分類を**表6**に示す．

 ブローカ失語は非流暢性な話し方で，自発話や自発書字が障害される．話しことばの理解や読解は難しいものでなければ可能である．左前頭葉や左前頭葉～頭頂葉損傷で生じる．

 ウェルニッケ失語は話しことばの聴理解の障害で，話し方は流暢であるが，自発話にも障害が認められる．左側頭葉，左側頭葉～頭頂葉損傷で生じる．

 全失語はブローカ失語とウェルニッケ失語の合併したものと考えられる．

 伝導失語では話しことばの理解がよいのに復唱の障害が重度で，字性錯語が多くみられる．左縁上回を中心とする左頭頂葉損傷で生じる．

 超皮質性感覚失語は話し方は流暢であるが，聴理解が障害され，ウェルニッケ失語に似ているが，ウェルニッケ失語と異なり復唱の障害が認められない．左側頭後頭葉の障害で生じる．

 失語症の治療においては，①適切な言語刺激を与える，②強力なことば刺激を与える，③刺激を反復して与える，④刺激に対する何らかの反応を小児から引き出す，⑤得られた反応を選択的に強化する，⑥矯正よりも刺激が有効といった原則がある．重症度に応じた失語症の訓練法を**表7**に示す．

9 構音障害

 構音障害とは，話しことばの，音としての性質に異常のある状態のことで，機能性構音障害，器質性構音障害，運動障害性構音障害に分けられる．機能性構音障害は，構音障害の原因となるような明らかな異常や障害がないにもかかわらず，構音障害がみられるものをいう．器質性構音障害は，口唇口蓋裂，先天性鼻咽腔閉鎖不全，口腔内

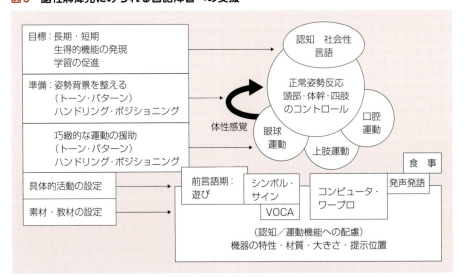

図5　脳性麻痺児にみられる言語障害への支援[4)]

表4 言語発達障害の原因

1. 聴覚障害
2. 対人関係障害
3. 知的能力障害
4. 言語学習に限定された特異的障害
   （特異的言語発達障害，限局性学習症など）
5. 言語環境の不良（2カ国語環境，愛情遮断など）
6. 発声発語器官の機能障害

表5 言語発達の異常を示す児における言語訓練の目標

言語発達障害の内容	訓練目標
コミュニケーション態度不良	コミュニケーションへの参加 コミュニケーション手段の獲得
言語理解不良	物の基礎概念の理解 物の名称の理解
言語表出不良	語彙の拡大 語連鎖の獲得 発語行動の獲得
言語能力遅滞	言語能力全般の質的向上

表6 失語症の分類別言語症状[5]

分類＼検査	自発話	復唱	話し言葉の理解	読解	音読	自発書字	書き取り
1 ブローカ失語	×非流暢性	×	△―○	△	×	×	×
2 ウェルニッケ失語	×流暢性	×	×	×	×	×	×
3 伝導失語	×流暢性・字性錯語	×	△―○	△―○	×	×	×
4 超皮質性運動失語	×	△―○	△―○	△	△	△―×	△―×
5 超皮質性感覚失語	×流暢性	×エコラリア	×	×	×	×	△―×
6 超皮質性混合性失語	×	×エコラリア	×	×	×	×	×
7 健忘失語	△語健忘・流暢性	○	○	△―○	△	△語健忘	△語健忘
8 失読失書	○	○	○	×	×	×	×
9 全失語	×非流暢性	×	×	×	×	×	×
10 純粋語唖	×非流暢性	×	○	○	×	○	○
11 純粋語聾	○	×	×	○	○	○	×
12 純粋失読	○	○	○	×	×	○	○
13 純粋失書	○	○	○	○	○	×	×

腫瘍などによるものである．運動障害性構音障害は，中枢から末梢に至る神経・筋の病変により構音障害を示すものである．

構音検査は，小児では「新版構音検査」が用いられる（前述）．さらにプロソディ（発話速度，リズム，アクセント，イントネーション）検査，発話明瞭度検査も行われる．

構音障害に対しては，①評価，②訓練音の選択，③単音産生，④単音節産生，⑤連続音節，⑥有意味語，⑦文章レベル，⑧会話レベルの順に訓練が進められる．

10 吃音

吃音とは，流暢な話しことばによるスピーチを達成するための協調性に問題があるために生じる「ことばの流暢性の障害」である．特徴は音・音節の繰り返し（バババばす），引き延ばし（バーす），単語の途切れ（・ばす）である．幼児期に発症することが多く，音韻の問題，ことばの遅れ，注意障害，早口などをともなうことが多い．また限定された場面（挨拶，人前で話すなど），長く複雑な文を話すとき，急いで話すときなどに症状が目立ちやすい．

吃音は，単に言語学的な問題だけでなく，社会生活を送るにあたっての心理的な問題を生じやすい．

小児における吃音の治療にあたっては，その原因を評価し，正常なことばの流暢性の獲得に目標をおく．さまざまな原因によって生じる吃音に対する心理的な問題から回避できるような支援が大切である．幼児期には，両親指導を中心とした環

表7 重症度に応じた失語症の訓練法[6]

重症度\訓練	目的	方法	訓練内容
重度	Yes, Noの応答を明確にする	残存機能の利用／コミュニケーション方法の転換	絵, 文字, 図形のマッチング, ポインティング／絵, 図形, 文字のコピー／系列語, 歌唱の利用／系列語, 自分の氏名の書字／ジェスチャー, ポインティング, ノートの利用
中等度	確実なコミュニケーションとチャンネルの確保と強化	残存機能の活用／コミュニケーションチャンネルの多用化	同上／その他絵カードの呼称, 書称（書字）訓練／復唱, 書き取り, 音読／計算練習（計算器の利用）
軽度	実用的コミュニケーションの獲得	障害された言語機能の改善／家庭生活, 職業に適合した訓練	呼称, 書字訓練／要約して書く, 話す／計算練習／電話対応, 手紙, 日記

境調整と, 遊びを通じた子どもとの交わりのなかから得られる発話体験が中心となる. 学童期には, 本人への発話訓練とカウンセリング, 両親への支援, 学級担任への情報提供を行う.

11 拡大・代替コミュニケーション

運動障害性構音障害においては, 補助的・代償的なコミュニケーション手段（拡大・代替コミュニケーション, Augmentative and Alternative Communication：AAC）（図6, 7）の導入を積極的に行っていく. AAC導入にあたっては, 公的資金援助に関するソーシャルワーカーの支援, 家庭と学校の連携, 作業療法士やリハ工学士の協力によるスイッチの工夫など, チームアプローチが大切である.

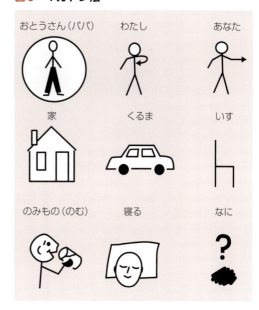

図6 マカトン法[7]

①機器を使わない手段
・ジェスチャー
・コミュニケーションボード
・マカトン法などの絵文字, など

②AAC機器
・携帯電話
・ノートパソコン
・携帯用音声出力装置（Voice Output Communication Aids：VOCA）：よく使うことばを録音登録するものや, 文字を入力して合成音声で読み上げるものなどがある.
・トーキングエイド
・意思伝達装置

図7　AACの導入

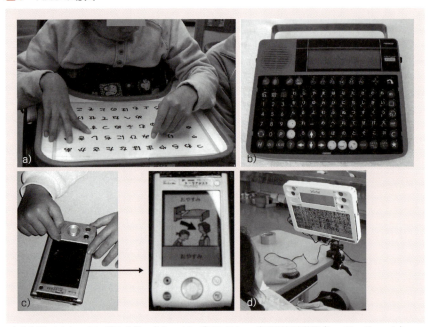

a) 文字板，b) トーキングエイド，c) トーキングアシスト，d) 意思伝達装置（レッツ・チャット）

引用文献

1) 日本音声言語医学会，言語障害検査法検討委員会，機能的構音障害検査法小委員会：構音検査法＜試案1＞. 音声言語医 22：209-217, 1981.
2) 上野一彦・他：ITPA 言語学習能力診断検査，日本文化科学社.
3) 日本高次脳機能障害学会（旧 日本失語症学会）編：標準失語症検査（SLTA），新興医学出版社.
4) 小寺富子：言語発達遅滞の言語治療，診断と治療社, 1998.
5) 杉下守弘：失語症. 臨床リハ別冊／高次脳機能障害のリハビリテーション（江藤文夫・他編）, 1995, pp38-43.
6) 安保雅博・他：言語障害. 臨床リハ別冊／実践リハ処方（米本恭三・他編）, 1996, pp55-60.
7) 上野一彦・他：マカトン法入門，旭出学園教育研究所, 1990.

参考文献

1) 平野哲雄・他編：言語聴覚療法 臨床マニュアル，改訂第3版，協同医書出版社, 2014.
2) 石田宏代・大石敬子編著：言語聴覚士のための言語発達障害学，医歯薬出版, 2008.

2. 高次脳機能障害

I 障害

平成13年に国の高次脳機能障害支援モデル事業が開始され，高次脳機能障害に対するリハが成人の分野では積極的に行われるようになってきた．

1 高次脳機能障害とは

人間の脳には，呼吸や循環など生命維持に欠かせない機能に始まり，知的能力，運動能力，視覚，聴覚などの基本的な機能，さらに知識に基づいて行動を計画し，実行する高度な機能があり，この高度な機能を「高次脳機能」と呼び，この機能に障害があるため日常生活や社会生活に問題を生じるものを「高次脳機能障害」と呼ぶ（図1）．

国の高次脳機能障害支援モデル事業に記載されている症状を（表1）に示す．小児では評価することが難しいため，我々は病識欠落の項目を除外して診療している．

疾患の種類や発症率は異なるが，脳外傷，脳血管障害などの後天性脳損傷における高次脳機能障害に対する基本的な考え方は，小児でも成人でも同じである．しかし小児では生まれつきの障害（神経発達障害など）にともなう高次脳機能障害が後天性の高次脳機能障害より高頻度にみられ，それに対しては小児特有の考え方が必要である．

2 小児の高次脳機能障害の特徴

基本的には，成人の高次脳機能障害と小児の高次脳機能障害は同様である．しかし小児では表2に示すような特徴がある．

3 小児の高次脳機能障害の原因

小児では急性脳症，脳外傷，脳血管障害，低酸素性脳症などが多い．急性脳症後にみられる高次脳機能障害としては，視覚認知障害，対人技能拙劣，注意障害が多い．低酸素性脳症後にみられる高次脳機能障害としては，視覚認知障害，感情コントロール低下，注意障害などが多い．脳血管障害後の高次脳機能障害としては，失語が最も多く，注意障害，記憶障害などが続く．

図1　脳の機能障害

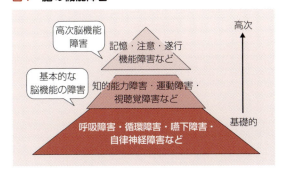

表1　高次脳機能障害の症状（国の支援モデル事業, 2001）[1)]

認知障害として	社会的行動障害として
・記憶障害	・依存性・退行
・注意障害	・感情コントロール低下
・遂行機能障害	・対人技能拙劣
・病識欠落	・固執性
・半側空間無視	・意欲・発動性の低下
・失語	・抑うつ
・失行	・感情失禁
・失認	

4 神経発達障害などとの関連

限局性学習症では，知的能力障害がないにもかかわらず，読字，算数，書字に能力低下がみられ，学業または日常生活で問題が生じる．注意欠如・多動症では，不注意，多動性，衝動性が認められ，学業または日常生活で問題が生じる．自閉スペクトラム症は，社会的コミュニケーションおよび対人的相互反応に欠陥があり，行動，興味，または活動の限定された反復的な様式が認められる．早産低出生体重児では視覚系の障害がみられやすく，運動企画や構成能力の障害も合併する．脳性麻痺に合併することがある視覚認知障害は側脳室周囲白質軟化症と関連があり，側脳室後角周囲の白質内を走行している視覚伝導路の遮断による症状である．水頭症にともなう高次脳機能障害は，非言語性限局性学習症の形を示すことが多く，視覚的な判断や構成，抽象的・概念的・統合的な思考，算数が苦手で，多動，注意集中困難，社会的認知力（社会生活上のルールの理解など）の低下がみられやすい．

5 小児の高次脳機能障害の検査・評価

【1】医療検査

高次脳機能障害の症状が脳の異常部位と一致するかどうかという視点から医療検査を行う．一般には頭部CT，MRI，MRA，脳波検査を行うが，脳血流SPECTやPETが可能な場合には脳機能の評価に役立つ．

【2】神経心理学的検査

高次脳機能障害に対する神経心理学的検査のなかで小児に行えるものは少なく，標準化されたものはわずかしかない．したがって家族や教師などからの情報や，遊び・検査課題を行う過程で小児を観察することが，判定の有力な情報となる．小児の神経心理学的検査を表3に示す．WISC-Ⅳ知能検査，K-ABCⅡ，DN-CAS認知評価システムは標準化され，全世界で用いられているが，全般的知能検査として用いるだけでなく，小児の高次脳機能を評価する有力な検査である．

表2　小児の高次脳機能障害の特徴

①発達にともない症状が変化する
②脳の可塑性があるために症状の改善がある
③原因疾患により，特徴的な症状がある
④検査方法が限られている
⑤日常生活や学校生活からの情報が有力である
⑥就学するまで障害が目立たないことが多い
⑦環境により症状が変化する
⑧二次障害の予防が欠かせない

表3　小児に用いる神経心理学的検査

測定する能力		検査名	小児での標準化	所要時間	特徴
知的機能		WISC-Ⅳ知能検査	○	75分	全IQと4つの指標得点の算出．下位項目の比較
		K-ABCⅡ	○	60分	認知・習得尺度を算出．認知処理能力・基礎学力を測定
		DN-CAS認知評価システム	○	50分	4つの認知機能尺度を算出．認知的偏りを測定
		コース立方体組み合わせテスト	○	30分	積木構成による非言語性知能の測定
注意	視覚	かな拾いテスト	×	5分	選択的注意と処理速度を測定
		TMT（トレイルメイキングテスト）	一部○	10分	視覚探索と注意の転換を測定
		フロスティッグ視知覚発達検査	○	30分	視知覚障害の種類と重症度を測定
記憶	言語	三宅式記銘力検査	×	15分	単語の聴覚記銘力を測定
	非言語	ベントン視覚記銘力検査	○	15分	簡単な図形の視覚記銘力を測定
遂行機能		WCST（ウィスコンシンカードソーティングテスト）	×	30分	概念形成とその転換を測定
言語機能		絵画語彙発達検査	○	10分	言語理解の発達を測定
		SLTA（標準失語症検査）	×	60分	言語症状のプロフィールや重症度を測定

6 小児の高次脳機能障害のリハビリテーション

【1】基本的な考え方

小児の高次脳機能障害のリハを行うにあたっては，高次脳機能障害だけに注目するのではなく，発達全体をみていくことが大切である．小児のリハを行うにあたっては，専門スタッフによって行われる支援だけがリハなのではなく，基本的な生活習慣，日常生活動作，コミュニケーション能力の獲得，遊びや学習など毎日の生活そのものがリハである．また劣等感や自信喪失などから生じる二次的な障害の予防は，リハを進めていくうえで重要である．

小児のリハでは家族のかかわりが欠かせないが，高次脳機能障害のリハにおいては，家族だけでなく，本人と家族をとりまく多くの支援者とのかかわり，および環境の調整が重要である．高次脳機能障害に対するリハは，障害を正しく評価し，目標とプログラムを設定することから始まる．まずできることから，無理をせずに始め，本人・家族・支援者と調整を続けていく．リハの基本的な考え方は，まず障害そのものの改善をめざすが，必ずしも改善が得られるとは限らないので，障害の理解を深め，代償手段の利用や環境の調整を行っていくことである（図2～4，表4）．

【2】復学支援

順調な復学（社会復帰）をなすためには，表5に示す6項目に留意する必要がある．

【3】発達障害者支援法

平成17年に発令された発達障害者支援法では「脳外傷や脳血管障害の後遺症としての高次脳機能障害は発達障害の1つとして法の対象とする」と明記されている（表6）．すなわち後天性の高次脳機能障害の症状である注意障害は発達障害のなかの注意欠如・多動症の症状とほぼ同様であり，高次脳機能障害の症状である固執性・対人技能拙劣・感情コントロール不良は発達障害のなかの自閉スペクトラム症の症状に類似しているなど，高次脳機能障害と神経発達障害群の症状と対応法には多くの類似点がある．神経発達障害児にみられるこれらの症状は疾患によりほぼ一定しているが，高次脳機能障害の場合は子どもにより一人ひとり症状が異なり，またその症状も時間の経過とともに変化していくので，対応がより難しい．

軽度知的能力障害，知的能力障害のない自閉スペクトラム症，注意欠如・多動症など，いわゆる通常学級のなかにいて支援が必要な小児は全国に約100万人いるが，後天性脳損傷による高次脳機能障害をもつ小児は全国に約7万人いるにすぎない（図5）．

したがって神経発達障害児のなかに高次脳機能障害児を入れてそのまま一緒に教育していくだけでは，高次脳機能障害児への支援は不十分である．特別支援教育のなかにある「個別教育計画」を作成し，それに基づいた手厚い教育支援が必要

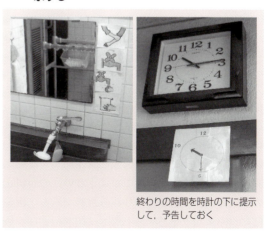

図3 構造化：場所，教材，動作の手順を視覚的に提示する

終わりの時間を時計の下に提示して，予告しておく

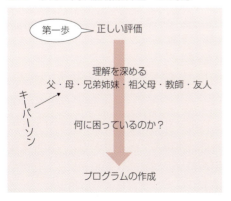

図2 小児の高次脳機能障害への対応

図4 遂行機能障害・固執性への対応：構造化された環境を設定する

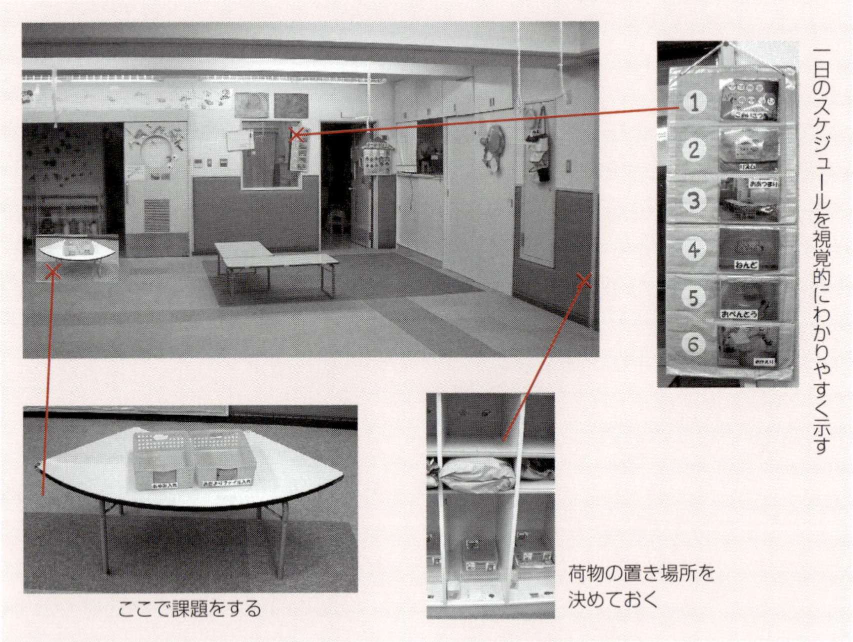

一日のスケジュールを視覚的にわかりやすく示す

ここで課題をする

荷物の置き場所を決めておく

表4 高次脳機能障害のリハビリテーションの基本

1. 本人への働きかけ
   ・機能回復，適応スキルの向上などの個別訓練や集団訓練
   →注意障害の改善，経験的な学習，予防行為の習得など
2. 本人と環境への働きかけ
   ・代償方法の選択とその習得訓練，学習環境と本人の行為パターン作りなど
   →スケジュール表などの外的補助手段の選択と利用練習，活動と環境の関連性の強化による課題達成など
3. 環境への働きかけ
   ・混乱しにくい環境の設定（環境の構造化），周囲の人の理解や支援環境形成など
   →外部からの情報をわかりやすくする，誘導や促しなどを担う人の確保やその人への支援など

表5 順調に復学するための条件

①受傷児側の条件：
身体障害，知的能力障害，高次脳機能障害の面から適切な学級を選択する

②学校側の条件：
最低限の校内の環境整備，必要に応じた介助教師の配置，教員の積極的な協力，後天性脳損傷児について積極的に学ぶ意欲，問題が生じた場合に対応の選択がある（家庭から院内学級へ通学，訪問学級など）

③家庭側の条件：
子どもの障害を客観的に把握でき，学習の補助や問題の解決に冷静に取り組める

④連携：
リハセンター・学校・家庭の連携がとれる

⑤情報を収集すること：
特に教育プログラムへの配慮が大切，教師に対する生徒の数を少なくする，繰り返しいろいろな方法で説明する，重要な部分を強調する，行動をプログラムづけする，入院中の学業の遅れを少なくする，院内学級がない病院へ訪問教育を取り入れる

⑥仲間の存在：
問題点を共有する仲間の存在も大切である

である．現在のところ教育現場に高次脳機能障害の知識は普及しておらず高次脳機能障害をもつ小児に十分な支援が提供されるのはもう少し先のことだろう．

　現在のわが国では，神経発達障害群に対する特別支援教育のプログラムはある程度完成し，実際に稼働している．そこに後天性脳損傷による高次脳機能障害の教育も載せていこうというのが現在の小児高次脳機能障害のリハの趨勢である．例えば，自閉スペクトラム症に用いるTEACCHプログラムは後天性脳損傷児の固執性や対人技能拙劣への対応に用いることができるし，注意欠如・多動症児へのソーシャルスキルトレーニングやペアレントトレーニングは後天性脳損傷児の注意障害

表6 発達障害者支援法（文部科学・厚生労働省事務次官通達　平成17年4月）

法の対象となる障害は，脳機能の障害であってその症状が通常低年齢において発現するもののうち，ICD-10（疾病及び関連保健問題の国際統計分類）における「心理的発達の障害F80-F89」及び「小児＜児童＞期及び青年期に通常発症する行動及び情緒の障害（F90-F98）」に含まれる障害であること．なお，てんかんなどの中枢神経系の疾患，脳外傷や脳血管障害の後遺症が，上記の障害を伴うものである場合においても，法の対象とするものである（法第2条関係）．

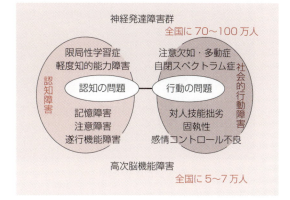

図5　高次脳機能障害と神経発達障害の関連

や感情コントロール低下への対応に用いることができる．

症例　高次脳機能障害

≫ 症例 — 女子　19歳

病歴：7歳0カ月時ワゴン車に頭をひかれ頭蓋骨骨折，脳腫脹を生じた．急性期の意識障害はGlasgow Coma Scale 10（E3V2M5），某院救命救急センターに搬入され低体温療法，過換気療法などが施行された．復温時に右中大動脈領域の脳梗塞を生じた．リハを目的に受傷後3カ月の時点で当院へ転院した．

転院（7歳3カ月時）後の経過：体格中等，左片麻痺があり，介助歩行レベルである．右手での食事動作は可能だが，他の日常生活動作（ADL）は要介助である．注意集中の持続が困難で，じっとしていない．衝動的でわがままな言動が多い．左側無視がある．歩行獲得，ADLの自立，復学を目的に3カ月半の入院リハを行い，以後，外来でリハを継続した．前籍小学校の通常級に復学した．転院時の頭部MRI画像を図6に示す．

10歳時（小学生）：行動面は落ち着いてきた．全般的な知的機能の低下があり，言語性IQ＞動作性IQである．左側無視の傾向は改善した．構成課題や視覚的操作をする課題は苦手で，算数や図工が苦手である．成績は悪いが友人から社会性を学ぶために通常級を継続した．

13歳時（中学生）：WISC-Ⅲ知能検査の「積木模様」「組合せ」「迷路」の低値からもわかるように位置関係の判断や構成力がきわめて劣っている．軽度の記憶障害があり，新しい学習が定着しないが，日常生活では困っていない．全般的知的機能の低下のため学習は困難だが通常級での教育を続けている．7～13歳時のWISC-Ⅲ知能検査を図7, 8に示す．

19歳時（美術系専門学校生）：19歳になり成人用の神経心理学的検査が行えた（表7）．構成力の低下，視覚情報の理解や判断の低下，視覚的探索の低下がある．認知面全体に軽度障害レベル～平均下限域であるが，日常生活や慣れた学校生活では問題なく過ごしている．社会的行動面の問題もなく，積み重ねによる学習もできている．就職活動を行っているが一般就労は難しく，職業センターや障害者職能開発校に就労支援を求めるのが適切であると思われる．障害者手帳は身体障害者手帳2級をもっているのみである．

専門学校卒業後：就職のために18社受けたが，一般教養の試験で落ちることが多かった．精神障害専門の支援施設の斡旋で老人ホームの事務にパート就労したが，人間関係がうまくいかず1年で退職してしまった．現在は当院の職能科で職業訓練を行っている．

症例　高次脳機能障害　症例──女子19歳

図6　症例　頭部MRI・T2強調画像

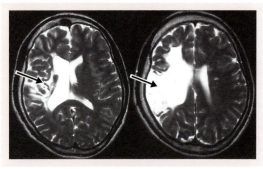

右中大脳動脈領域に広範な脳損傷が認められる

図7　症例　WISC-Ⅲ知能検査の経過

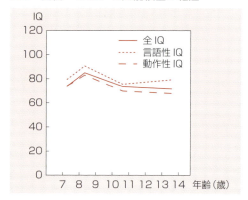

図8　症例　WISC-Ⅲ知能検査下位項目の経過

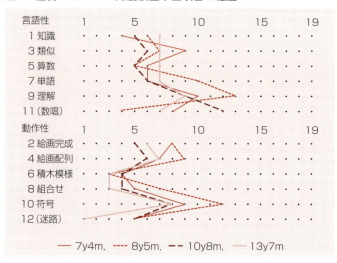

── 7y4m，　---- 8y5m，　── 10y8m，　── 13y7m

表7　症例　19歳時の神経心理学的検査

	評価得点		参考値	
WAIS-Ⅲ	全検査IQ	(63)	平均範囲 80≦IQ<120	
	言語性IQ	(70)	境界域　 70≦IQ<80	
	動作性IQ	(61)	障害あり　IQ<70	
Trail Making Test (TMT)	所要時間A	(121)秒	20歳：A平均66.9	
	B	(92)秒	B平均83.9	
	B÷A	(0.76)	1.4±0.4	
BADS	鍵さがし	(2)	鍵さがし　2.68	
	動物園地図	(2)	動物園地図　2.72	
WMS-R	一般記憶	(63)	指数平均範囲	
	言語性記憶	(69)	85≦IQ<115	
	視覚性記憶	(68)		
	注意/集中	(61)		
	遅延再生	(50未)		
ベントン記銘力検査(B試行)	正確数	(5)	健常者平均　7	
	誤謬数	(7)		
ひらがな抹消テスト	35/40		カットオフポイント　34以上	
立方体透視図模写	下部の構成不可			

引用文献

1) 厚生労働省社会・援護局障害保健福祉部, 国立障害者リハビリテーションセンター：高次脳機能障害診断基準. http://www.rehab.go.jp/ri/brain_fukyu/handankizyun.html（2015年4月現在）

参考文献

1) 中島八十一：高次脳機能障害支援モデル事業について. 高次脳機能研究 26：263-273, 2006.
2) 栗原まな：疾患別高次脳機能障害のみかた―評価方法とその解釈―脳性麻痺・二分脊椎. MB Med Reha 70：77-83, 2006.
3) 栗原まな・他：急性脳症後遺症の検討. 脳と発達 43：285-290, 2011.
4) 殿村 暁, 斉藤敏子, 長谷川庸子, 他：子どもの心理評価―生活支援に活かすために―. 総合リハ 34：257-264, 2006.
5) 栗原まな：小児高次脳機能障害の実態調査. 小児科診療 73：1622-1627, 2010.
6) 栗原まな：小児の高次脳機能障害 発達障害から後天性障害にいたるまで. 小児保健研究 69(2)：206-210, 2010.
7) 栗原まな：小児の高次脳機能障害, 診断と治療社, 2008.
8) 栗原まな：わかりやすい小児の高次脳機能障害対応マニュアル, 診断と治療社, 2009.
9) 栗原まな：写真と症例でわかる小児の高次脳機能障害リハビリテーション実践ガイドブック, 診断と治療社, 2011.
10) 森 悦朗監訳：臨床家のための高次脳機能のみかた, 新興医学出版社, 2011.
11) 中島八十一, 寺島 彰編：高次脳機能障害ハンドブック―診断・評価から自立支援まで, 医学書院, 2006.

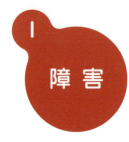

3. 摂食嚥下障害

1 小児の摂食嚥下障害

小児の摂食嚥下障害の原因は大きく2つに分けられる．1つは脳性麻痺や知的能力障害など生まれつきの発達遅延や障害にともなう摂食嚥下機能が獲得されていないもので，成人の摂食嚥下障害とは異なった様相を示す．もう1つは，機能獲得後に疾病や事故などで機能が失われた場合で，成人の摂食嚥下障害と同様の様相を示す．小児では成人のような厳密な診断法を用いることはできず，また治療も症例に合わせた方法を工夫していくことが多い．

2 正常な摂食嚥下機能

口腔・咽頭の解剖図を図1に示す．

正常な摂食嚥下の分類を表1，図2に示す．第1期～第5期を「摂食」とよび，第3期～第5期を「嚥下」とよぶ．

①第1期（先行期，認知期）：食物を口に取り込む前の過程を指し，視覚，触覚，嗅覚などにより食物を認知する．

②第2期（準備期）：摂取した食物を咽頭に送るまでの処理過程の動きを準備期とよび，捕食，咀嚼，食塊形成の3つに分けられる．捕食には，手でつかんだ食物を直接取り込む捕食と，食器・食具から食物を取り込む捕食の2つがある．捕食の基本的な動きは，口唇による取り込みである．

③第3期（口腔期）：口腔期は嚥下の第1相にあたり，咀嚼された食物を嚥下するための食塊形成の動きと，咽頭へ送り込む動きの2つの動きがある．

④第4期（咽頭期）：咽頭期は嚥下の第2相にあたり，嚥下反射による嚥下関連筋群の協調運動により，食塊を中咽頭から食道入口部に送り込む動きである．嚥下反射は延髄の嚥下中枢によりなさ

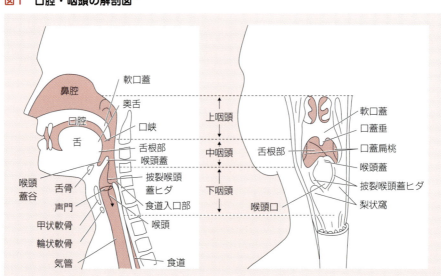

図1　口腔・咽頭の解剖図[1)]

表1 摂食嚥下の分類

第1期	先行期(認知期)	脳の認知機能	食物の認知
第2期	準備期	随意運動	捕食, 咀嚼, 食塊形成
第3期	口腔期	随意運動	舌による咽頭への送り込み
第4期	咽頭期	嚥下反射	咽頭通過, 鼻咽腔・咽頭閉鎖, 呼吸休止
第5期	食道期	蠕動運動	食道通過

（右側に第1〜3期を「摂食」、第3〜5期を「嚥下」とする括弧）

図2 摂食嚥下の過程[2]

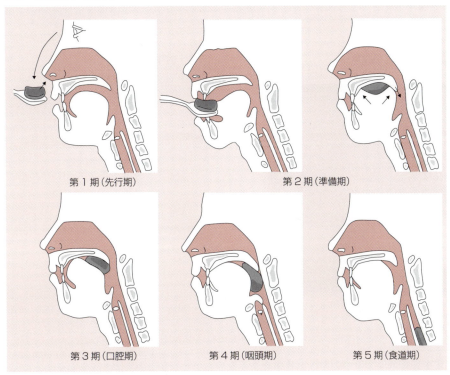

第1期（先行期）　第2期（準備期）
第3期（口腔期）　第4期（咽頭期）　第5期（食道期）

れ，喉頭を開かなければできない呼吸機能と，喉頭を閉鎖しないとできない嚥下機能の相反機能も嚥下反射による精巧に制御された機構によってコントロールされている．

⑤**第5期（食道期）**：食道期は嚥下の第3相にあたり，食塊は咽頭収縮波に続く蠕動波と重力によって噴門に向かって移送される．さらに食道粘膜・筋層におけるフィードバック機構による新たな蠕動波によって移送が促進される．

3 摂食嚥下障害の診断

【1】臨床診断

小児における摂食嚥下障害の臨床診断は容易でない．成人に用いられる臨床評価法に準じた評価法を用いる．なかでも実際の食事場面の観察は重要である．摂食嚥下障害の臨床評価法を**表2**に示す．

【2】スクリーニング検査

小児では，成人で行われているような反復唾液嚥下テスト，水飲みテスト，段階的フードテストなどを規定どおりに行えることはまれであるが，その一部を診断に用いることは多い．

唾液や冷水を飲み込む様子の観察，小さじ1杯のプリン・お粥・液状食品の食べ方の観察はスクリーニングとして小児でも行われる．

また食塊を嚥下する際に咽頭部で生じる嚥下音と嚥下前後の呼吸音を聴診する頸部聴診法も用い

表2　摂食嚥下障害の臨床評価法

1. 先行期障害
   - 実際の食事場面の観察
   - 意識レベルの評価
2. 準備期障害
   - 口唇・咀嚼筋・舌筋の各筋運動麻痺・分離
   - 運動障害や筋萎縮の程度
   - 口腔内感覚障害の程度
   - 歯牙状態・噛み合わせの観察
3. 口腔期障害
   - 舌の発音・運動機能のチェック
   - 口腔期所要時間の延長の有無
4. 咽頭期障害
   - 舌の発音・運動機能のチェック
   - 口腔期所要時間の延長の有無
   - 嚥下時の食塊の口腔内残留の有無
   - 第V、VII、IX、XII脳神経のチェック
   - 咽頭反射・軟口蓋反射のチェック
   - 嚥下時の鼻への逆流の有無（鼻咽腔閉鎖障害の有無）
   - 食道への通過不能の有無（輪状咽頭筋弛緩の有無）
   - むせ込みの有無、silent aspirationとの相関性

（文献3を改変）

図3　VF検査による誤嚥の発見

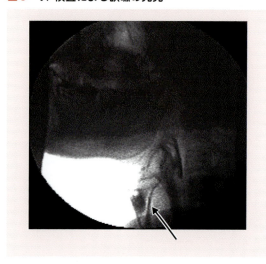

表3　VF評価の要点[3)]

舌	食塊形成 舌運動の協調性 舌根部による食塊の押し出し（咽頭期）
軟口蓋	口腔保持の際の舌根部との密着性 咽頭期の咽頭後壁との密着性
喉頭	喉頭蓋の翻転程度 舌骨の上前方への移動の程度 喉頭挙上の程度、時期
咽頭	咽頭の収縮
上食道括約筋	開大性と開大の時期
食塊	食塊通過時間 食塊移動の場所（喉頭侵入*、誤嚥**、逆流、憩室など） 残留の程度（口腔、喉頭蓋谷、梨状窩） *喉頭侵入：喉頭前庭部に食塊が侵入し声門部を越えないもの．正常例でもみられることがある **誤嚥：食塊が声門部を越えて気道に侵入するもの

られる．摂食場面のモニターにはパルスオキシメータが頻用される．

【3】特殊な機器を用いた検査法

①ビデオ嚥下造影（videofluorography：VF）

硫酸バリウムなどを含む液体・半固形物・固形物を食べさせて，摂食の状態をX線透視装置と録画装置を用いて録画し，観察する方法である（図3）．VFによる評価の要点を表3に示す．準備期，口腔期，咽頭期，食道期における嚥下器官の形態的観察および食塊の動きをとらえ，嚥下器官の運動の程度や時間的な相互関係を把握する．

VFは①嚥下器官の形態異常・機能異常の観察，②嚥下障害の原因検索，③誤嚥の有無の観察，④治療効果の判定などに役に立つ．

誤嚥してもむせることのないsilent aspirationはVFで診断される．少量のsilent aspirationでは問題を生じないことが多いが，少ない摂取量でも誤嚥を示す例，中等量以上の誤嚥でもむせない例，姿勢・食物の性状・量などの条件を変えても誤嚥がある例は，経口摂食訓練の適応はない．

②嚥下内視鏡検査（videoendoscopic examination of swallowing：VE）

鼻咽腔喉頭ファイバーや内視鏡により声門閉鎖機能，食塊などの咽頭残留などを直視下に観察する．

【4】摂食嚥下障害の重症度分類

①藤島の分類（表4）：摂食嚥下障害を10段階に分類したもので，評価時点での摂食嚥下障害が判定できること，時系列で摂食嚥下障害が評価で

表4　藤島の分類[4]

摂食嚥下能力のグレード（藤島）

Ⅰ．重症 経口不可	1	嚥下困難または不能，嚥下訓練適応なし
	2	基礎的嚥下訓練のみの適応あり
	3	条件が整えば誤嚥は減り，摂食訓練が可能
Ⅱ．中等度 経口と 補助栄養	4	楽しみとしての摂食は可能
	5	一部（1〜2食）経口摂取
	6	3食経口摂取＋補助栄養
Ⅲ．軽症 経口のみ	7	嚥下食で，3食とも経口摂取
	8	特別に嚥下しにくい食品を除き，3食経口摂取
	9	常食の経口摂取可能．臨床的観察と指導を要する
Ⅳ．正常	10	正常の摂食嚥下能力

食事介助が必要な場合にはAをつける（例：7Aなど）

条件：体位（　　　　）　食事時間（　　　　）
　　　食物形態（　　　　）　一口に含む量（　　　　）

Gr. 1は重症意識障害，全身状態不良例がほとんどを占める

誤嚥のグレード（藤島）

Gr. 1	大量の誤嚥
Gr. 2	わずかの誤嚥（1％前後）
Gr. 3	VF上誤嚥なし
	3-1　条件や注意を守らないと誤嚥の可能性あり
	3-2　臨床的にも誤嚥の可能性は低い

必要に応じてc（cough：むせあり）かs（silent：むせなし）をつける
例：Gr. 2s：わずかの誤嚥があり，むせない（silent aspirationあり）

表5　才藤の分類[5]

摂食嚥下障害の重症度分類（才藤）

誤嚥	1．(a) 唾液誤嚥 　　(b) 重度咽頭期輸送障害 2．食物誤嚥	直接的訓練 開始不可
	3．水分誤嚥 4．機会誤嚥	直接的訓練 開始可能
非誤嚥	5．口腔問題 6．軽度問題 7．正常範囲	

摂食嚥下障害の重症度分類の内容

1. 唾液誤嚥（saliva aspirator）
常に唾液も誤嚥していると考えられるレベル．持続的な経管栄養を必要とするが，誤嚥のために医学的安定性を保つことが困難．合併症のリスクが高く，直接的訓練も施行が困難なレベル

2. 食物誤嚥（food aspirator）
誤嚥を認め，食物形態効果が不十分なレベル．水・栄養管理は経管栄養が基本となる．経管栄養法を行っているかぎり医学的安定性は保たれる．間接的訓練の適応，直接的訓練は専門施設内で施行

3. 水分誤嚥（water aspirator）
水の誤嚥を認め，誤嚥防止法の効果は不十分であるが，食物形態効果は十分に認めるレベル．嚥下食が選択される．適当な摂食嚥下方法が選択されれば，医学的安定性は保たれる．嚥下訓練（間接的・直接的）の適応

4. 機会誤嚥（chance aspirator）
通常の摂食方法では誤嚥を認めるが，一口量の調節，姿勢効果，嚥下代償法（誤嚥防止法）などで，水の誤嚥も十分防止できるレベル．適当な摂食嚥下方法が適応されれば，医学的安定性は保たれる．嚥下訓練（間接的・直接的）の適応

5. 口腔問題（oral problem）
主に準備期や口腔期の中等度から重度の障害があるもの．咀嚼に対して食事形態の工夫が必要．誤嚥なし．嚥下訓練（間接的・直接的）の適応

6. 軽度問題（minimum problem）
摂食嚥下に軽度の問題があり，若干の食事形態の工夫が必要なレベル．誤嚥なし．症例によっては嚥下訓練（間接的・直接的）の適応

7. 正常範囲（normal）
摂食嚥下に問題なし．嚥下訓練の必要なし

きることから広く用いられている．

②才藤の分類（表5）：臨床的な対応法（食物や体位の工夫）や，合併症のリスクを判断基準にした分類で，実際の場面で使いやすい．

4　小児に特徴的な摂食嚥下障害とその対応

ここまでの記載は，成人にも共通する摂食嚥下障害の内容であるが，ここからは小児のみに特徴的な発達障害による摂食嚥下障害の症状とその対応法について記載する．

【1】正常児における摂食嚥下機能の獲得

摂食嚥下障害を診断するためには，正常児の摂食嚥下機能の獲得について理解する必要がある．指しゃぶり，玩具なめなどの準備期を経て，捕食，すり潰し，自食へと発達していく（表6）．

【2】摂食嚥下障害の特徴的な症状

未熟児では，哺乳障害をきたしたり，成長過程において頭蓋の前後径が長く変形したりするため，高口蓋を示すことが多い．

小児に特徴的な器質的摂食嚥下障害としては，先天性のもの（兎唇・口蓋裂，食道閉鎖，気管食

表6 正常児における摂食嚥下機能の獲得[6]

1. **経口摂取準備期**
   哺乳反射，指しゃぶり，玩具なめ，舌突出（安静時）など
2. **嚥下機能獲得期**
   下唇の内転，舌尖の固定（閉口時），舌の蠕動様運動での食塊移送（姿勢の補助）など
3. **捕食機能獲得期**
   顎・口唇の随意的閉鎖，上唇での摂り込み（擦り取り）など
4. **押し潰し機能獲得期**
   口角の水平の動き（左右対象）；扁平な唇（上下唇），舌尖の口蓋皺壁への押しつけなど
5. **すり潰し機能獲得期**
   頬と口唇の協調運動，口角の引き（左右非対象），顎の偏位など
6. **自食準備期**
   歯がため遊び，手づかみ遊びなど
7. **手づかみ食べ機能獲得期**
   頸部の回旋・手掌での押し込みの消失，前歯咬断，口唇中央部からの捕食
8. **食器食べ機能獲得期**
   1) スプーン使用
   2) フォーク使用
   3) 箸使用
   　口唇中央からの食具の挿入，頸部の回旋の消失

表7 摂食嚥下障害の特徴的な症状[6]

1. **経口摂取準備不全**
   拒食，過敏，摂食拒否，誤嚥，原始反射の残存など
2. **嚥下機能不全**
   むせ，乳児嚥下，逆嚥下（舌突出），食塊形成不全（舌中央陥凹形成不全），流涎など
3. **捕食機能不全**
   こぼす（口唇からのもれ），過開口，舌突出，食器（スプーン）噛みなど
4. **押し潰し機能不全**
   丸のみ（軟性食品），舌突出（口蓋皺壁より前方），食塊形成（唾液との混和不全）など
5. **すり潰し機能不全**
   丸のみ（硬性食品），口角からのもれ（口腔前庭への貯留），処理時の口唇閉鎖不全など
6. **自食準備不全**
   犬喰い，押し込み，流し込みなど
7. **手づかみ食べ機能不全**
   手指での押し込み，引きちぎり，こぼす（口唇からのもれ），咀嚼不全など
8. **食器食べ機能不全**
   1) スプーン使用
   2) フォーク使用
   3) 箸使用
   　食具で押し込み，流し込み，こぼす，咀嚼不全など

表8 摂食嚥下障害に対する主な訓練指導法

1. **経口摂取準備期**
   脱感作療法，呼吸訓練，姿勢訓練，嚥下訓練など
2. **嚥下機能獲得期**
   嚥下訓練，摂食姿勢訓練，顎運動訓練など
3. **捕食機能獲得期**
   捕食訓練，口唇訓練など
4. **押し潰し機能獲得期**
   捕食訓練，舌・頬訓練など
5. **すり潰し機能獲得期**
   咀嚼訓練，咬断訓練，舌側方運動訓練など
6. **自食準備期**
   摂食姿勢（自食）訓練，手と口の協調訓練など
7. **手づかみ食べ機能獲得期**
   手指からの捕食・咬断訓練，種々の作業療法など
8. **食器食べ機能獲得期**
   1) スプーン使用
   2) フォーク使用
   3) 箸使用
   　食具からの捕食訓練
   　種々の作業療法など

（文献6を改変）

道瘻など）と，後天的なもの（腫瘍，炎症，圧迫など）がある．

発達段階ごとの特徴的な症状を**表7**に示す．

【3】摂食嚥下障害に対する主な訓練指導法

小児の発達段階に合わせた訓練から開始し，次の段階へと発達を促進させることが基本である．発達段階に応じた訓練指導法を**表8**，**図4**に示す．

誤嚥と摂食時の姿勢には相関があり，垂直姿勢よりリクライニング姿勢のほうが誤嚥が少ない．また頸部後屈も誤嚥を生じやすいので，訓練にあたっては，姿勢コントロールが大切である．症例により異なるが，30～40°仰臥位での摂食訓練が推奨されている．

①間接訓練法

食物を用いない基礎的訓練法である．

i) **口腔ケア**：口腔内が不潔であると，誤嚥時の感染症罹患率が上昇するばかりでなく，感覚が鈍感になるので，口腔内を清潔に保つことが大切である．

ii) **脱感作療法**：触刺激に対する過敏性を示す場合には，直接訓練に入る前に，過敏性を減少させる必要がある．過敏性の弱い部分から強い部分へと脱感作を行っていく．

iii) **鼻呼吸訓練**：口腔内に食物が入っているときには，むせ込みを防止するために口呼吸でなく鼻呼吸が望ましい．顎と口唇を介助して閉じる練習を繰り返すことによって鼻呼吸を学ばせる．

iv) **嚥下訓練**：指による歯肉マッサージ，筆や

3. 摂食嚥下障害

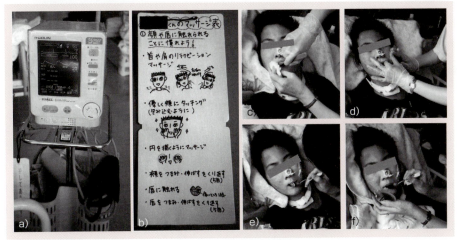

図4　摂食嚥下訓練の実際
a) モニターを装着，b) 脱感作療法，c) 口腔ケア，d) 口腔内脱感作療法，
e) 氷による嚥下訓練，f) ゼリーによる嚥下訓練

氷を用いた口腔内マッサージなどにより，唾液の分泌を促し，唾液の嚥下訓練を行う．

v) **筋訓練**：顎と口唇を閉じた状態で上下唇の口輪筋を伸縮する口唇訓練，口腔の内外から指で頬筋を伸縮する頬訓練，頭部を前屈し舌筋の付着部を上方に指で押し上げて舌筋を刺激する舌訓練などがある．

②**直接訓練法**

食物を食べながら訓練する方法である．発達段階に合わせて，安全面に注意しながら行う．誤嚥しにくい姿勢は，体幹を後傾し頸部をやや前傾した姿勢である．

i) **嚥下訓練**：はじめは飴や氷などによる味覚や冷温覚への刺激により唾液を分泌させ，唾液の嚥下から始めていく．

ii) **捕食訓練**：顎を閉鎖して口唇の働きで食物を取り込む訓練である．平坦で小さい食具を用いて，下唇中央から介助する．

iii) **咀嚼訓練**：軟らかい食物を舌でつぶして食塊を形成することが可能となった段階で，咀嚼訓練を開始する．前歯で断咬する訓練と，臼歯上の食物を頬と舌側縁で保持しながら下顎の臼磨運動を引き出す訓練に分けられる．食物の硬さと大きさに工夫が必要である．

iv) **水分摂取訓練**：嚥下障害のある例では誤嚥に注意がいる．水分に増粘剤を加えたり，口唇を閉じて口腔内容積を最小にし，口唇で水分を取り込む訓練を行う．

v) **自食訓練**：摂食機能が咀嚼可能な段階で，自分で食べる訓練を開始する．はじめは手づかみで，次に食具を用いて訓練を行う．

5 経口摂取が困難な場合の対応

経口摂取が困難な場合には，経管栄養や胃瘻での栄養摂取が行われる（p56）．

引用文献

1) 聖隷嚥下チーム：嚥下障害ポケットマニュアル，第3版，医歯薬出版，2011, p11
2) 向井美惠・他：ナーシングムック20 摂食・嚥下障害の理解とケア，学研，2003．
3) 馬場 尊・他：摂食・嚥下障害．臨床リハ別冊／リハビリテーションにおける評価（米本恭三・他編），ver 2, 2004, pp 142-150．
4) 藤島一郎：脳卒中の摂食・嚥下障害，第2版，医歯薬出版，1998, p85．
5) 才藤栄一：咀嚼および重力が嚥下反射開始時の食塊の位置に及ぼす影響．摂食・嚥下障害の治療・対応に関する統合的研究，平成13年度厚生科学研究費補助金研究報告書，2002, pp65-78．
6) 向井美惠：摂食指導．こどものリハビリテーション医学（陣内一保・他編），医学書院，1999, pp372-376．

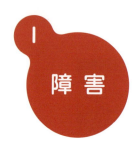

4. 排泄障害

1 小児の排泄障害

　小児における排泄障害の原因は，消化管の先天奇形や精神機能・身体機能の未熟な場合など多岐にわたるが，リハを行うにあたっては神経因性膀胱や直腸障害への対応が中心になるので，ここでは神経因性膀胱と神経因性直腸障害について述べる．

2 神経因性膀胱

【1】排尿に関係する神経支配

　排尿に関係する神経は交感神経，副交感神経，体性神経の3重支配であり，運動神経（遠心路），感覚・知覚神経（求心路）とも大脳皮質から膀胱・外尿道括約筋に至っている．排尿障害を理解するためにはそれらの神経支配を理解することが大切である（図1～3）．

【2】神経因性膀胱

①型分類（表1）

　神経因性膀胱は，神経損傷部位により無抑制膀胱，反射性膀胱，弛緩性膀胱の3つの型に分けられる．

　無抑制膀胱は，橋上部の脳損傷による障害で，蓄尿あるいは排尿抑制ができず，頻尿，尿失禁を呈する．脳腫瘍，神経変性疾患などが原因となる．

　脊髄における排尿中枢は仙髄（第2～4仙髄）にある．脊髄損傷による神経因性膀胱は障害部位により2つに分けられ，排尿中枢より中枢側で障害された場合を核上型，末梢側で障害された場合を核・核下型という．

　脳幹部ないしは核上型脊髄損傷では，一般に反射性膀胱となり，尿意はなく，排尿は不随意で反射性に起こり，最大膀胱容量は減少する．排尿筋

図1　脳レベルの排尿中枢と障害[1]

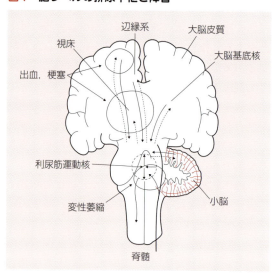

表1　神経因性膀胱の型分類

	神経損傷部位	排尿筋・尿道括約筋機能	主な原因疾患
無抑制膀胱	橋上部	排尿反射亢進 排尿筋-尿道括約筋協調不全（－）	脳腫瘍，神経変性疾患など
反射性膀胱	脳幹部・脊髄	排尿反射（＋） 排尿筋-尿道括約筋協調不全（＋）	脊髄損傷，脊髄腫瘍，脊髄空洞症，多発性硬化症，脳外傷など
弛緩性膀胱	脊髄円錐・馬尾・末梢神経	排尿反射（－） 排尿筋-尿道括約筋協調不全（－）	二分脊椎，馬尾損傷，急性横断性脊髄炎，椎間板ヘルニア，ギラン・バレー症候群など

（文献4を改変）

尿道括約筋協調不全をともなうことが多いため，残尿が多くなる．脊髄損傷，脊髄腫瘍，脳外傷などが原因となる．

核・核下型では，弛緩性膀胱となり，尿意はなく，排尿は随意的に開始できず溢流性に起こり，最大膀胱容量，残尿ともに増加する．二分脊椎などが原因となる．

②機能の変化

脊髄損傷などの場合，受傷からの期間により膀胱機能，尿道機能が異なる．

i) 急性期（脊髄ショック期）：膀胱は無緊張で尿閉をきたす．無菌的カテーテル留置を行い，次に無菌的間欠導尿に移行する．

ii) 回復期：核上型では排尿反射が出始める．無菌的間欠導尿を行う．

iii) 固定期：排尿障害に対して，薬物療法，非無菌的間欠導尿を行う．

③検査

残尿測定，尿流動態検査〔膀胱内圧測定，尿道内圧測定，外尿道括約筋筋電図（図4, 5）〕，X線学的検査（静脈性腎盂撮影，膀胱尿道撮影）などがある．

④治療（図6）

i) 薬物療法

神経因性膀胱の治療の中心は薬物療法である．

蓄尿障害では，膀胱収縮力の亢進を安定させる平滑筋弛緩薬（ブラダロン®），三環系抗うつ薬（トフラニール®），抗コリン薬（ポラキス®，バップフォー®）を投与する．尿道括約筋の緊張を低下させるα刺激薬やβ遮断薬も投与する．

排尿障害では，排尿困難や残尿が多い場合には，膀胱の収縮力を高めるコリン類似薬物であるベタネコール（ベサコリン®）や抗コリンエステラーゼ薬（ウブレチド®），尿道括約筋の緊張を低下させるプラゾシン（ミニプレス®），外尿道括約

図2 排尿に関与する脳幹諸灰白質とそれより発する遠心性諸経路[2]

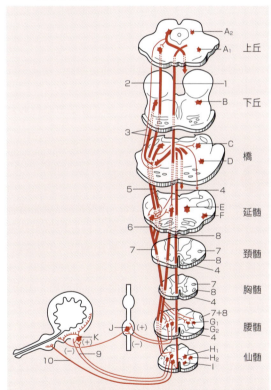

A_1, A_2：中脳排尿促進域，B：中脳排尿抑制域，C：橋排尿筋中枢（Barrington），D：橋外尿道括約筋中枢，E：延髄膀胱弛緩中枢，F：延髄膀胱収縮中枢，G_1, G_2：腰髄排尿中枢，H_1, H_2：仙髄排尿中枢，I：仙髄外尿道括約筋中枢，J：腰部交感神経節，K：膀胱壁神経細胞
1：視蓋延髄路，2：中脳性外側網様脊髄路，3：視蓋橋路，4：橋性外側網様脊髄路（交叉性因子），5：橋性外側網様脊髄路（同側性因子），6：延髄性外側網様脊髄路，7：外側網様脊髄路，8：腹側網様脊髄路，9：骨盤神経，10：陰部神経

図3 脊髄疾患における排尿および蓄尿に関連した神経路[3]

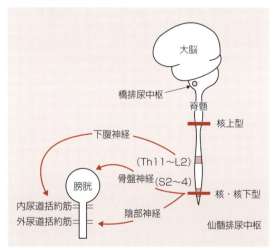

脊髄の排尿中枢より上位で障害された場合を核上型，同中枢およびこれより下位で障害された場合を核・核下型という．骨盤神経（S2〜4）は膀胱壁，下腹神経（Th11〜L2）は内尿道括約筋，陰部神経（S2〜4）は外尿道括約筋を支配している

図4 尿流動態検査における膀胱内圧曲線[3)]

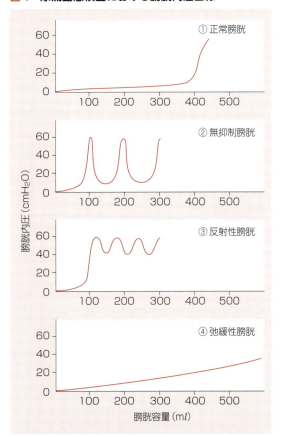

① 正常成人では膀胱容量が約200mlになると初発尿意が出現し，約400mlになると膀胱収縮が起こり膀胱内圧が上昇し，尿道内圧は逆に低下して排尿が起こる
② 無抑制膀胱では膀胱容量は小さくても尿意を覚えると抑制がきかず膀胱内圧が上昇して排尿が起こる
③ 反射性膀胱も膀胱に加わる種々の刺激により膀胱容量に関係なく反射性に膀胱内圧が上昇して排尿が起こる
④ 弛緩性膀胱では膀胱容量が著しく増えても膀胱収縮が起こらず，膀胱内圧の上昇もわずかで有効な排尿に至らない

図5 健常者の尿流動態検査[4)]

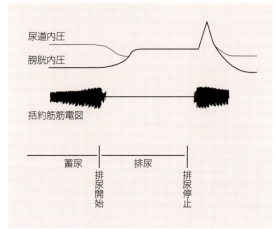

蓄尿中，膀胱内圧は低く，尿道括約筋は持続的に活動し尿道内圧が高い．排尿を開始すると，膀胱内圧が高まり括約筋の活動が停止し，尿道内圧が下降する

筋の緊張を低下させるダントロレン（ダントリウム®）などを投与する．

ii）間欠導尿

核・核下型では手圧や腹圧による圧迫排尿も可能であるが，核上型では膀胱内圧が上昇し，膀胱尿管逆流をきたす危険性がある．自己導尿の確立が大切である．

iii）神経ブロック

仙骨神経フェノールブロックなどが行われる．小児で行われることは少ない．

iv）手術

排尿障害では，外尿道括約筋切開術，膀胱頸部切開術などが行われる．

蓄尿障害では，尿道吊り上げ術などが行われる．

3 神経因性直腸障害

排便に関与する神経には，骨盤神経（副交感神経，第2～4仙髄，直腸壁収縮・内肛門括約筋弛緩），下腹神経（交感神経，第10胸髄～第2腰髄，直腸筋弛緩・内肛門括約筋収縮），陰部神経（体性神経，第2～4仙髄，外肛門括約筋収縮・弛緩）がある．さらに胃結腸反射，十二指腸結腸反射，直腸結腸反射，直腸括約筋反射により，排便がコントロールされている．

神経因性直腸障害への対応としては，適度な運動を行うこと，十分な水分を摂取すること，バランスのとれた規則正しい食生活を行うこと，繊維質を十分摂取することなどの基本的な食生活をこころがけたうえで，表2のような排便プログラムを行う．

図6　神経因性膀胱の治療[4]

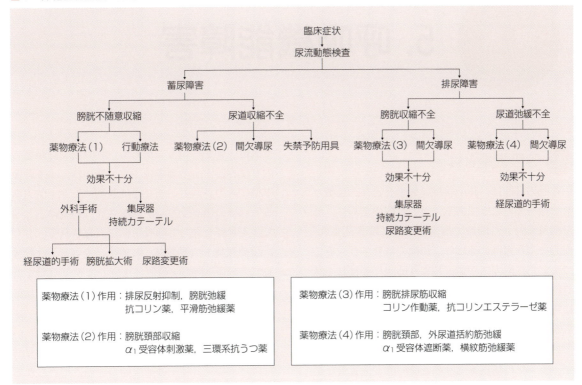

表2　排便プログラム

目的：規則的な排便を，あらかじめ計画した時間に行う
　　　直腸内の便を完全に排泄して，便失禁を防ぐ
準備：排便プログラムの12時間前に緩下剤を使用する
　　　抗コリン薬，抗ヒスタミン薬などを使用している場合は便秘傾向に注意

上位型神経損傷の場合
- 1日おきに行うが，2〜3日間隔をあけて問題がない場合もある
- 排便反射を誘発しやすく腹圧をかけやすい，座位で行うことが望ましい
- 温かい液体を飲むか通常の食事を食べて，胃結腸反射を利用する
- 排便反射を誘発するために以下の方法がある
　　坐薬（レシカルボン®など）の使用
　　ゴム手袋をはめ潤滑剤をつけた指で，直腸内をゆっくり刺激
　　微温湯を肛門から注入

下位型神経損傷の場合
- 便座に腰掛けて，バルサルバ法で腹圧をかけながら，手で腹部を圧迫する
- 直腸出口に硬い便がある場合は，ゴム手袋をはめた指に潤滑剤をつけて摘便する
- 直腸が空なときは坐薬挿入や微温湯注入で結腸の蠕動を誘発する

引用文献

1) 牛山武久：排尿障害．臨床リハ別冊／リハビリテーションにおける評価（米本恭三・他編），ver.2, 2000, pp151-158.
2) 久留　勝：排尿の生理とその障害．生理学体系IV-2, 代謝の生理学，医学書院，1972, pp533-611.
3) 木原　薫：脊髄疾患による神経因性膀胱．臨床リハ別冊／実践リハ処方（米本恭三・他編），1996, pp41-44.
4) 大橋正洋：排尿・排便障害とその治療．標準リハビリテーション医学（津山直一監修），第2版，医学書院，2001, pp306-310.

5. 呼吸機能障害

1 呼吸機能とは

呼吸の目的は，体の組織に酸素を送り，炭酸ガスを除去することである．その目的のために，肺で換気を行い，肺胞で酸素が血液に取り込まれ，血流により組織に運ばれ，組織で消費され，そこで生じた炭酸ガスが血流により肺胞に運ばれ，肺胞内に拡散する．肺の換気により炭酸ガスは体外に排出される．また呼吸は，血液のpHの調節にもかかわっている．

成人と年少児の体重あたりの肺表面積は同じだが，年少児の体重あたりの安静時酸素消費量と炭酸ガス排出量は成人の約2倍である．つまり年少児では，代謝量の増加や疾病罹患時などに予備能力が少ないということである．

【1】呼吸調節系（図1）

呼吸は，脳幹部にある呼吸中枢においてリズムが形成され，脊髄経路を介して呼吸筋を活動させて行われる．神経反射は，呼吸筋からのものと，上気道・肺からのものがある．呼吸筋や腱組織の固有受容器からの刺激は，求心性神経により呼吸中枢に入力される．また換気運動により上気道あるいは肺の固有受容器が刺激され，刺激は主として迷走神経を介して呼吸中枢に入力される．さらに頸動脈体・大動脈体（末梢化学受容器）は動脈血酸素分圧（PaO_2）の値に反応して換気調整を行い，延髄にある中枢化学受容体は炭酸ガスに反応して換気調整を行う．

【2】呼吸機能

①スパイロメトリー

スパイロメトリーは肺機能の評価に用いられる最も基本的な検査である．スパイロメーターにより，肺気量分画と努力呼気曲線の測定を行う．

②肺気量分画（図2）

肺気量分画のなかの予備吸気量，1回換気量，予備呼気量はスパイロメトリーで測定可能であるが，残気量，機能的残気量はスパイロメトリーでは測定できず，キセノン希釈法や体プレシスモグラフ法で測定する．

③フローボリューム曲線（図3）

フローボリューム曲線は，縦軸をflow（流量）で横軸をvolume（量）として，肺気量別の呼気流量が測定できるように考案されたものである．努力性肺活量（FVC），1秒量（$FEV_{1.0}$），ピークフロー（最大呼気流量PEF），$\dot{V}_{50}$（50％肺気量位での呼出流量），$\dot{V}_{25}$（25％肺気量位での呼出流量）などが測定できる．

④動脈血ガス分析

i）動脈血酸素分圧（PaO_2）：発育とともに変化する．新生児期は換気血流不均衡により65〜80 mmHgと低いが，新生児期を過ぎると85〜105 mmHgと成人と同じになる．

ii）動脈血炭酸ガス分圧（$PaCO_2$）：新生児期で

図1　呼吸調節系[1]

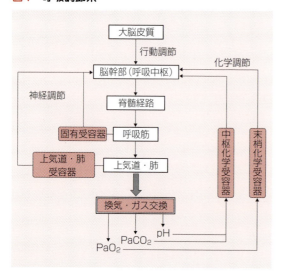

図2　肺気量分画[2)]

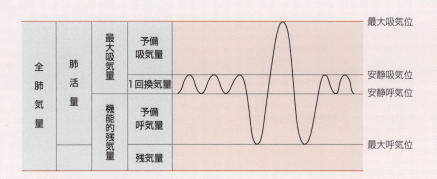

肺気量分画		略号	定義	組成
全肺気量	Total lung capacity	TLC	最大限の吸気を行ったときの肺内ガス量	VC+RV
肺活量	Vital capacity	VC	1回の吸入あるいは呼出による肺から出入りしうる最大のガス量	IC+ERV
残気量	Residual volume	RV	最大呼出を行った後における肺内ガス量	
最大吸気量	Inspiratory capacity	IC	基準位から吸入しうる最大ガス量	IRV+TV
機能的残気量	Functional residual capacity	FRC	基準位における肺内ガス量	ERV+RV
予備吸気量	Inspiratory reserve volume	IRV	安静吸気位から、さらに吸入しうる最大ガス量	
1回換気量	Tidal volume	TV	各換気周期において吸入あるいは呼出されるガス量	
予備呼気量	Expiratory reserve volume	ERV	基準位より呼出しうる最大ガス量	

図3　スパイログラムとフローボリューム曲線[3)]

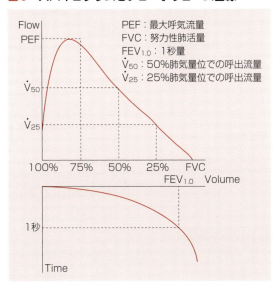

も成人とほぼ同様で27〜45 mmHgである．動脈血酸素飽和度は，新生児期で40〜95％，それ以降は95〜98％である．

iii) pH：血漿内水素イオンのモル濃度を負の対数で表した値である．呼吸と代謝の影響を受け，お互いに代償しあってpHを正常に戻す作用をする．pHが異常な場合には，呼吸と代謝のどちらが原発かを見極める必要がある．新生児で7.27〜7.47，それ以降の小児で7.35〜7.45である．

2　呼吸機能障害

　肺活量（VC）は年齢，性別，身長によって異なっており，標準値に対する百分率（％VC）は呼吸障害のよい指標となる．

図4　換気障害の型[2)]

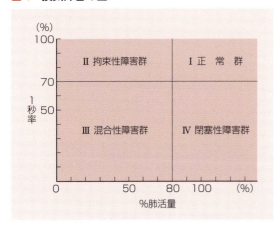

1秒量（$FEV_{1.0}$）は，最大吸気の状態から努力呼吸を行い，はじめの1秒間に呼出される量をいう．$FEV_{1.0}$をVCで除したものを1秒率（$FEV_{1.0\%}$）という．

％VCと$FEV_{1.0\%}$の値から換気障害を分類することができる（図4）．より具体的に模式したのが図5である．

3　小児の呼吸機能障害

【1】小児の呼吸障害の特徴

　小児の呼吸障害の代表的なものを表1に示す．小児の呼吸障害には成人と同様に脳血管障害，脳圧亢進，肺炎，気管支炎などの疾患にともなうものもあるが，小児に特有なものとして，喉頭軟化症や横隔膜ヘルニアなど生まれつきの形態異常や発達異常にともなうものがある．また小児に特有な疾患として，デュシェンヌ型筋ジストロフィーやクループ症候群などがある．慢性閉塞性肺疾患は小児にも成人にもみられるが，その内訳は多少異なっており，神経疾患をもつ小児，特に重症心身障害児にみられる慢性気管支炎・気道内分泌物と，一般の小児における気管支喘息が主体となる．

　小児において呼吸リハの対象となる疾患は，気管支喘息，呼吸器感染症の一部，筋ジストロフィーや重症心身障害などの神経筋疾患にともなう呼吸不全が主なものである．

図5　呼吸機能のみかた

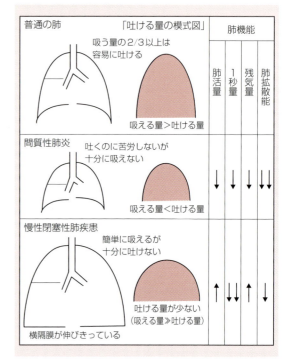

（文献1を改変）

表1　小児の呼吸障害

拘束性障害	脳障害	脳血管障害，脳腫瘍，脳外傷，脳圧亢進，薬物中毒
	脊髄・末梢神経の障害	ポリオ，脊髄損傷，重症筋無力症
	筋の障害	デュシェンヌ型筋ジストロフィー，筋弛緩薬
	胸郭・胸腔の障害	胸郭変形，血胸，気胸，膿胸，横隔膜ヘルニア
	気道の障害	気管内異物，声門浮腫，気管支炎
	肺の障害	肺炎，無気肺，肺水腫，肺塞栓症，尿毒症
閉塞性障害	気道の狭窄	喉頭軟化症，気道粘膜の浮腫，クループ症候群，細気管支炎，気管支拡張症，気道内分泌物，気道内腫瘍，気管支攣縮
	肺の弾性の低下	慢性閉塞性肺疾患（慢性気管支炎，気管支喘息，びまん性汎細気管支炎，肺気腫）

【2】小児の呼吸不全

　以下の徴候があるときは，呼吸不全を疑う．
　①臨床症状として，傾眠，錯乱，非同調性の胸

図6 包括的呼吸リハビリテーションの基本的構築と3つの大きな流れ

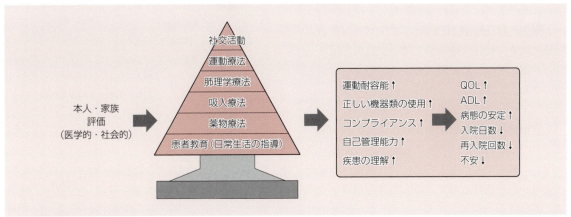

(文献4を改変)

図7 肺区域のX線出現部位[5]

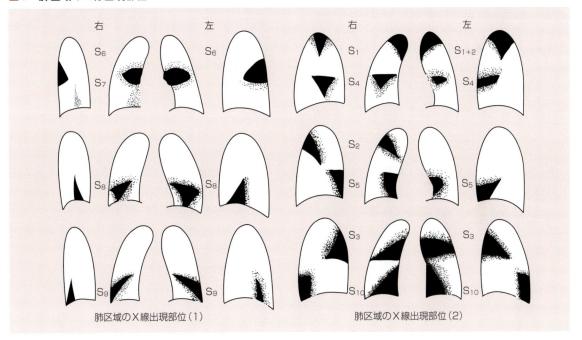

郭腹部運動，徐脈のうち該当する症状が1つ以上ある．

②酸素吸入を行っても，SaO_2（酸素飽和度）＜90% あるいは PaO_2＜60 mmHg

③$PaCO_2$≧50 mmHg

4 呼吸リハビリテーション

小児の呼吸リハを行うにあたっては，成長・発達を考慮したアプローチが大切である．また本人だけでなく家族が一緒にリハに加わっていくことが欠かせない（図6）．

小児の肺区域のX線出現部位を図7に示す．

【1】吸入療法（表2）

小児では，気管支喘息での気管支拡張のための吸入療法が中心となるが，その他肺炎，気管支炎などでの排痰療法にも用いられる．

①ジェットネブライザー（jet nebulizer）：家庭などで最も頻用されている．

②超音波ネブライザー（ultrasonic nebulizer)：吸入粒子径がジェットネブライザーより小さく，有効エアゾールの占める割合が高い．

③間欠的陽圧呼吸(IPPB)：エアゾールを含んだ吸入気を，従圧式呼吸器を用いて自発呼吸をしている児に，吸気時に陽圧をかけて吸入させる方法である．実際には，呼吸器の回路内にジェットネブライザーを組み込んで薬剤を吸入させる．

④定量噴霧式吸入薬(metered dose inhaler：MDI)：気管支喘息や慢性肺気腫などの治療に多く用いられている．吸入方法により気道への薬剤の沈着が左右されるので，吸入方法の指導が大切で，各種吸入補助器具(スペーサー)が開発されている(図8)．

【2】酸素療法

PaO_2 が55 Torr以下になると，SaO_2 は急激に低下し，組織への酸素供給が減少する．酸素療法の適応は，臨床症状として，チアノーゼ，呼吸困難が認められる場合や，PaO_2 が60 Torr以下の場合である．高炭酸ガス血症をともなっている場合には，急激に高濃度の酸素を投与すると CO_2 ナルコーシスを引き起こし，呼吸停止に至るので要注意である．

小児においては年齢，症状，酸素投与の方法により酸素流量を調節しなければいけない．鼻カニューレ，鼻カテーテルの場合には鼻腔・口腔がリザーバ・バッグの役割をし，肺胞に達する吸入気の酸素濃度は患児の1回換気量によって変化する．したがって1回換気量が少ない乳児では低流量の100％酸素で高濃度の酸素吸入気を得られる．一般的な投与量は，PaO_2 が55～60 Torr以上，パルスオキシメータによる SaO_2 が90％以上になるように酸素流量を調節する．

【3】呼吸理学療法

小児における呼吸理学療法は，呼吸訓練と排痰を目的としている．排痰に対しては，主に体位ドレナージ，叩打法，振動法が行われる．

①呼吸訓練

i) 腹式呼吸：腹式呼吸は，横隔膜の上下の動きを増大させ，肺の伸縮度を高める換気率のよい呼吸である．小児を仰臥位または座位にして，理学療法士は自分の右手を小児の胸部に，左手を腹部に置き，胸郭より腹部が吸気時に膨らみ，呼気時

表2 吸入療法の適応となる病態別疾患群と主な使用薬物

病態	解剖学的部位	疾患	主な使用薬物
気道の狭窄・閉塞(多くはアレルギー反応)	鼻腔	アレルギー性鼻炎	抗アレルギー薬 ステロイド
	気管支	気管支喘息	β刺激薬 ステロイド 抗アレルギー薬
	細気管支 肺胞	肺気腫	抗コリン薬 ステロイド
気道・肺の感染・炎症(気道分泌物を含む)	副鼻腔 咽頭 喉頭	副鼻腔炎 咽頭炎 上気道炎 喉頭炎	抗菌薬 ステロイド 血管収縮薬
	気管支	慢性気管支炎 気管支拡張症 びまん性汎細気管支炎 閉塞性肺炎(術後，人工呼吸中)	喀痰溶解薬 抗菌薬 β刺激薬

(文献6を改変)

にへこむことを教える．呼気は，吸気の2～3倍の時間をかけて行う．

ii) 口すぼめ呼吸：口をすぼめてゆっくり呼吸することで，気道内の陽圧を保ち，気道の虚脱を防ぎつつ呼吸数を減少し，1回換気量を増大させ，血液ガスを改善するなどの効果をもたらす．呼出には吸うときの2倍の時間をかける．

iii) 徒手圧迫法：肺の低換気の部分に徒手圧迫を加えることにより胸郭の動きを意識させ，その部分の換気を増大させる(図9)．

②体位ドレナージ

気管支からの分泌物を，適切な体位をとらせることにより，重力を利用して排痰する方法である．代表的な体位を図10に示す．体位は病変部位にあわせて選択するが，肺底区を中心に各肺葉を含む全般的な体位ドレナージが必要な場合もある．後者の場合は，それぞれの体位を30～60秒くらい行っていく．

③叩打法・振動法(図11)

叩打法は胸壁表面を叩く方法で，振動法は胸壁から振動を与える方法である．どちらも排痰を目的としており，体位ドレナージと併用される．

図8　MDIによる吸入

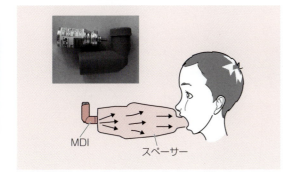

図9　徒手圧迫法

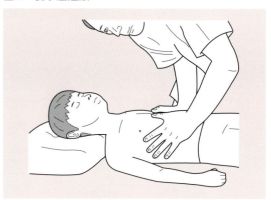

図10　体位ドレナージ[1)]

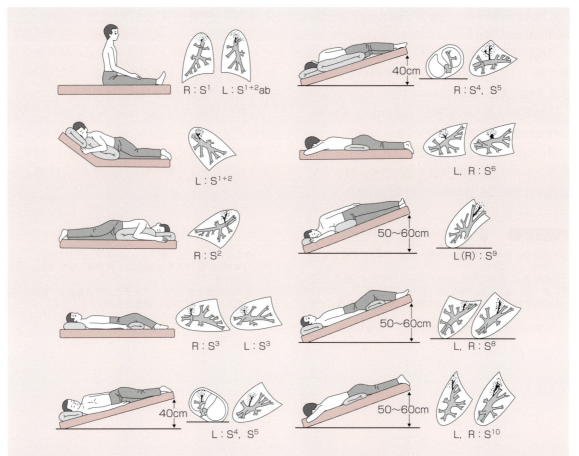

【4】人工呼吸

　酸素療法で十分なPaO_2が得られない場合や，換気不全による炭酸ガス貯留が認められ，意識レベルの低下がみられる場合に人工呼吸が適応となる．

①調節機械換気：controlled mechanical ventilation（CMV）

　最も基本的な人工呼吸法で，換気回数，1回換気量，吸入気酸素濃度，吸気−呼気時間比（I-E比）などを設定し，すべての呼吸が機械による強

図11 叩打法・振動法

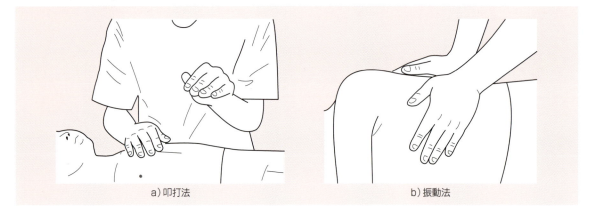

a）叩打法　　　　　　　　　　b）振動法

制換気で行われる．

②間欠的強制換気：intermittent mandatory ventilation（IMV）

自発呼吸のみでは換気が不十分な場合に，換気量を補う目的で数回に1回，自発呼吸の間に強制換気を行う方法である．

③持続的気道内陽圧呼吸：continuous positive airway pressure（CPAP）

呼吸器からの強制換気はない状態で呼気終末に陽圧をかけて機能的残気量を増加させ，酸素化を改善する方法で，児はすべて自発呼吸を行う．

④プレッシャーサポート換気：pressure support ventilation（PSV）

CPAPと同じように自発呼吸モードで呼吸をしているが，吸気時に1～10 cmH$_2$Oの吸気陽圧をかけて補助換気を行う方法である．吸気時の圧低下を防ぎ，吸気努力を軽減させる．

⑤高頻度換気：high frequency ventilation（HFV）

呼吸回数を多くする方法で，気道内圧の圧変化が小さく，気圧外傷の危険や循環系への影響が少ない．

引用文献

1) 石田 暉・他編：臨床リハ別冊／呼吸リハビリテーション，1999, p20, 50, 214.
2) 里宇明元：呼吸の評価. 現代リハビリテーション医学（千野直一編），金原出版，1988, pp142-147.
3) 古庄巻史，西間三馨監修：小児気管支喘息治療・管理ガイドライン，協和企画，2000.
4) 木田厚瑞編著：包括的呼吸リハビリテーション・チーム医療のためのマニュアル，メディカルレビュー社，1998.
5) 白木和夫，前川喜平総編集：小児科学，医学書院，1997, p801.
6) 日本呼吸器学会COPDガイドライン作成委員会：COPD（慢性閉塞性肺疾患）診断と治療のためのガイドライン，メディカルレビュー社，1998, p44.

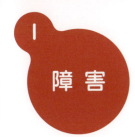

6. 廃用症候群

1 廃用症候群とは

　疾病そのものによる身体の器質的障害を一次障害といい，経過に引き続いて発現する障害を二次障害という．二次障害は一次障害を引き起こす疾病とは直接関係がなく，予防が可能なことが多い．廃用症候群とは，安静臥床や不活動状態によって生ずる二次障害であり，廃用症候群の予防はリハの大切な役割である．

2 症状

　廃用症候群は，体力低下，持久力低下といった全身的な症状をはじめとして，筋骨格系，心血管系，呼吸器系，消化器系，内分泌代謝系，泌尿器系，神経系，皮膚など多くの臓器に多彩な症状が認められる（表）．

【1】筋骨格系

　日常生活での筋収縮力が常に最大筋力の20％以下であれば，筋力は徐々に低下していき，絶対安静の状態で筋収縮を行わないでいると1週間で10～15％の筋力低下が生じるといわれている．廃用性筋萎縮の予防には，当該筋の筋力増強訓練だけでなく，全身性の活動（歩行など）が重要である．

　骨形成には，骨に対する圧縮力，直接的な骨芽細胞の活性化，骨内血流増加による間接的な骨芽細胞の活性化の3つの要素が関係している．これらの要素に問題が生じると骨萎縮，骨粗鬆症となる．

　関節拘縮は，皮膚，筋，関節包，靱帯などの変化により関節の動きが制限された状態である．何らかの原因で関節の動きが制限された状態になると，軟部組織の細胞浸潤とともにフィブリンが析出し，コラーゲン線維などの結合織の増殖が起こって関節拘縮が生じる．

【2】心血管系

　長期の安静臥床は，循環血液量の減少，血管運動調節機能の低下，心機能の低下を引き起こし，運動耐性能の低下や起立性低血圧を生じる．またうっ血，凝固能の亢進，血管壁の障害により血栓症や塞栓症が生じる．

　心血管系疾患においては病態に応じた医学的治療が第一となるが，廃用症候群の予防には，安全

表　廃用症候群

全身	体力低下，持久力低下
筋骨格系	筋力低下，筋萎縮，骨粗鬆症，関節拘縮
心血管系	心機能低下，起立性低血圧，血栓症，塞栓症
呼吸器系	換気障害，気道感染症，荷重側肺障害（肺炎，無気肺）
消化器系	便秘，食欲不振
内分泌代謝系	アンドロゲン・成長ホルモンなどの低下，電解質・血清蛋白の変化
泌尿器系	排尿困難，尿路結石，尿電解質の変化
神経系	感覚障害，協調運動障害，抑うつ
皮膚	褥瘡，皮膚萎縮

を確かめたうえで，体を動かすことや運動療法が役に立つ．

【3】呼吸器系

長期の安静臥床は，横隔膜や肋間筋の筋力低下や動きの制限を引き起こし，肺活量や最大換気量の低下を生じる．拘束性肺機能障害による換気障害，および線毛機能の低下と腹筋の筋力低下による咳嗽反射の低下は肺炎や無気肺を生じさせる．

これらの予防には，早期より体を動かすことや，呼吸理学療法が役に立つ．

【4】消化器系

長期の安静臥床は，食欲低下，腸蠕動の低下，栄養吸収率の低下を引き起こし，低蛋白血症を生じる．また血漿循環量の低下のため食物中の水分の吸収が増加して便が硬くなったり，腸蠕動が低下することから便秘になる．

便秘の予防には，トイレ動作の確立と食後の排便訓練，繊維に富んだ食物の摂取，十分な水分の摂取が大切で，必要に応じて薬物を使用する．

【5】泌尿器系

安静臥床により腎血流量が増加し，尿量が増える．その結果として，カルシウム，リン酸の尿中排泄が増加し尿路結石ができやすくなる．尿のうっ滞は細菌の繁殖を起こりやすくし，アンモニアが増加し尿のpHを上昇させ，カルシウムとリン酸が沈殿しやすくなり，結石ができやすくなる．また感染も生じやすくなる．

尿路結石の予防には，十分な水分の摂取と，ビタミンCの服用による尿の酸性化が勧められる．感染が生じたときには，適切な抗菌剤の使用が必要である．

【6】皮膚

安静臥床により皮膚の萎縮が生じ，持続的な圧迫や栄養状態の不良により褥瘡が生じる．

生じた褥瘡の治療は困難で，リハを行ううえでの大きな妨げになるので，予防が第一である．

参考文献

1) 辻 哲也・他：廃用による障害（廃用症候群）．最新リハビリテーション医学（米本恭三監修），第2版，医歯薬出版，2005，pp74-85．

2) 梶原敏夫：合併症．現代リハビリテーション医学（千野直一編），第3版，金原出版，2009，pp516-521．

小児リハビリテーション
医学各論

II

疾患

1. 脳性麻痺

脳性麻痺総論

脳性麻痺は小児期における運動障害のなかで最も重要なもののひとつである．諸外国では，出生後の脳障害を脳性麻痺に含めない国もあれば，生後7歳までの脳障害を含める国もみられ，全世界で共通した定義はないが，わが国では一般に次のような定義が用いられている．

「脳性麻痺とは受胎から新生児期（生後4週間以内）までの間に生じた脳の非進行性病変に基づく，永続的な，しかし変化しうる運動および姿勢の異常である．その症状は満2歳までに発現する．進行性疾患や一過性の運動障害，または将来正常化するであろうと思われる運動発達遅滞は除外する（厚生省研究班，1968）」

1 有病率

わが国における脳性麻痺の有病率（人口1,000人に対する発生頻度）は，調査年度および調査地域により多少の差があるが，1980年以降の報告では，2〜3であった[1]．最近の報告でもほぼ同様の有病率である[2]．

ハーグバーグらの報告による1954〜1990年のスウェーデンにおける脳性麻痺の有病率を図1に示す．1970年までは有病率が減少し，その後1986年までは徐々に増加をたどり，1987年以降はやや減少している．このことは，1970年以降に極低出生体重児から脳性麻痺になる例が増加したが，周生期医療の進歩により近年有病率が減少していったためである．

Oskouiらの報告によると，1985年以降，脳性麻痺の有病率に変化はなく，生児出生1,000人あたり2.11である．特に出生体重が1,000〜1,499gの群，在胎28週以前に出生した群で高率である．1996〜2010年に出生した群での出生体重別（表1），在胎週数別（表2）の脳性麻痺発生率を示す．

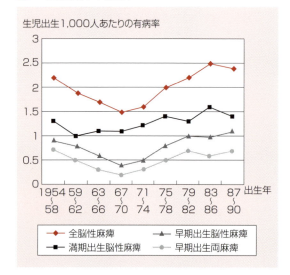

図1 脳性麻痺の有病率[3]

表1 出生体重別の脳性麻痺発生率[4]

出生時体重	発生率
1,000g未満	56.6/1,000
1,000〜1,499g	59.2/1,000
1,500〜2,499g	10.2/1,000
2,500g以上	1.3/1,000

表2 在胎週数別の脳性麻痺発生率[4]

在胎週数	発生率
28週未満	82.3/1,000
28〜32週未満	43.2/1,000
32〜36週未満	6.8/1,000
36週以上	1.4/1,000

わが国における出生体重別の脳性麻痺発生率を図2に示す．1983～1987年には2,499g以下の例は33%にすぎないが，1988～1992年には69%に増え，なかでも999g以下の例が急増しており，スウェーデンの報告と共通している．2006～2009年には64%であるが，在胎週数および出生体重ごとの発生率との関与が大きい．

1998～2001年，2002～2005年，2006～2009年の3群に分けて脳性麻痺の発生率を検討した沖縄県のデータを図3，4に示す．出生体重別にみると，999g以下ではいずれの群も発生率は高い．2002～2005年の群では，1,100g以上の例で発生率が低下している．2006～2009年の群では，1,000g以上，特に1,400g以上の群で発生率が低下している．在胎週数ごとの発生率では，発生率がしだいに低下しているとともに，在胎週数がしだいに短かくなっているのがわかる．

2 原因と発生頻度

脳性麻痺の発症要因について，1996～1997年に3～6歳児約5万人を調査した長崎県のデータを示す．脳性麻痺児は136例みられ，出生前要因が29例，周生期要因が84例，周生期以降の要因が1例，原因不明が22例であった（図5）．そのなか

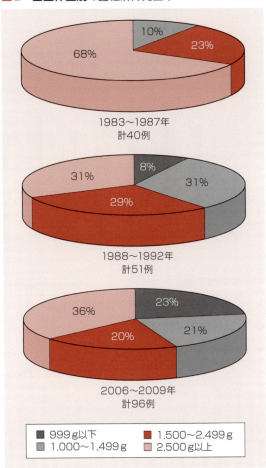

図2　出生体重別の脳性麻痺発生率[2,5]

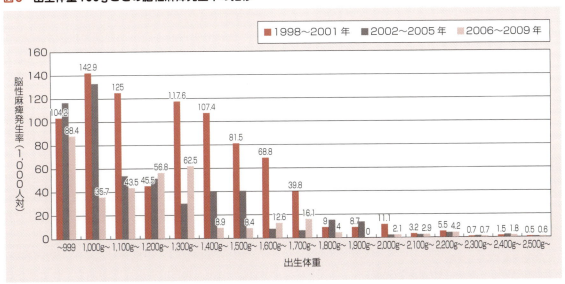

図3　出生体重100gごとの脳性麻痺発生率の推移[2]

図4 在胎週数1週ごとの脳性麻痺発生率の推移[2]

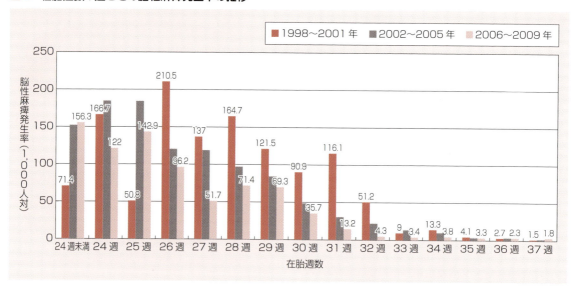

図5 脳性麻痺の発生要因[6]

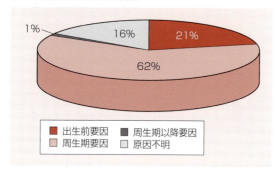

- 出生前要因 21%
- 周生期要因 62%
- 周生期以降要因 1%
- 原因不明 16%

表3 周生期における危険因子

① 胎盤の異常
② 緊急帝王切開
③ 多胎
④ 骨盤位分娩
⑤ 低出生体重(特に1,500g以下)
⑥ 胎児仮死・新生児仮死
⑦ 頭蓋内出血
⑧ 黄疸(血清ビリルビン15mg/dl以上)
⑨ 呼吸障害
⑩ けいれん
⑪ 哺乳力低下
⑫ 筋緊張低下
⑬ 原始反射の欠如

図6 周生期要因に起因する脳性麻痺の発生要因[6]

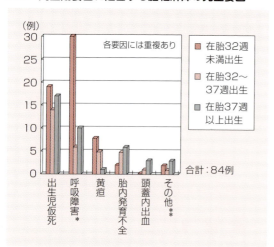

*人工呼吸を要する呼吸障害
**その他:感染症,低血糖,低カルシウム血症

で半数以上を占める周生期要因の内訳をみると,出生時仮死が多いが,在胎32週未満で出生した群では,人工換気を要する呼吸障害が非常に多い(図6).

したがって,周生期における脳性麻痺の危険因子をもつ小児に対しては,より慎重な経過観察をしていく必要がある.表3に危険因子の主なものを示す.

脳性麻痺の原因にはさまざまなものがあるが,出生前要因,周生期要因,出生後要因に分けて表4に示す.

出生前要因には,中枢神経系奇形,胎内感染,外傷,中毒,物理的要因などがある.代表的な疾

表4　脳性麻痺の原因

出生前要因	中枢神経系奇形	二分脊椎，二分頭蓋・脳瘤，アーノルド・キアリ奇形，全前脳胞症，脳梁欠損症，小頭症，裂脳症，厚脳回，小多脳回，ヘテロトピア（異所形成）
	胎内感染	先天性トキソプラズマ感染症，先天性風疹症候群，先天性サイトメガロウイルス感染症
	外傷，中毒，物理的要因	有機水銀中毒，放射線，薬物中毒
周生期要因	低酸素性虚血性脳症	胎児仮死（母体疾患による子宮血流低下，母体の高度低酸素症，子宮胎盤機能不全，双胎間輸血症候群，胎児水腫） 出生時仮死（前置胎盤，常位胎盤早期剥離，子宮破裂，過強陣痛，遷延分娩，臍帯脱出，臍帯巻絡） 出生後仮死（無呼吸発作，胎便吸引症候群，緊張性気胸，出血性ショック）
	頭蓋内出血	外傷性（硬膜下出血で，難産の成熟児に多い） 低酸素性（未熟児の脳室上衣下出血とそれに引き続く脳室内出血が多い）
	核黄疸	
	中枢神経感染症	細菌性髄膜炎（大腸菌，B群溶連菌など）
出生後要因	中枢神経感染症	細菌性髄膜炎，ウイルス性脳炎（ヘルペス脳炎など）
	急性脳症	
	脳血管障害	もやもや病，脳塞栓（心疾患によるものなど），頭蓋内出血（脳外傷，血液疾患，ビタミンK欠乏症など），急性小児片麻痺
	不慮の事故	窒息，溺水，脳外傷
	乳幼児突発性危急状態（乳幼児突然死症候群のニアミス）	
	乳児期早期発症のてんかん（大田原症候群）	

患の画像をいくつか示す（図7）．

　周生期要因は脳性麻痺の原因の大きな部分を占め，出生時仮死で代表される分娩周囲の呼吸・循環障害による低酸素性虚血性脳症がその代表である．なかでも早産児の脳室周囲白質にみられる多発性軟化巣は，痙直型両麻痺の主要所見である．新生児期を過ぎると画像上は側脳室の拡大・波状変形を示すようになる（図8 a,b）．より重度の脳障害を受けた場合には，より広範に皮質下白質にまで病変が及び，痙直型四肢麻痺となる．皮質下軟化がさらに進行した状態では，多嚢胞性白質軟化を示し，神経学的予後は非常に悪い（図8 c,d）．

　周生期要因には，低酸素性虚血性脳症のほかにいくつかの要因があるが，頭蓋内出血では，未熟児における脳室上衣下出血とそれに引き続く脳室内出血が特徴的であり，また成熟児では分娩外傷にともなう硬膜下出血が多い．高ビリルビン血症にともない大脳基底核，視床核，脳幹，海馬などが障害される核黄疸は，近年減少してはいるが，アテトーゼ型脳性麻痺の原因となる（図8 e,f）．新生児は免疫機構が未熟であり，また母体からの感染を受ける機会が多いため，大腸菌，B群溶連菌をはじめとしたグラム陰性菌，ヘルペスウイルスなど，産道に常在する細菌やウイルスの感染を受けやすい．

　出生後要因には，中枢神経感染症，急性脳症，脳血管障害，不慮の事故などがあるが，出生前要因や周生期要因に比べると，頻度は少ない．

3 分類

　脳性麻痺の分類は，運動障害の型による分類と，障害の分布による分類を組み合わせた方法で表す（図9）．例えば痙直型両麻痺，アテトーゼ型四肢麻痺などと表す．

【1】運動障害の型

　痙直型，アテトーゼ型，固縮型，失調型，低緊張型などがあるが，痙直型が最も多く，アテトーゼ型がそれに次ぐ．他の型は少ない．

【2】運動障害の分布

　両麻痺，片麻痺，両（側）片麻痺，四肢麻痺が主体である．単肢麻痺，両下肢のみの障害である対麻痺，三肢麻痺は脳性麻痺ではほとんどみられない．

図7 頭部MRI T1強調画像

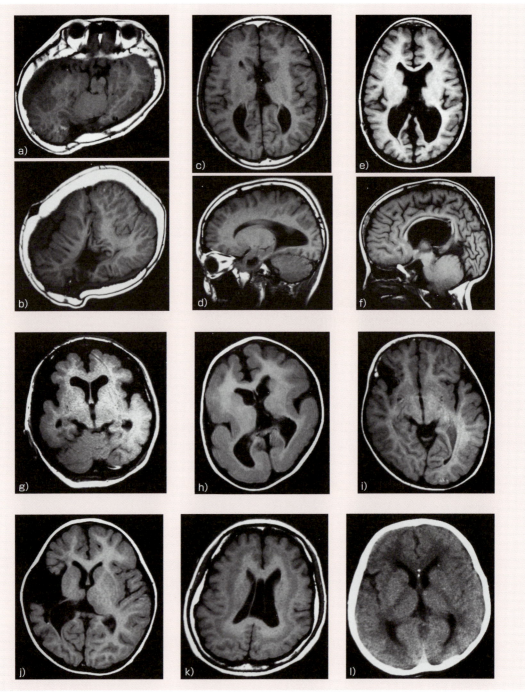

a) b) 全前脳胞症，c) d) 脳梁完全欠損症，e) f) アーノルド・キアリ奇形，g) 厚脳回，h) 滑脳症，i) 裂脳症，j) 孔脳症，k) 皮質下帯状異所性灰白質，l) 先天性サイトメガロウイルス感染症

図8 頭部MRI

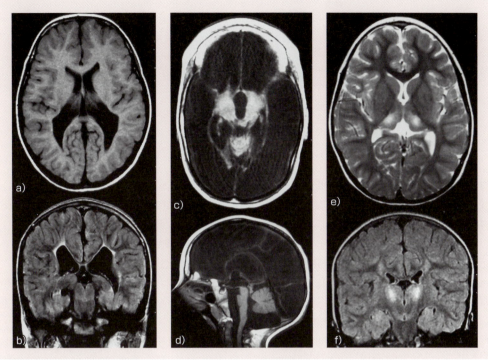

a)b) T1強調画像：6歳児・痙直型両麻痺，c) d) T1強調画像：5歳児・痙直型四肢麻痺，e) T2強調画像，f) T1強調画像：3歳児・アテトーゼ型四肢麻痺

4 評価

【1】新生児の状態の評価

アプガースコア：出生直後の新生児の状態を評価し，外見，心拍，反応，活動性，呼吸の各症候の点数を加算した点数をアプガースコアという（表5）．8〜10点が正常，4〜7点が中等度仮死，0〜3点は重度仮死である．

【2】運動能力の評価

脳性麻痺児に適切な療育を行うためには，障害の正しい評価が大切である．ここでは脳性麻痺の運動障害に対する評価法について述べる．

合併する知的能力障害やてんかんなどの評価については，他の項目を参照．

①**ブラゼルトン新生児行動評価**[7]：刺激への反応や検者との相互作用を通して，新生児の能動的行動能力や相互作用の能力，外界から受ける影響を評価する方法である．この評価法の特徴は，小児の最良の行動を引き出し，その行動を評価することにあり，行動評価項目と神経学的評価項目か

図9 脳性麻痺の分類

1. 運動障害の型
   - 痙直型：伸展反射の亢進，伸または屈の一側方向の折りたたみナイフ様抵抗
   - アテトーゼ型：不随意的な非協同性の筋緊張
   - 固縮型：屈伸両筋の恒常的な抵抗
   - 失調型：協同運動および平衡の障害
   - 低緊張型：深部腱反射の亢進をともなう筋緊張低下
2. 運動障害の分布

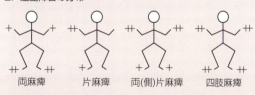

*単麻痺，対麻痺は脳性麻痺ではほとんどみられない

らなる．行動評価項目には，慣れ反応，社会−相互活動，運動系，状態の組織化，状態の調整，自律系，補足項目からなる35の評価項目があり，神経学的評価項目には，反射群からなる18の評価項目がある．

表5 アプガースコア

症候		評点 0	1	2
Appearance	外見	青色	体幹ピンク，四肢青い	全身ピンク
Pulse	心拍	なし	100/分以下	100/分以上
Grimace*	反応	無反応	顔をしかめる	咳またはくしゃみ
Activity	活動性	四肢弛緩	四肢やや屈曲	活発に動かす
Respiration	呼吸	なし	遅い，不規則	強く泣く

*Grimaceは鼻カテーテルに対する反応をみる

②デュボヴィッツの新生児神経学的評価[8]：新生児を姿勢，筋緊張，反射，神経行動学的指標から評価する方法で，障害の早期診断に用いられる．

③ミラニー・コンパレッティ運動発達評価：0～2歳までの小児の運動発達を，反射－反応の相互関係を通して評価する方法である．評価表の上部に運動を，下部に反射，反応を記録するようになっている．評価表には標準の発達レベルが書き込まれている．また評価表に示されている太線は互いの抑制関係を表し，細青線は促通関係を表している（図10）．

④運動年齢検査：新生児から72カ月までの正常小児の運動能力を基準にして作成され，上肢運動年齢検査と下肢運動年齢検査からなる．評価された運動年齢を暦年齢と比較して，運動指数として表す（表6a, b）．

⑤粗大運動能力尺度（GMFM）[12, 13]：カナダのラッセルらにより脳性麻痺児の粗大運動能力の評価をするために作成された評価法で，脳性麻痺児の評価法として欧米で最も多く使われている．脳性麻痺児の運動機能を，経時的，質的，量的に評価する（図11）．

評価尺度は，通常5歳児が通過可能な88項目の運動課題の達成度を観察により判定する．詳細は文献13を参照．

【3】知覚認知能力の評価

脳性麻痺児のなかには，視覚認知障害を示す例が少なくないので，視覚認知能力を評価する方法について述べる．

①フロスティッグ視知覚発達検査[14]：幼児および学童の視知覚能力を評価する方法で，視覚と運動の協応，図形と素地，形の恒常性，空間における位置，空間関係の5つの評価項目に分かれている（図12）．脳性麻痺児を検査する場合には，運動障害の影響を考慮しなくてはならない．

②ベンダーゲシュタルトテスト[15]：幼児および低学年の学童を対象として，9枚の図形を1枚ずつ提示して模写させ，図形の知覚および知覚したものを表現する能力（運動機能）を評価する方法である（図13）．脳性麻痺児を検査する場合には，視知覚だけでなく運動障害の影響を考慮する必要がある．

リハビリテーション

脳性麻痺児のリハは，ライフステージ全体を考慮し長い目でみていくことが大切である（図14）．リハを進めていくにあたっては，医学的・社会的・教育的・職業的リハに分けて考えるとよい．乳児期から幼児期にかけては，医学的リハが中心となり，やがて社会的リハが加わっていく．学童期には教育的リハが中心となり，学校を卒業してからは職業的リハに移行していく．

1. 脳性麻痺

図10 ミラニー・コンパレッティ運動発達評価[9,10)]

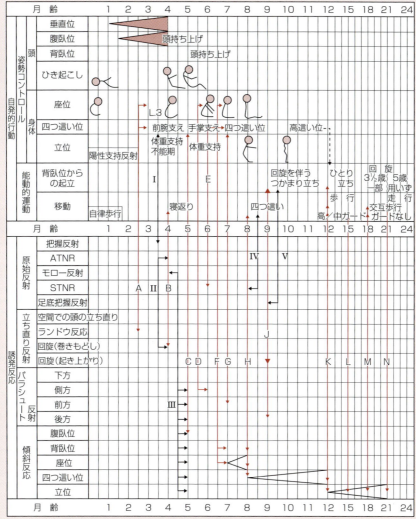

運動発達検査表（ATNR；非対称性緊張性頚反射，STNR；対称性緊張性頚反射）

抑制・促通関係の説明

太線（抑制関係）	
(I)	hand grasp reflexは手で四つ這いになる前になくなっていなければならない
(II)	derotative rightingが可能になるには，A.T.N.が消失していなければならない
(III)	parachuteおよびtilting reactionが可能になるには，上肢におけるモロー反射が消失していなければならない
(IV)	這うのが可能になるには，S.T.N.が消失していなければならない
(V)	支えて立てるようになるには，feat graspが消失していなければならない．もしこれが残っていると歩くのに障害となることがある

細青線（促通関係）	
(A)	sagital righting reactionはflexar群の作用をおさえて，進展を促進させる
(B)	derotative sightingが体軸内での回転を起こさせる
(C)	腹臥位でのtilting reactionが肘をのばして手に荷重させるように働く
(D)	両手で支えて座るには，側方へのparachute reactionが必要である
(E)	S.T.Nが伸筋の協同作用をおさえて四つ這いにひざまずくのを可能にする
(F)	座るようになるには，背臥位と座位におけるtilting reacitonが必要である
(G)	四つ這いにひざまずくには，前方へのparachute reactionが必要である
(H)	ハイハイができるようになるには，座位でのバランスが十分にとれ，四つ這いでのtilting reactionが可能でなければならない
(J)	立ち上がるためには，後方へのparachute reactionができるようになっていなければならない
(K)	歩行のためには，四つ這いでのtilting reactionが十分可能で，さらに立位でのtilting reactionができるようにならなければならない
(L)と(M)	parachute reactionによって手をあげて歩く．立位におけるtilting reactionが発達するにつれて，手をあげなくても済むようになる
(N)	走ることができるには，立位におけるtilting reactionが十分にできなくてはならない

表6a 上肢運動年齢検査[10,11]

氏 名 ＿＿＿＿＿＿＿＿＿＿＿＿＿ （男・女） ＿＿＿年＿＿＿月＿＿＿日生
病 名 ＿＿＿＿＿＿＿＿＿＿＿＿＿ 病 型 ＿＿＿＿＿＿＿＿
利き手 ＿＿＿＿＿＿＿＿＿＿＿＿＿ (＋)(−)は装具の有無を示す

月数	検査項目	検査月日 月 日 (−)	(＋)	月 日 (−)	(＋)	月 日 (−)	(＋)	月 日 (−)	(＋)
4カ月	がらがらにぎり	4	4	4	4	4	4	4	4
7カ月	2.5cmサイコロにぎり	1	1	1	1	1	1	1	1
	同　　親指を使って	1	1	1	1	1	1	1	1
	同　　他手移しかえ	1	1	1	1	1	1	1	1
10カ月	0.6cmビーズを親指と他の1指で正しくつまみあげる	3	3	3	3	3	3	3	3
12カ月	ビーズをつまんで5cm径のびんに入れる	1	1	1	1	1	1	1	1
	3.7cmサイコロ積み（2個）	1	1	1	1	1	1	1	1
18カ月	同　　　　　（3個）	6	6	6	6	6	6	6	6
21カ月	同　　　　　（5個）	3	3	3	3	3	3	3	3
24カ月	同　　　　　（6個）	1	1	1	1	1	1	1	1
	ページめくり（6ページ中4ページ）	1	1	1	1	1	1	1	1
	1.2cmのビーズ通し	1	1	1	1	1	1	1	1
30カ月	3.7cmのサイコロ積み（8個）	3	3	3	3	3	3	3	3
	クレヨンをにぎってかく	3	3	3	3	3	3	3	3
36カ月	3.7cmサイコロ積み（9個）	3	3	3	3	3	3	3	3
	ビーズをびんの中に入れる（10個/30秒）	3	3	3	3	3	3	3	3
48カ月	同　　　　　　　（10個/25秒）								
	電気運筆（輪）	3	3	3	3	3	3	3	3
	3ボタン回路（良い手，9個/10秒）	1.5	1.5	1.5	1.5	1.5	1.5	1.5	1.5
	同　　　　（悪い手，8個/10秒）	1.5	1.5	1.5	1.5	1.5	1.5	1.5	1.5
	木釘45本立（180秒）	3	3	3	3	3	3	3	3
60カ月	電気運筆（四角）	6	6	6	6	6	6	6	6
	ビーズをびんの中に入れる（10個/20秒）	6	6	6	6	6	6	6	6
	小　　　　計								
66カ月	糸まき（20秒）	0.6	0.6	0.6	0.6	0.6	0.6	0.6	0.6
	木釘45本立て（140秒）	0.7	0.7	0.7	0.7	0.7	0.7	0.7	0.7
	木釘5本立て（ピンセットで60秒）	0.7	0.7	0.7	0.7	0.7	0.7	0.7	0.7
	3ボタン電気回路（良い手，10個/10秒）	0.7	0.7	0.7	0.7	0.7	0.7	0.7	0.7
	同　　　　　　（悪い手，9個/10秒）	0.7	0.7	0.7	0.7	0.7	0.7	0.7	0.7
	水平2ボタン電気回路（6個/10秒）	0.7	0.7	0.7	0.7	0.7	0.7	0.7	0.7
	垂直2ボタン電気回路（6個/10秒）	0.7	0.7	0.7	0.7	0.7	0.7	0.7	0.7
	ハンドルまわし（良い手，55秒）	0.6	0.6	0.6	0.6	0.6	0.6	0.6	0.6
	同　　（悪い手，60秒）	0.6	0.6	0.6	0.6	0.6	0.6	0.6	0.6
72カ月	電気運筆（星）	0.6	0.6	0.6	0.6	0.6	0.6	0.6	0.6
	糸まき（15秒）	0.6	0.6	0.6	0.6	0.6	0.6	0.6	0.6
	木釘5本立て（ピンセットで35秒）	0.6	0.6	0.6	0.6	0.6	0.6	0.6	0.6
	木釘45本立て（130秒）	0.6	0.6	0.6	0.6	0.6	0.6	0.6	0.6
	3ボタン電気回路（良い手，11個/10秒）	0.6	0.6	0.6	0.6	0.6	0.6	0.6	0.6
	同　　　　　　（悪い手，10個/10秒）	0.6	0.6	0.6	0.6	0.6	0.6	0.6	0.6
	水平2ボタン電気回路（8個/10秒）	0.6	0.6	0.6	0.6	0.6	0.6	0.6	0.6
	垂直2ボタン電気回路（7個/10秒）	0.6	0.6	0.6	0.6	0.6	0.6	0.6	0.6
	ハンドルまわし（良い手，50秒）	0.6	0.6	0.6	0.6	0.6	0.6	0.6	0.6
	同　　（悪い手，55秒）	0.6	0.6	0.6	0.6	0.6	0.6	0.6	0.6
	合　　計（上肢運動年齢）								
	（暦年齢）								
	（上肢運動指数）UMQ（MA/CA×100）								
	検査者氏名								

1. 脳性麻痺

表6b　下肢運動年齢検査[10,11]

氏名＿＿＿＿＿＿＿＿＿＿＿＿＿（男・女）　　　＿＿＿年＿＿＿月＿＿＿日生

（＋）（－）は装具の有無を示す

月数	検査項目	検査月日 月　日		月　日		月　日		月　日	
		(−)	(＋)	(−)	(＋)	(−)	(＋)	(−)	(＋)
4カ月	①よりかかってお座り 両下肢の位置はどうでもよいが検者が認められる程度壁などによりかかって座っている.	2	2	2	2	2	2	2	2
	②首のすわり 体を真っすぐにして首を上げて保つ. 頭が前後に傾くようなことがあってもすぐに上げられる.	2	2	2	2	2	2	2	2
7カ月	①おすわり（1分以上） 全然介助なしで座る. 床に手をついてもよいが体幹は45°以上傾いてはいけない. 頭および脚の位置はどうでもよい.	3	3	3	3	3	3	3	3
10カ月	①寝返り（両側へ1回転以上）	1	1	1	1	1	1	1	1
	②つかまり立ち（30秒） 片手または両手で物につかまり立っている. もたれてはいけない.	1	1	1	1	1	1	1	1
	③はいはい（1分間に1.8m以上） いざり這いでもなんでも, とにかく自分で移動すればよい.	1	1	1	1	1	1	1	1
12カ月	①四つ這い（15秒間に1.8m以上） 手膝4つを交互に動かして移動, かえるとびは不可.	1	1	1	1	1	1	1	1
	②つかまって立ち上がり 自分で物につかまって立ち上がりそのまま立位を保つ. つかまるものにもたれてはならない.	1	1	1	1	1	1	1	1
15カ月	①歩行と立ち止まり 5, 6歩あるいて立ち止まり, また歩き出すことができる.	1	1	1	1	1	1	1	1
18カ月	①かけあし（15mころばないで）	1	1	1	1	1	1	1	1
	②階段を昇る 標準階段（15cm 6段）を這う, 立つ. 手すりにつかまるなどどんな方法でもよいからひとりで昇る.	1	1	1	1	1	1	1	1
	③ひじ掛け椅子に腰かける 介助なしで歩いて行って, かけることができる.	1	1	1	1	1	1	1	1
21カ月	①階段を降りる 検者が患者の片手をもちバランスのみを支えてやる.	1.5	1.5	1.5	1.5	1.5	1.5	1.5	1.5
	②階段を昇る 両手または片手で手すりにつかまって可（肘や胸を手すりにかけてはならない）.	1.5	1.5	1.5	1.5	1.5	1.5	1.5	1.5
24カ月	①走る（15mを転ばないで；普通のランニング）	1.5	1.5	1.5	1.5	1.5	1.5	1.5	1.5
	②階段を降りる 両手または片手で手すりにつかまって可（肘や胸をもたせかけてはならない）.	1.5	1.5	1.5	1.5	1.5	1.5	1.5	1.5
30カ月	①両足同時にその場でジャンプ	6	6	6	6	6	6	6	6
36カ月	①両足交互に階段昇降（介助なしで6段）	3	3	3	3	3	3	3	3
	②台よりとび降り（15cm台から両足揃えバランスを保つ）	3	3	3	3	3	3	3	3
42カ月	①片脚立ち（2秒間）. 片方できればよい	6	6	6	6	6	6	6	6
48カ月	①走り幅とび. 助走1.8mで30cm以上とび, 両足同時に地につけてバランスを保つ.	3	3	3	3	3	3	3	3
	②その場とび. 15cm以上とびバランスを保つ.	3	3	3	3	3	3	3	3
54カ月	①片脚とび（前方へ4回）. 片方できればよい	6	6	6	6	6	6	6	6
60カ月	①交互に片脚とび（スキップ）3m以上	2	2	2	2	2	2	2	2
	②片脚立ち（8秒間）. 片方できればよい.	2	2	2	2	2	2	2	2
	③線上歩行　2.5cm幅の線上に足底の一部がかかっていればよい.	2	2	2	2	2	2	2	2
72カ月	①30cm台からとび降り接地のさい, 爪先からつき, バランスを保ちながら踵を降ろす.	6	6	6	6	6	6	6	6
	②目を閉じて片脚立ち 最初一側で立ち他側に変えるときも閉じたまま行わねばならない.	6	6	6	6	6	6	6	6
	合　　計（下肢運動年齢）								
	（暦年齢）								
	（下肢運動指数）LMQ（MA/CA×100）								
	検査者氏名								

図11 粗大運動能力尺度（GMFM）[13]

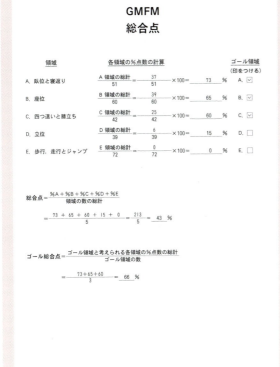
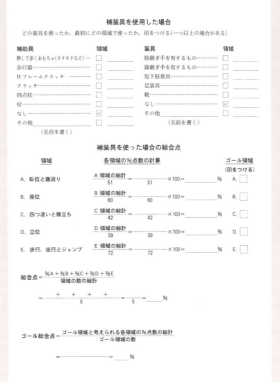

1 診断

　脳性麻痺の診断においては，脳性麻痺の危険因子を把握することが役に立ち，病歴聴取が非常に重要となる．

【1】出生前因子の把握
　まず出生前要因の有無を把握する必要がある．染色体や遺伝子の検査にあたっては，家族歴の聴取が大切であるが，インフォームドコンセントに留意する必要がある．
　母体側の因子，小児側の因子，環境因子に分けて考える．母体側の因子には，妊娠中の母体の感染症（風疹，トキソプラズマ，肝炎など），放射線被曝，栄養不良，糖尿病，甲状腺疾患，心疾患などの罹患がある．小児側の因子には，中枢神経系奇形，胎児仮死などがある．環境因子には，環境汚染や衛生状態の不良などがある．

【2】病歴の聴取
　周生期および出生後の病歴を聴取し，脳性麻痺の危険因子を把握する．周生期の病歴を聴取するにあたっては，母子手帳を参照することが役に立つ．周生期の危険因子には，低出生体重，仮死，頭蓋内出血など表3に示すものがある．出生後の危険因子には，中枢神経感染症や脳血管障害などがある．

【3】臨床症状と評価法
　脳性麻痺の症状は，「非進行性の運動および姿勢の異常」であるが，年齢によりその症状には変化がみられる．
　新生児期には，筋緊張低下，原始反射減弱，自発運動減少，啼泣力減弱，哺乳力低下，けいれんなどの症状がみられ，生後2週間が過ぎてもその症状が消失しない場合には，重度の脳性麻痺の危険が強い．しかし軽度ないし中等度の場合には，これらの症状が消失し，乳児期後半になって再度出現してくる場合があるので，危険因子を有する場合には，経過を追ってみていく必要がある．
　新生児期には，前述のブラゼルトン新生児行動評価やデュボヴィッツの新生児神経学的評価が役に立つ．

図12　フロスティッグ視知覚発達検査[14]

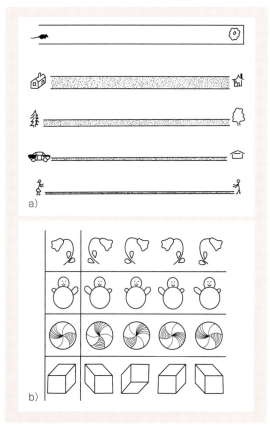

a) 左の物と右の物を線でつなぐ
b) 左の見本と同じものを右の4つのなかから選ぶ

図13　ベンダーゲシュタルトテストの一部[15]（図形を模写）

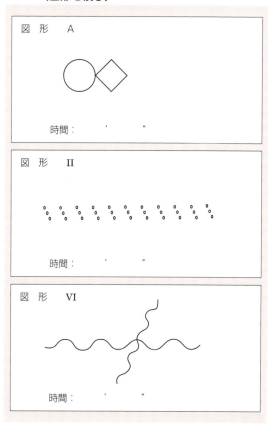

　乳児期から幼児期には，前述のミラニー・コンパレッティ運動発達評価（図10），運動年齢検査（表6 a,b），粗大運動能力尺度（GMFM，図11）が役に立つ．

　脳性麻痺における筋緊張亢進には，錐体路障害と錐体外路障害がある．痙縮（spasticity）は錐体路障害で生じ，他動的に動かそうとするとはじめに抵抗があり，その動きを続けると緊張は抜ける（折りたたみナイフ現象）．固縮（rigidity）は錐体外路障害によって生じ，常に筋緊張が高く，他動的に動かそうとした場合にずっと抵抗がある（鉛管現象）．脳性麻痺では両者が混合してrigospasticityを示すことが多い．筋緊張亢進があると，後弓反張や非対称性緊張性頸反射を生じやすい（図15）．上肢は手を握って肘関節を屈曲し，下肢は内反尖足位をとりやすい．垂直抱きにすると下肢を交差しやすい．

図14　ライフステージからみたリハビリテーション

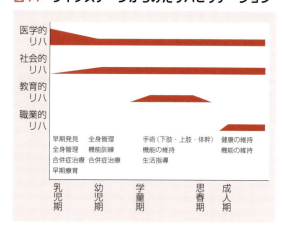

　正常な小児では神経発達のレベルに応じた反射がみられる（p12）．新生児では橋の一部までしか神経成熟はみられず，原始反射がみられる．典型的な原始反射は3～4カ月頃には消失し，4～5カ

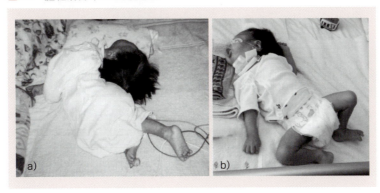

図15　脳性麻痺（10カ月男児）
a) 後弓反張，b) 非対称性緊張性頸反射（ご家族の希望により目かくしなしで掲載）

月頃には中脳レベルの立ち直り反射がみられてくる．平衡反応は6〜9カ月頃に出現する．本来消失するはずの反射が残っていたり，出現するはずの反射が出てこないことは異常で，反射の出現の様子から脳障害の程度を把握することができる．

早産児では，成長・発達の遅れが認められる．早く生まれれば生まれるほど，満期産児に追いつくのに時間を要するが，生後2年くらいまでにはある程度発達が追いつくといわれている．体格は小柄なことが多い．2歳を過ぎても発達に明らかな遅れがある場合には，発達に障害があると判断して療育につなげることが望ましい．

【4】鑑別疾患

乳幼児期に運動発達の障害を示すものには，脳性麻痺，知的能力障害，染色体異常症，神経筋疾患，シャフリングベビー，脊髄疾患，代謝変性疾患，整形外科疾患（多発性関節拘縮症，股関節脱臼）などがあるが，正常化していく運動の遅れも鑑別疾患のなかに入ってくる．鑑別診断にあたっては，以下の検査が役に立つ．

【5】検査

①血液検査：血液生化学検査のなかでAST，ALT，CK，アルドラーゼは筋疾患を鑑別するのに必要である．染色体検査は一般にG分染法を行うが，より詳細に判定するにはFISH（fluorescence in situ hybridization）法などを用いて検査する必要がある．

②脳画像検査：脳CT検査，脳MRI検査により，脳奇形，脳萎縮，脳内石灰化，水頭症，頭蓋内血腫，脳室周囲白質軟化症などを検出する．

③脳波：合併症としてのてんかんの診断のために，脳波検査は必須である．

④視・聴力検査，視・聴覚検査：脳性麻痺では視力や聴力の異常を認めることが少なくないので視・聴力検査が必要である．そのうえで，視覚認知，聴覚認知に関する検査を行う．脳性麻痺では特に視覚認知障害を認めることがあるので，視覚認知障害が疑われる場合にはフロスティッグ視知覚発達検査やベンダーゲシュタルトテストを行う．

2　医学的治療

脳性麻痺の医学的治療には，筋緊張のコントロール，装具療法，整形外科治療，合併症（てんかん，水頭症，嚥下障害，呼吸障害など）の治療がある．

【1】筋緊張のコントロール

筋緊張の医学的治療には，薬物療法，フェノールブロック，ボツリヌス毒素筋肉内注射療法などがある．

これらのなかで薬物療法は最も一般的な方法である．中枢性筋弛緩薬である塩酸エペリゾン（ミオナール®），塩酸トルペリゾン（ムスカルム®），塩酸チザニジン（テルネリン®），バクロフェン（リオレサール®，ギャバロン®）が用いられる．塩酸エペリゾンと塩酸トルペリゾンは比較的穏やかな作用を有し，塩酸チザニジンとバクロフェンはより強力な作用を有するため，痙縮の程度により使

い分ける．いずれも眠気，ふらつき，悪心・嘔吐，食欲不振などの副作用に注意する．ベンゾジアゼピン系薬物であるジアゼパム（セルシン®，ホリゾン®）は抗不安作用，鎮静作用，筋弛緩作用をもつ薬物で，中枢性筋弛緩薬と併用して用いられることが多く，筋緊張に対する効果も高い．

フェノールブロックは，痙縮の治療として用いられる神経ブロックのひとつである．痙性麻痺の患者で，薬物療法，理学療法，装具療法などを行っても，痙縮が十分にコントロールできない場合に行われることがある．あらゆる筋に対して行われるが，比較的多く行われるのは，肘関節屈筋（筋皮神経），手関節および手指屈筋（正中神経），股関節内転筋（閉鎖神経），ハムストリング（坐骨神経），足関節底屈筋（脛骨神経）である．小児では成人に比べるとフェノールブロックを行うことは少ない．

ボツリヌス毒素筋肉内注射療法は，A型ボツリヌス毒素製剤（ボトックス®）を筋肉内に注射することにより筋緊張を低下させる療法で，近年脳性麻痺の筋緊張のコントロールに使われてきている．3～6カ月ごとに注射を繰り返さないと効果が持続できないが，薬物療法などでコントロールできない筋緊張の場合には試みる価値がある．

これらの治療で痙縮がコントロールできない場合には，バクロフェン髄注療法（ITB療法）が行われることもある．腹部にポンプを入れ，カテーテルを介してバクロフェン（ギャバロン®）を脊髄に持続注入することで痙縮を緩和する治療であるが，ポンプが小さくないことや，電池を交換するのに再手術が必要であることなどから，小児に行われることは少ない．

【2】装具療法

装具療法は，変形・拘縮の予防や矯正のため，また運動機能を向上させるための機能訓練の補助として行われる．変形・拘縮の予防を目的として行われる場合には，できるだけ早い時期から行うことが望ましい．しかし装具装着は小児にとって心理的な負担が大きく，継続するためにはいろいろな工夫が必要である．脳性麻痺児に対しては，主として下肢装具が処方されるが，ときに体幹装具も処方される．体幹装具は麻痺性側弯の予防と矯正に用いられることが多く，褥瘡を予防するため軟性のものが好まれる．下肢装具は，抗重力筋の強化や下肢骨の強化に役立つ．装具は採型により作製されるが，小児では足底アーチの形成が未完成であり，免荷時と荷重時でアーチの形が異なるため，注意がいる．また低緊張型の脳性麻痺児では足底板のみで足部の矯正が可能となることもある．立位・歩行を獲得した小児では，足長が急速に増大することが多いため，こまめに装具の調整をする．過矯正に注意する必要がある．

体幹装具と下肢装具，さらにテーブルつきの立位保持装置を組み合わせることにより，立位訓練や上肢の機能訓練に結びつけることができる．

【3】整形外科治療

①上肢に対する手術：脳性麻痺児の上肢は，全屈曲パターン（肩内転内旋，肘屈曲，前腕回内，指屈曲，母指内転）が多く，屈曲拘縮にともなった変形を示すことが多い．関節矯正術，腱移行術，筋解離術などが行われる．

②体幹に対する手術：アテトーゼ型脳性麻痺における激しい頚部の運動による頚髄症に対して，頚背部周囲筋解離術が行われることがあるが，これは成人になってから行われることが多い．

重度の障害があり，寝たきりの状態にある脳性麻痺の患者における側弯症に対して，腰背部筋解離術が行われることがあるが，施行される頻度は少ない．

③下肢に対する手術：脳性麻痺による下肢の変形は多く，手術の適応も少なくないが，大切なことは，股・膝・足関節を別個に考えるのではなく下肢全体を考えて，機能を改善させていくことである．一部の関節のみに目がいくと，術後に機能低下が生じることになる．

アテトーゼ型の脳性麻痺では，手術の結果が予測しにくく，一般には痙直型脳性麻痺に対して手術が行われる．

手術の目的は，疼痛を軽減すること，日常生活で介助を容易にすること，日常生活動作能力（特に移動能力）を向上させることなどである．

i）股関節屈曲拘縮：腸腰筋と大腿直筋の短縮により生じる．30°以上の屈曲拘縮はクラウチング姿勢（股関節屈曲内転内旋，膝関節屈曲，腰椎前

弯が増強した姿勢）や股関節脱臼を引き起こす．トーマステスト（図16a）や尻上がり現象（図16b）で評価する．手術は，腸腰筋の切離または延長とハムストリングの延長である．

　ⅱ）膝関節屈曲拘縮：股関節90°屈曲位で膝関節に45°以上の伸展制限がみられるときには，立位や歩行が不安定になる．股関節の屈筋群や内転筋群を延長した後でも，ハムストリングの末梢拘縮が認められる場合には，膝近傍でハムストリングを延長する．

　ⅲ）足関節底屈拘縮：15°以上の尖足は立位や歩行が不安定になる．足底屈筋群延長術は，股・膝関節周囲筋群解離術後数年して行う場合，ハムストリング延長術と同時に行う場合，単独に行う場合があるが，同時の場合には，中枢に近いものから行っていく．

【4】合併症の治療

　①てんかん：脳性麻痺にてんかんを合併することは多い．脳障害が重度であるほどてんかんの合併率は高く，重度重複障害児では60〜70%にてんかんを合併する．

　てんかんの合併は，痙直型四肢麻痺で最も多いが，痙直型片麻痺も比較的多い．アテトーゼ型での合併は少ない．

　②水頭症：脳性麻痺に水頭症を合併することがある．脳障害が重度であるほど水頭症の合併は多い．

　③嚥下障害：障害が重度であるほど嚥下障害が問題になる．重度の脳性麻痺児の場合には，唾液を誤嚥したり，胃食道逆流による誤嚥を起こしたりする．また，むせこみなどの症状を示さないsilent aspirationの例もあるので注意がいる．診断には嚥下造影検査（videofluorography：VF）が有効である．治療には，姿勢の工夫，薬物療法，外科的療法などがある．

　④呼吸障害：障害が重度であるほど呼吸障害が問題になる．慢性的な呼吸障害がある場合には痰の貯留を引き起こし，感冒が容易に気管支炎や肺炎に至ってしまう．また重度の呼吸障害は呼吸不全をもたらす．したがって，脳性麻痺児における呼吸障害の管理は，生命維持の面から重要な項目である．医療的な面からみると，必要に応じて去

図16　トーマステストと尻上がり現象

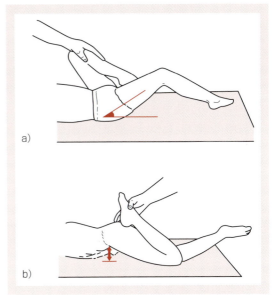

a）トーマステスト：一方の大腿を最大屈曲させて腹部につけ，反対側の大腿と検査台とのなす角度が反対側の腸腰筋拘縮の大きさである
b）尻上がり現象：検者は患者の股関節を伸展したまま膝を徐々に屈曲する．臀部が検査台より挙上すれば大腿直筋に拘縮がある

痰薬の投与や抗生物質の少量持続投与などを行い，呼吸器感染症罹患時には早急な治療が必要となる．また呼吸理学療法としての呼吸の介助，ポジショニング，排痰なども大切である．

3　療育

　脳性麻痺のリスクのある乳児の療育目標は，小児の発達を促進させていくことと同時に，親子関係を形成していくことである．日常生活のなかで，正常な小児の発達に従うような形で発達を進めていくことが基本となる．この時期には医学的リハが中心となる．

　幼児期には，より積極的な機能訓練が開始され，社会的リハが中心になっていく．3歳を超す頃からは，集団保育のなかで，母子分離も進めながら療育が行われていくことが望ましい．

　学童期になると，療育の中心は学校における教育的リハになる．一般に幼児期後半から学童期が最も機能の改善が得られる時期である（図14）．

【1】理学療法

脳性麻痺児の療育において理学療法は非常に重要な分野であり，運動能力を最大限に引き出すための機能訓練を行う．各種訓練法が紹介されているが，訓練法の種類により予後が異なるといわれた時代は過去のものとなり，全国各地の療育施設でそれぞれの方法で訓練がなされている．

代表的な訓練法について簡単に記載する．

①ボバース法：ボバース夫妻が提唱した訓練法で，全人間的発達促進を目標に，理学療法だけでなく作業療法，言語聴覚療法も同時に実施していく総合的な療育法である．異常姿勢反射を抑制し，正しい姿勢緊張を生み出すことで，正常な感覚入力や正しい運動を促通させ，正常な運動パターンを獲得させていく．

具体的には，異常姿勢の原因となることが多い緊張性頸反射と緊張性迷路反射を抑制し，立ち直り反射を誘導していく．

日常生活のなかでの感覚運動経験を重要視し，理学療法，作業療法，言語聴覚療法の相乗効果を推奨している．療育者も脳性麻痺児とともに育つことを目標とし，どのような重症度の小児にも，どのような年齢の小児にも適応できる療育法である．

②ボイタ法：ボイタが提唱した訓練法である．腹臥位および背臥位は人間にとって最も安定しやすい姿勢であり，この安定した姿勢のもとで，反射性移動運動を促通させることにより運動を獲得させていくという理念に基づいている．

基本的には，反射性腹這いと反射性寝返りの2つのパターンを学ばせながら，異常姿勢反応の抑制，異常筋緊張の抑制，立ち直り反射や平衡反応の促通などを行っていく（図17）．

③ルード法：身体的・自律神経的・精神的要因は相互に作用して，運動行為の調節にあたっているという理念を基に，運動機能を獲得させていく訓練法である．運動機能を，運動性能力の発達，安定性能力の発達，体重負荷での運動性の発達，協調運動の発達の順に発達させていく．治療にあたっては，体性感覚のみでなく，自律神経機能と精神機能の刺激を行う．

④カバット法（固有受容性神経筋促通法）：固

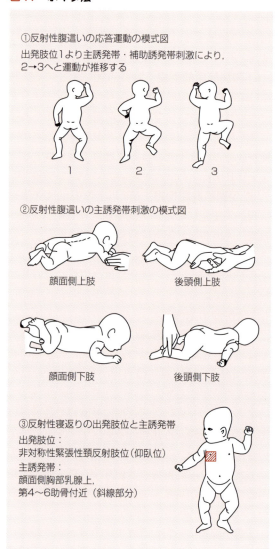

図17 ボイタ法[16]

有受容器（関節包の受容器，靱帯の受容器，筋紡錘，腱紡錘，関節上の皮膚の受容器など）を刺激することにより，神経筋機構の反応を促通する訓練法である．用手接触，筋伸張，牽引と圧縮，最大抵抗などの手技を用いて，日常生活動作の基本となる運動パターンを獲得させる．運動パターンは，回旋運動をともない，らせん的，対角線的であることを特徴とする．

【2】作業療法

脳性麻痺児における作業療法の目的は，日常生活動作の獲得であるが，単に動作の獲得だけでなく，母親への育児支援および心理的支援なども含

んでいる．

脳性麻痺児は，運動障害だけでなく，視空間認知や触覚認知の障害を認めることがあるので，認知障害への訓練も取り入れていく．

①更衣動作：更衣動作を行うには，頚部・体幹・上肢のコントロール能力とともに，知覚認知能力が必要である．はじめはTシャツ，ゴムの入ったズボンの着脱から始め，最終的にはボタンのついた上衣，チャックのついたズボンへと進めていく．

②食事動作：頚部・体幹・上肢のコントロール能力とともに，摂食機能の獲得が必要である．姿勢の安定と適切な食器やスプーンが必要で，言語聴覚士や理学療法士とともに訓練を行うこともある．

③机上動作：書字動作，はさみなどの文具の使用，ワープロ使用などの訓練を行う．必要に応じて，自助具や福祉機器を導入する．

④知覚認知障害へのアプローチ：視空間認知障害に対してはパズル，迷路，積木などを，触覚認知障害に対しては砂遊び，こすり絵などを，ボディイメージの障害に対しては人形の絵を描いたり，着せ替え人形をしたりする．

【3】言語聴覚療法

脳性麻痺児の言語聴覚療法には，摂食嚥下訓練と言語訓練の2つがある．

摂食嚥下訓練を行うにあたっては，口腔周囲の過敏性を除く訓練から開始し，口唇を閉じて鼻で呼吸する訓練，緊張せずに姿勢を保つ訓練へと移行する．次に誤嚥がないことを確認し，ゼリー，ペースト，きざみなどの順に形態を変えながら摂食訓練を進めていく．

脳性麻痺児では，運動性構音障害による発声発語障害や，認知障害によるコミュニケーション障害の問題などがみられる．構音障害に対しては，呼吸訓練，発声訓練，口腔器官の運動訓練，構音訓練などが行われ，必要に応じて拡大・代替コミュニケーション（augmentative and alternative communication：AAC）が導入される．

【4】心理療法

脳性麻痺児の知能分布は，ほぼ半数が知的能力障害をもち，1/4が境界域，1/4が正常といわれている．発達プロフィールに凹凸のみられることも多い．視空間認知や触覚認知の障害，社会性の問題（依存性，あきらめやすさ，協調性のなさ，意思表示の未熟さ）などもみられやすい．脳性麻痺児の心理療法においては，知能検査や認知検査を行い，問題のある部分に対して訓練を進めていく．

4 運動発達予後の予測

脳性麻痺児の運動発達の予後に関する報告は多い．大まかにみて，2歳までに座位を獲得できた小児は歩行が可能となる．また2歳半までに四つ這いが可能となった小児では歩行が可能となる．

産科医療補償制度

産科での医療訴訟が多く，産科医が減少していることから，2009年に産科医療補償制度が運用されるようになった．産科医療補償制度に関する厚生労働省の政策の抜粋を示す．

1 産科医療補償制度（厚生労働省）[17]
（図18, 19）

分娩に関連して発症した重度脳性麻痺児とその家族の経済的負担を速やかに補償するとともに，原因分析を行い，同じような事例の再発防止に資する情報を提供することなどにより，紛争の防止・早期解決および産科医療の質の向上を図ることを目的としている．補償申請の期限は，満5歳の誕生日までである．

2 補償の水準・掛金[17]

補償の対象と認定された脳性麻痺児に対して，看護・介護のために，一時金600万円と分割金2,400万円（20年×120万円），総額3,000万円が補

図18 産科医療補償制度の仕組み[17]

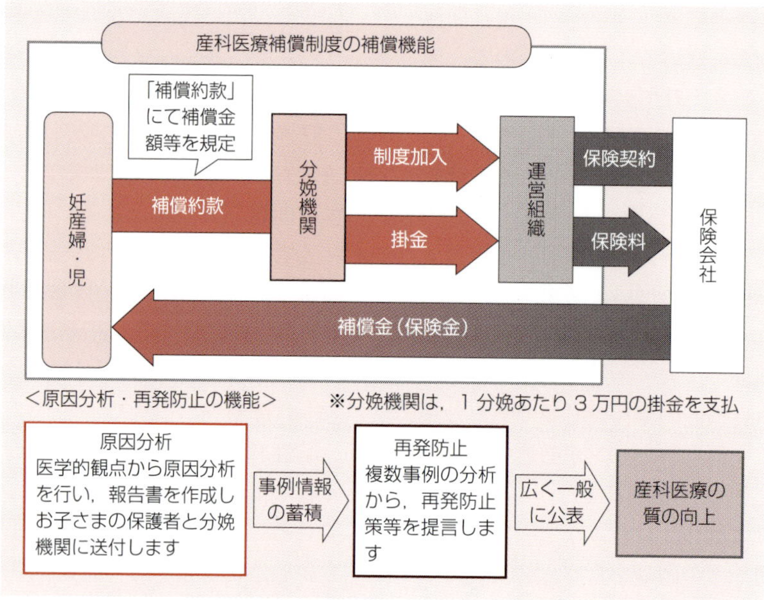

<原因分析・再発防止の機能>
※分娩機関は，1分娩あたり3万円の掛金を支払

図19 産科医療補償制度の補償の対象[17]

産科医療補償制度では，分娩機関の医学的管理下(注)において出生したお子さまが，以下の3つの基準をすべて満たし，運営組織が「補償対象」として認定した場合に，補償金を支払います

- 在胎週数33週以上かつ出生体重2,000g以上，または在胎週数28週以上で低酸素状況を示す所定の要件を満たして出生したこと 【補償対象基準】
※在胎週数の週数は，妊娠週数の週数と同じです
- 先天性や新生児期の要因によらない脳性麻痺であること 【対象とならない基準】
※お子さまが生後6ヵ月未満で死亡した場合は，補償対象としていません
- 身体障害者手帳1・2級相当の脳性麻痺であること 【重症度の基準】
※補償申請の時点での手帳の取得の有無は，審査の結果には影響しません

(注)「管理下」とは，分娩機関が自らの医学的管理の下に分娩を取り扱った場合を指し，複数の分娩機関が管理する場合は，基本的に分娩取扱いの対価である分娩料を徴収する分娩機関の管理下にあるものとして補償されるものと考えられます．自宅や緊急搬送中の分娩等については，関与する分娩機関，娩出等の状況等に従い，児の不利益とならないよう，個別に検討を行って決定する必要があります

償金として支払われる．
お産1件ごとに分娩機関が3万円の掛金を負担することになっている．

③ 原因分析・再発防止[17]

分娩機関から提出された診療録等に記載されている情報および保護者からの情報に基づき，医学的観点から原因分析を行い，原因分析報告書が作成されることになっている．原因分析報告書は，保護者と分娩機関に送付されるとともに，本制度の透明性を高めることと，再発防止や産科医療の質の向上を図ることを目的として，報告書の「要約版」が産科医療補償制度のホームページに掲載される．

原因分析された個々の事例情報を体系的に整

理・蓄積・分析し，再発防止策等を提言した「再発防止に関する報告書」などが作成され，これらの情報を国民や分娩機関，関係学会・団体，行政機関等に提供されることで，同じような事例の再発防止および産科医療の質の向上が図られる．また，産科医療関係者がこのような情報をもとに再発防止および産科医療の質の向上に取り組むことで，国民の産科医療への信頼が高まることにつながる．

症例　脳性麻痺

>> 症例――男児　6歳

診断名：脳性麻痺．
障害名：アテトーゼ型四肢麻痺，構音障害．
病歴：満期3,452gで出生した．アプガースコアは1分後6点，5分後8点で中等度仮死が認められた．その後の経過は良好で，生後4日目に出産院を退院した．7カ月になっても頚定がみられず，寝返りや座位もできないため，当科を紹介された．
初診時所見（7カ月時）：体格はやや小さかった．頚定は不十分で，全身の筋緊張は低く，抗重力姿勢を保つことはできなかった．腹臥位では，肘立て位を数分保つことができた．追視は可能で，目の前の物に手を出してつかもうとするが，コントロールができず，つかむことができなかった．知的にはほぼ正常と思われた．
初診時検査：脳CT，脳MRI，脳波に異常を認めなかった．
その後の経過：外来において理学療法，言語聴覚療法を継続した．理学療法では，頚部，体幹，上肢の安定をはかり，寝返り，座位保持，肘這い～四つ這い，つかまり立ち，伝い歩きと運動訓練を行った（図20）．

言語聴覚療法では，コミュニケーション能力の向上や構音訓練を行った．しかし構音障害が強いため発語が困難であり，4歳から拡大・代替コミュニケーション（AAC）を導入している（図20）．

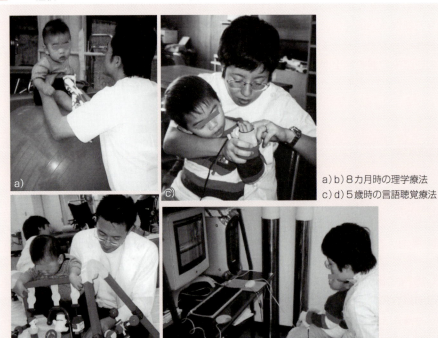

図20　症例　リハビリテーションの概要

a) b) 8カ月時の理学療法
c) d) 5歳時の言語聴覚療法

引用文献

1) 鷲見 聡・他：名古屋市における低出生体重児の後遺障害調査—精神遅滞と脳性麻痺—. 日児誌 96：2636-2643, 1992.
2) 日本医療機能評価機構：産科医療補償制度の見直しの検討結果について. 2013.
3) Hagberg et al：The changing panolama of cerebral palsy in Sweden. VII. Acta Pediatr 85：954-960, 1996.
4) Oskoui M et al：An update on the prevalence of cerebral palsy：a systematic review and meta-analysis. Dev Med Child Neurol 55, 509-519, 2013.
5) 寺澤敬子・他：姫路市における脳性麻痺発生の動向. 脳と発達 30：15-19, 1998.
6) 木下節子・他：長崎県における発達障害児の疫学調査. 日児誌 103：720-734, 1999.
7) Brazelton B：ブラゼルトン新生児行動評価（穐山富太郎監訳）, 第3版, 医歯薬出版, 1955.
8) Dubowitz LMS et al：The neurological assessment of the preterm and fullterm newborn infant, CDM No.148, Heinemann, London, 1999.
9) Milani-Comparetti A et al：Routin developmental examination in normal and retarded children. Dev Med Child Neurol 9：631-638, 1967.
10) 穐山富太郎・他編著：脳性麻痺ハンドブック—療育にたずさわる人のために—, 医歯薬出版, 2002.
11) 小池文英：リハビリテーション医学全書 15　脳性麻痺・その他の肢体不自由, 医歯薬出版, 1974.
12) Russell D et al：The gross motor function measure：a means to evaluate the effects of physical therapy. Dev Med Child Neurol 31：341-352, 1989.
13) Russell D et al：GMFM粗大運動能力尺度—脳性麻痺児のための評価的尺度—（近藤和泉・他監訳）, 医学書院, 2000（Gross Motor Measures Group, Neurodevelopmental Clinical Research Unit（NCRU is now CanChild）：GROSS MOTER FUNCTION MEASURE MANUAL, 2nd ed, McMaster University, Hamilton, Canada, 1993）.
14) Frosting M：フロスティッグ視知覚発達検査（飯鉢和子・他訳）, 日本文化科学社, 1977.
15) Bender L：BGTベンダーゲシュタルトテスト（高橋省己訳）, 三京房.
16) 中島稚之輔：発達からみた乳児脳性運動障害の治療—Vojta法の応用—, 新興医学出版社, 1978.
17) 厚生労働省ホームページ：産科医療補償制度について. http://www.mhlw.go.jp/topics/bukyoku/isei/i-anzen/sanka-iryou/（2015年1月現在）

参考文献

1) 日本リハビリテーション医学会（監）：脳性麻痺リハビリテーションガイドライン, 第2版, 金原出版, 2014.
2) 近藤和泉, 福田道隆・他訳：GMFM粗大運動能力尺度—脳性麻痺児のための評価的尺度, 医学書院, 2000.

2. 神経発達症群／神経発達障害群

1 神経発達症群／神経発達障害群とは

神経発達症群／神経発達障害群とは，発達期に発症する一群の疾患で，個人的・社会的・学業・または職業における機能の障害を引き起こす発達の欠陥により特徴づけられる[1]．具体的には**表1**に示す4つの障害をさしている．

これら4つの障害についてはそれぞれ別の項で述べてあるが，ここでは「神経発達症群」全般についての総論を述べておきたい．

2 発生頻度（図1）

文部科学省による学童の調査（2012年）では，限局性学習症（LD）は4.5％，注意欠如・多動症（ADHD）は3.1％，自閉スペクトラム症（ASD）は1.1％，全体で6.5％が神経発達症群に該当すると報告されている．

3 診断

【1】診断の流れ（図2）

わが国において，神経発達症群は乳幼児健診の流れに乗って発見されることが多い．

障害が重度であるほど早期に発見される．乳児健診では，身体障害，先天性疾患，重度知的能力障害が発見される．1歳6カ月健診では，ことばがコミュニケーション手段になっているかどうかがチェックポイントとなり，重度知的能力障害や重度自閉スペクトラム症がみつけだされる．3歳児健診では，会話が十分に成立して，抽象概念が育ってきていることがポイントとなり，中等度知的能力障害や自閉スペクトラム症がみつけだされる．就学時健診ないしは就学後に軽度神経発達症群がみつけだされる．

【2】特徴

注意欠如・多動症は不注意，多動性，衝動性の問題を示す．限局性学習症は読み書きの能力や，計算能力の習得に問題がある．自閉スペクトラム

表1 神経発達症群

知的能力障害	知的機能と適応機能の欠陥
自閉スペクトラム症	社会的コミュニケーション・対人的相互反応の欠陥，行動・興味・活動の限定された反復的な様式
注意欠如・多動症	不注意，多動性－衝動性の問題
限局性学習症	読み，書き，計算の問題

図1 神経発達症群の頻度（文部科学省）[2]

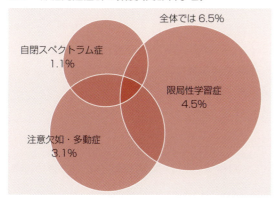

図2 神経発達症群の診断の流れ

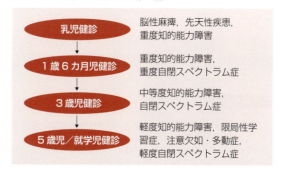

図3　神経発達症群の問題

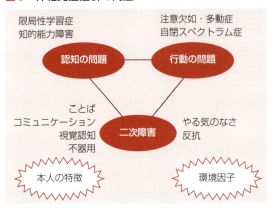

症は社会的コミュニケーション，対人的相互反応，行動・興味・活動に問題がある．知的能力障害は全般的な知的発達の遅れである．

【3】経過と問題点（図3）

神経発達症群は，大きく2つのグループに分けられる．1つは認知能力に問題がある場合で，限局性学習症と知的能力障害が該当する．もう1つは行動に問題がある場合で，注意欠如・多動症と自閉スペクトラム症が該当する．

限局性学習症や知的能力障害では，ことば，コミュニケーション，視覚認知面に問題があったり，不器用であったりすることが多い．また注意欠如・多動症と自閉スペクトラム症では，やる気がないようにみえたり，反抗的に思われたりすることが多い．神経発達症群の小児は，さまざまな問題を抱えていくなかで，自分に自信をなくしたり，逆に反抗的になったりすることが多く，二次障害とよばれている．周囲の人は，本人の特徴を理解し，生活環境や友人関係を整えることなどにより，二次障害の発生を極力抑えていくようににに努力しなければいけない．

【4】特別支援教育

2004年1月『小中学校におけるLD（学習障害），ADHD（注意欠陥/多動性障害），高機能自閉症の児童生徒への教育支援体制の整備のためのガイド

図4　特別支援教育推進体制モデル事業（文部科学省）[3]

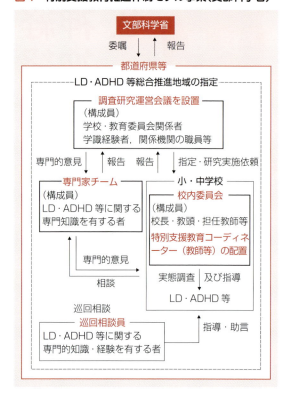

表2　神経発達症群における具体的な役割分担

1. 医療の立場から
   ①診断
   ②薬物療法
   ③学校・家庭・専門機関への診療内容のフィードバック
   ④保護者，教員などへの相談に対応
2. 保育・教育の立場から
   ①子どもの状態を保護者に説明し，共通理解を得る
   ②専門機関へのコンサルタント
   ③個別教育プログラムに基づく取り組み（学習・対人関係など）
3. コーディネーター機能を有する専門機関
   ①学習能力の評価，本人の評価
   ②個別教育プログラムや現場での対応への助言
   ③医療機関・保健機関へのコンサルタント
   ④相談

ライン』が文部科学省から発表された（図4）．

神経発達症群における具体的な役割分担は次のようになる（表2）．

引用文献

1) 髙橋三郎・大野裕監訳：DSM-5　精神疾患の診断・統計マニュアル，医学書院，2014.
2) 文部科学省：通常の学級に在籍する発達障害の可能性のある特別な教育的支援を必要とする児童生徒に関する調査結果ついて，2012.
3) 文部科学省：「特別支援教育推進体制モデル事業」の概要，2003.

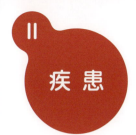

3. 知的能力障害（知的発達症）

1 知的能力障害（知的発達症）とは

　知的能力障害（知的発達症）は，発達期に発症し，知的機能と適応機能の欠陥を示す障害である．

2 原因と発生頻度

　知的能力障害の原因を表1に示す．知的能力障害の原因は，不明なものがかなりの割合を占めている．

　知的能力障害の発生頻度は，一般に全人口の1％といわれている．

3 診断

　表2，3に米国精神医学会の『精神疾患の診断・統計マニュアル第5版（Diagnostic Statistical Manual of Mental Disorders 5th edition：DSM-5，2013）』に記載されている知的能力障害（知的発達症）の診断基準と重症度を示す．

　知的能力障害の診断は，問診，診察，検査の順に進めていく（表4）．

【1】問診

　知的能力障害の診断に問診は重要である．家族歴から得られる近親婚や類似疾患の存在は原疾患や知的能力障害を推測する助けになる．

表1　知的能力障害の原因

出生前要因	先天性	染色体異常（21トリソミー，プラダー・ウィリー症候群など）
		代謝変性疾患（フェニルケトン尿症，ムコ多糖症など）
		神経皮膚症候群（結節性硬化症，神経線維腫症など）
		脳形成異常症（皮質異形成症，滑脳症など）
		症候群（脆弱X症候群，ソトス症候群など）
	後天性	感染症（風疹，サイトメガロウイルスなど）
		中毒（胎児性アルコール症候群など）
		脳血管障害
		栄養性（ヨード欠乏症，母体フェニルケトン尿症など）
	原因不明	多発奇形症候群
		原因不明の症候群
周生期要因		出生時仮死
		脳血管障害
		感染症（ヘルペス脳炎，B群溶連菌髄膜炎など）
		低出生体重
		代謝性（低血糖，高ビリルビン血症など）
出生後要因		中毒（鉛中毒など）
		感染症（各種脳炎・脳症・髄膜炎など）
		脳血管障害
		脳外傷（虐待を含む）
		低栄養
原因不明		家族性
		低文化群

表2 知的能力障害（知的発達症）の診断基準（DSM-5）[1]

知的能力障害（知的発達症）は，発達期に発症し，概念的，社会的および実用的な領域における知的機能と適応機能両面の欠陥を含む障害である．以下の3つの基準を満たさなければならない

A. 臨床的評価および個別化，標準化された知能検査によって確かめられる，論理的思考，問題解決，計画，抽象的思考，判断，学校での学習，および経験からの学習など，知的機能の欠陥
B. 個人の自立や社会的責任において発達的および社会文化的な水準を満たすことができなくなるという適応機能の欠陥．継続的な支援がなければ，適応上の欠陥は，家庭，学校，職場，および地域社会といった多岐にわたる環境において，コミュニケーション，社会参加，および自立した生活といった複数の日常生活活動における機能を限定する
C. 知的および適応の欠陥は，発達期の間に発症する

表4 知的能力障害の診断

問診	家族歴	近親婚，家族における類似疾患
	既往歴	妊娠・出産経過，発達歴，罹患疾患，予防接種，外傷・てんかん発作の既往，家庭環境
	現病歴	発症時期，初発症状，てんかん発作などの状態，経過
診察	一般的診察	顔貌，形態異常，皮膚異常，視力，聴力
	神経機能	姿勢，自発運動，眼位，眼振，筋緊張，筋力
	精神機能	意識，理解力，集中力
検査		血液・尿一般検査，血中・尿中アミノ酸，尿有機酸，血清・髄液のウイルス抗体価，染色体，頭部単純X線，脳波，脳CT，脳MRI・MRA，筋電図，末梢神経伝導速度，聴性脳幹反応，脳血管写，遺伝子

表3 知的能力障害（知的発達症）重症度（DSM-5）の要旨[1]

重症度	概念的領域	社会的領域	実用的領域
軽度	就学前の子ども達において，明らかな概念的差はないかもしれない．学齢期の子ども・成人では，読字，書字，算数，時間または金銭などの学習技能を身につけることに困難を示す	定型発達の同年代に比べて，対人的相互反応において未熟である	身のまわりの世話は年齢相応に機能するかもしれない．複雑な日常生活上の課題ではいくらかの支援を必要とする
中等度	発達期を通してずっと，概念的能力は同年代の人より遅れる．成人において，学習技能の発達は通常，初等教育の水準である	社会的行動およびコミュニケーション行動において，発達期を通して同年代と明らかな違いを示す	成人として食事，身支度，排泄，および衛生といった身のまわりのことを行うことが可能であるが，これらの領域で自立するには，長期間の指導と時間が必要であり，何度も注意喚起が必要となるかもしれない
重度	概念的な能力の獲得は限られている．通常，書かれた言葉，または数，量，時間，および金銭的概念をほとんど理解できない．世話する人は，問題解決にあたって広範囲な支援を提供する	話し言葉は語彙および文法に関してかなり限られる	食事，身支度，入浴，および排泄を含むすべての日常生活上の行動に援助を必要とする．常に監督が必要である
最重度	概念的な技能は通常，記号処理よりもむしろ物理的世界に関するものである	会話や身振りにおける記号的コミュニケーションの理解は非常に限られる	日常的な身体の世話，健康，および安全のすべての面において他者に依存するが，これらの活動の一部にかかわることが可能なことがあるかもしれない

　現病歴では，発症時期，初発症状，合併症状，経過を聴取する．

【2】診察

　全般的な診察では，顔貌・形態・皮膚・視力・聴力の異常などを把握する．外表奇形からは染色体異常などの原疾患を予測することが可能である．必要に応じて検査を進めていく（表5，6，図1）．さらに神経機能と精神機能を診察する．

【3】検査

　病歴と症状から，ある程度まとを絞って検査する．脳CTとMRIでは，MRIのほうが情報が多く得られるが，石灰化はCTのほうがわかりやすい．

3. 知的能力障害（知的発達症）

表5 主な外表大奇形

頭部	無脳症，小頭症，髄膜ヘルニア，舟状頭蓋
顔面	小顎症，眼間開離，両眼接近
眼	白内障，角膜混濁，虹彩欠損，小眼球
耳	耳介低位，耳介変形，外耳道閉鎖
口	唇裂，口蓋裂
皮膚	翼状頸
上肢	短肢，多指症，合指症，骨欠損
泌尿生殖系	尿道下裂，半陰陽
その他	鎖肛，腹壁破裂，臍帯ヘルニア

表6 主な外表小奇形

頭部	前頭突出，後頭突出，後頭扁平
顔面	小下顎症，下顎突出，下顎後退
眼	内眼角贅皮，斜眼裂，眼瞼下垂，眼裂短縮
耳	耳介斜位，小耳介，左右不同，耳珠欠損
口	高口蓋，巨舌，口角下垂，短人中
皮膚	毛髪線低位，血管腫，カフェオレ斑，多毛症
上肢	小さな手，くも指，第5指短小，幅広母指，水かき形成，猿線，異常掌紋，外反肘
下肢	1．2趾開離，揺り椅子状足底
泌尿生殖系	停留睾丸，小陰茎，二分陰嚢

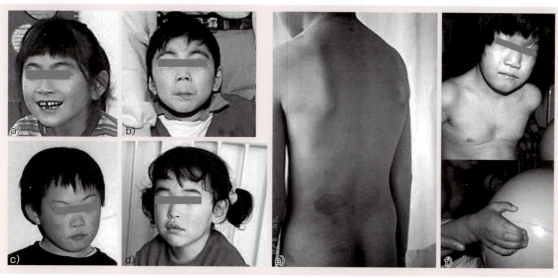

図1 知的能力障害を示す症候群と外表奇形の例

a) アンジェルマン症候群，b) コルネリア・デ・ランジェ症候群，c) ダウン症候群，d) ソトス症候群，
e) カフェオレ斑，f) 知的能力障害児にみられる多発奇形の例（幅広い鼻，ロート胸，合指症）

4 治療

【1】知的能力障害そのものに対する治療（表7）

①原疾患に対する治療

先天代謝異常症など，一部の疾患に対しては治療法がある．

食事療法は，フェニルケトン尿症などのアミノ酸代謝異常症，糖原病，ビタミン依存症などで行われる．

薬物療法には，ウイルソン病やシスチン尿症におけるペニシラミン治療などがある．

酵素補充療法は，ゴーシェ病，ムコ多糖症，GM_2 ガングリオシドーシスなどで行われる．

遺伝子治療は現在のところがんを中心として免疫不全症など特定の疾患に対して治療が開始されているが，近い将来，知的能力障害に関係した疾患の治療の一部となっていく可能性が高い．

②理学療法

運動の遅れを認める小児に対しては，機能訓練を行う．また過敏な反応を示す小児に対しては，生理的安定性や恒常性を保つことを訓練の目標として理学療法を行う．粗大運動が良好にみえても，バランスの悪い小児が多いので，立位保持訓練を行ったり，前庭機能・感覚統合機能などの強化のために理学療法を行うことが有効である．

表7 知的能力障害の治療

知的能力障害そのものに対する治療	原疾患に対する治療 理学療法 作業療法 言語聴覚療法 心理療法 教育プログラム 生活プログラム
随伴症状に対する治療	問題行動の治療
合併症に対する治療	てんかんの治療
保護者に対する支援	障害の告知 具体的な支援法の助言 保護者に問題がある場合の対応
地域支援	ネットワーク

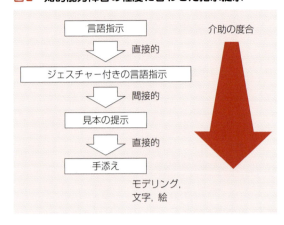

図2 知的能力障害の程度に合わせた指示提示[2]

③作業療法

知的能力障害児では，感覚－運動統合機能障害をともなうことが多いので，日常生活動作訓練のなかに，感覚刺激を導入していく必要がある．感覚統合アプローチも有効である．より適切な感覚刺激から始め，徐々に強化していく．

④言語聴覚療法

発達早期には，摂食訓練，呼吸訓練，口の遊びなどを生活のなかで訓練していく．言語発達に対しては，生活のなかでの語りかけや絵本読みなどを通して促していくが，必要に応じて言語訓練を行う．言語訓練にあたっては，コミュニケーション態度の確立→ジェスチャーによるコミュニケーション→指さしによるコミュニケーション→ことばによるコミュニケーションの順に，コミュニケーション能力を向上させていく．

⑤心理療法

生活リズムの確立に加え，日常生活動作の自立を経て，次に示す「教育プログラム」に結びつけるための準備を行う．学習への流れを理解し，椅子に座って集中して机上課題に取り組めるような訓練をする．例えば，靴を脱いで部屋に入り，机に座って課題に取り組むことなどである．

⑥教育プログラム

教育の基本は，将来生活していくときのための主体性の確立である．自立できることが望ましいが，自立できない場合であっても，より自立的に生活しやすいように取り組むことが大切である．

個別の教育プログラムは個人により異なっているが，基本的な教育プログラムは，「教える・直す」という面よりも，「支援する」という面に重きがおかれている．

個別プログラムは，「領域・教科を合わせた支援」が中心となっているが，個別のテーマを設定し，そのテーマに沿った生活に主体的に取り組めるような活動計画を作成する．そしてその活動に十分取り組めるような状況を作っていく．授業のなかでは，声かけや手助けを必要最小限にし，さりげない支援を続けていく．

⑦生活プログラム

まず，知的能力障害の程度により，指示の出し方を決めておく（図2）．そして具体的には，次の方法で生活プログラムを進めていく．

i) 環境と行動に目を向けて，評価する．
ii) 個別の目標を設定する．
iii) 環境の面，人的な面，やる気の面から，複雑な認知能力がいらない生活の枠組みを作り，支援する．それにあたっては，励ますことが大切である．
iv) 以上の結果を評価し，目標を修正する．
v) この過程を繰り返していく．

【2】合併症に対する治療—てんかん

知的能力障害にてんかんを合併することは多く，知的能力障害が重度であるほど，てんかんの合併率は高くなる．てんかんの詳細についてはp268を参照．

【3】保護者に対する支援

　知的能力障害を疑う場合には，一度医療機関を受診し，精査を行うことを勧めたい．また診断の説明は，医師が中心になって行うことが，家族にとって受け入れやすい．そして診断はできるだけ早い時期に伝え，医療機関，療育機関，保健師など地域の専門スタッフ，家庭が連携をとって，療育を続けていくことが望ましい．支援方法は，できるだけ具体的に伝えないと実際の役に立たない．

　知的能力障害児の保護者に知的な遅れがみられることは少なくない．そのような場合には，保護者以外の親族の協力を得たり，必要に応じて，第三者や公的機関の協力を求めることが必要になる．

【4】地域支援

　知的能力障害をもつ人のケアには，地域での支援が欠かせない．医療機関，教育機関，保健機関，福祉機関のネットワークが大切である．

5 予防

　知的能力障害の予防には，妊娠前の教育（避妊，栄養，感染症罹患に関して），妊娠中の教育（感染症罹患，放射線被曝，母体の基礎疾患，栄養，飲酒に関して），遺伝相談などが大切である．

　特に妊娠中や周産期の抗てんかん薬などの服用に対しては，血中濃度モニタリングを用いて少しでも安全性を高める試みがなされている．

症例　知的能力障害

>> 症例 — 男児　3歳7カ月

診断名：知的能力障害（中等度），小頭症．

病歴：満期3,260gで正常に出生した．寝返り4カ月，四つ這い9カ月であったが，10カ月になってもお座りができないために，当院を紹介された．

当院初診時所見（10カ月時）：身長・体重はほぼ標準，頭囲は－2.5標準偏差であった．四つ這いは少しできたが，座位，つかまり立ちはできず，家族はわかっているようであったが，父と母の区別はできないようであった．

検査所見（10カ月時）：頭部単純X線，頭部CT，脳波，甲状腺ホルモンに異常を認めなかった．

その後の経過：外来で理学療法と心理訓練を月1〜2回継続した．1歳半時に1人立ちが可能となり，1歳8カ月より歩行が可能となった．1歳11カ月より地域の通園療育を開始し，現在に至っている．

　3歳1カ月時の新版K式発達検査では，各領域が同じように遅れており，発達指数が37〜46と中等度の遅れを示している（表8）．

3歳7カ月時所見：たどたどしく歩く．階段は1段ずつおしりをついて降りる．食事は手づかみでは食べるが，フォークは使えない．排泄はおむつを使用．衣類の着脱は協力するが自分ではできない．有意語はマンマ（ご飯）のみだが，簡単な日常語の理解はある．3cmの積木をコップに入れることはできるが，積むことはできない．

表8　症例　新版K式発達検査（生活年齢3歳1カ月）

領域	発達年齢	発達指数
姿勢・運動	1歳3カ月	39
認知・適応	1歳2カ月	37
言語・社会	1歳5カ月	46
全領域	1歳2カ月	38

各領域が同じように遅れている．社会性の遅れは目立たない

引用文献

1) 髙橋三郎・大野裕監訳：DSM-5　精神疾患の診断・統計マニュアル, 医学書院, 2014.
2) 神奈川リハビリテーションセンター：知的障害のリハビリテーションテキスト, 2004.

4. 自閉スペクトラム症／自閉症スペクトラム障害

1 自閉スペクトラム症／自閉症スペクトラム障害とは

自閉スペクトラム症／自閉症スペクトラム障害（Autism Spectrum Disorder：ASD）の基本的特徴は，持続する相互的な社会的コミュニケーションや対人的相互反応の障害，および限定された反復的な行動，興味，または活動の様式である．

2 原因と発生頻度

自閉スペクトラム症には環境要因（両親の高年齢，低出生体重，バルプロ酸の胎児曝露など）と，遺伝・生理学的要因（遺伝子の関連）が言われている．現在，自閉スペクトラム症の15％もの症例が既知の遺伝子変異と関連すると報告されている．

発生頻度は人口の1％程度と推測されている．

3 診断

米国精神医学会の『精神疾患の診断・統計マニュアル第5版（Diagnostic and Statistic Manual of Mental Disorders 5th edition：DSM-5, 2013）』に記載されている自閉スペクトラム症／自閉症ス

表1　自閉スペクトラム症／自閉症スペクトラム障害の診断基準（DSM-5）[1]

A. 複数の状況で社会的コミュニケーションおよび対人的相互反応における持続的な欠陥があり，現時点または病歴によって，以下により明らかになる（以下の例は一例であり，網羅したものではない；本文参照）
　(1) 相互の対人的―情緒的関係の欠落で，例えば，対人的に異常な近づき方や通常の会話のやりとりのできないことといったものから，興味，情動，または感情を共有することの少なさ，社会的相互反応を開始したり応じたりすることができないことに及ぶ
　(2) 対人的相互反応で非言語的コミュニケーション行動を用いることの欠陥，例えば，まとまりのわるい言語的，非言語的コミュニケーションから，アイコンタクトと身振りの異常，または身振りの理解やその使用の欠陥，顔の表情や非言語的コミュニケーションの完全な欠如に及ぶ
　(3) 人間関係を発展させ，維持し，それを理解することの欠陥で，例えば，さまざまな社会的状況に合った行動に調整することの困難さから，想像上の遊びを他者と一緒にしたり友人を作ることの困難さ，または仲間に対する興味の欠如に及ぶ
B. 行動，興味，または活動の限定された反復的な様式で，現在または病歴によって，以下の少なくとも2つにより明らかになる（以下の例は一例であり，網羅したものではない；本文参照）
　(1) 常同的または反復的な身体の運動，物の使用，または会話（例：おもちゃを一列に並べたり物を叩いたりするなどの単調な常同運動，反響言語，独特な言い回し）
　(2) 同一性への固執，習慣への頑ななこだわり，または言語的，非言語的な儀式的行動様式（例：小さな変化に対する極度の苦痛，移行することの困難さ，柔軟性に欠ける思考様式，儀式のようなあいさつの習慣，毎日同じ道順をたどったり，同じ食物を食べたりすることへの要求）
　(3) 強度または対象において異常なほど，きわめて限定され執着する興味（例：一般的ではない対象への強い愛着または没頭，過度に限局したまたは固執した興味）
　(4) 感覚刺激に対する過敏さまたは鈍感さ，または環境の感覚的側面に対する並外れた興味（例：痛みや体温に無関心のように見える，特定の音または触感に逆の反応をする，対象を過度に嗅いだり触れたりする，光または動きを見ることに熱中する）
C. 症状は発達早期に存在していなければならない（しかし社会的要求が能力の限界を超えるまでは症状は完全に明らかにならないかもしれないし，その後の生活で学んだ対応の仕方によって隠されている場合もある）
D. その症状は，社会的，職業的，または他の重要な領域における現在の機能に臨床的に意味のある障害を引き起こしている
E. これらの障害は，知的能力障害（知的発達症）または全般的発達遅延ではうまく説明されない．知的能力障害と自閉スペクトラム症はしばしば同時に起こり，自閉スペクトラム症と知的能力障害の併存の診断を下すためには，社会的コミュニケーションが全般的な発達の水準から期待されるものより下回っていなければならない

4. 自閉スペクトラム症／自閉症スペクトラム障害

表2 自閉スペクトラム症／自閉症スペクトラム障害の重症度水準（DSM-5）[1]

重症度水準	社会的コミュニケーション	限局された反復的な行動
レベル3「非常に十分な支援を要する」	言語的および非言語的社会的コミュニケーション技能の重篤な欠陥が、重篤な危機障害、対人的相互反応の開始の非常な制限、および他者からの対人的申し出に対する最小限の反応などを引き起こしている。例えば、意味をなす会話の言葉がわずかしかなくて相互反応をほとんど起こさなかったり、相互反応を起こす場合でも、必要があるときのみに異常な近づき方をしたり、非常に直接的な近づき方のみに反応したりするような人	行動の柔軟性のなさ、変化に対処することへの極度の困難さ、またはあらゆる分野において機能することを著しく妨げるような他の限局された反復的な行動。焦点または活動を変えることへの強い苦痛や困難さ
レベル2「十分な支援を要する」	言語的および非言語的社会的コミュニケーション技能の著しい欠陥で、支援がなされている場面でも社会的機能障害が明らかであったり、対人的相互反応を開始することが制限されていたり、他者からの対人的申し出に対する反応が少ないか異常であったりする。例えば、単文しか話さず、相互反応が狭い特定の興味に限られ、著しく奇妙な非言語的コミュニケーションを行うような人	行動の柔軟性のなさ、変化に対処することへの困難さ、または他の限局された反復的な行動、事情を知らない人にも明らかなほど高頻度に認められ、さまざまな状況で機能することを妨げている。焦点または活動を変えることへの苦痛や困難さ
レベル1「支援を要する」	適切な支援がないと、社会的コミュニケーションの欠陥が目立った機能障害を引き起こす。対人的相互反応を起こすことが困難であるし、他者からの対人的申し出に対して非定型のまたはうまくいかない反応をするような事例がいくつもはっきりとある。対人的相互反応への興味が低下しているようにみえることもある。例えば、完全な文章で話しコミュニケーションに参加することができるのに、他者との会話のやりとりに失敗したり、友人を作ろうとする試みが奇妙でたいていうまくいかないような人	行動の柔軟性のなさが、1つ以上の状況で機能することに著しい妨げとなっている。いろいろな活動相互で切り替えをすることの困難さ、組織化や計画の立案をすることでの問題（自立を妨げている）

ペクトラム障害の診断基準（表1）と重症度水準（表2）を示す。

自閉スペクトラム症の基本的特徴は、持続する相互的な社会的コミュニケーションや対人的相互反応の障害（診断基準A）、および限定された反復的な行動、興味、または活動の様式である（基準B）。これらの症状は幼児期早期から認められ、日々の活動を制限するか障害する（基準CとD）。

「コミュニケーションや対人的相互反応の障害」は、広範で持続的なものである。完全に会話が欠如されているものから、言葉の遅れ、会話の理解が乏しいなどの欠陥がみられる。他者とのかかわり、考えや感情を共有する能力の欠如は年少児でも明らかで、他者の行動をまねることは少なく、言語が存在しても一方的であり、感情を共有することは少ない。非言語的コミュニケーション行動の欠陥は、視線を合わせたり、身振りや顔の表情で表したりすること、他者との会話のなかでの協調させることができないことなどにみられる。これらの症状は個人的な状況では目立たず、集団のなかで目立ってくる。

「限定された反復的な行動、興味、または活動の様式」は、常同運動（手を叩く、指を弾くなど）、反復的な物の使用（貨幣を回す、おもちゃを一列に並べるなど）、習慣への強いこだわりや行動の限定された様式、変化への抵抗、味、臭い、触感などへの極端な反応などとしてみられる。

これらの症状は幼児期早期から認められ、日々の活動を制限するか障害する。

【1】鑑別診断

自閉スペクトラム症と鑑別されるべきものとしては、レット症候群、選択性緘黙、言語症群、社会的コミュニケーション症、自閉スペクトラム症をともなわない知的能力障害、常同運動症、注意欠如・多動症、統合失調症などがある。

【2】評価法

自閉スペクトラム症に対しては評価尺度がいくつかある。

①小児自閉症評価尺度（CARS）（図1）：自閉症治療教育プログラム（TEACCH）で用いられる評価尺度で、人との関係、模倣、情緒反応、身体の使い方、物の扱い方、変化への適応、視覚によ

る反応，聴覚による反応，味覚・嗅覚・触覚反応とその使い方，恐れや不安，言語性のコミュニケーション，非言語性のコミュニケーション，活動水準，知的機能の水準とバランス，全般的な印象の15項目について評価する．一人ひとりに合ったアプローチの仕方，療育の方法を決める際の参考にできる．

②**広汎性発達障害日本自閉症協会評定尺度(PARS)**：広汎性発達障害の支援ニーズを評価するための尺度である．対人，コミュニケーション，こだわり，常同行動，困難性，過敏性の6領域において，広汎性発達障害に特徴的な57項目をチェックする．

4 治療

診断は早い時期に家族に伝えるべきである．そのうえで，図2に示すようなわかりやすい援助を組み立てていく．また医療機関，療育機関，保健師など地域の専門スタッフ，家庭が連携をとって，療育を続けていくことが望ましい(図3)．

【1】行動療法

行動療法は，標的とする行動の減少ないしは消失を目的としている．例えば，異食に対して，食べられないものを口に入れたときには，吐き出させて歯ブラシで口のなかを清潔にしティッシュで拭くといった過剰訂正法を行う．抜毛に対しては，抜毛をしそうになったときに本人の毛をつかんで意識させ，抜毛後に鏡の前でヘアケアをして意識付けをする習慣逆制止などを行う．自傷行為に対しては，保護具を装着させて自傷を減らし，その後少しずつはずしていく差動強化法を行う．

【2】TEACCHプログラム[4)]

1960年代から米国のショプラーらが開発した自閉スペクトラム症を中心とした発達障害児に対する治療プログラムで，Treatment and Education of Autistic and related Communication handicapped CHildrenの頭文字をとってTEACCHプログラムとよばれる．このプログラムは，まず自閉スペクトラム症の特徴を十分に学んだうえで，

図1 小児自閉症評価尺度(The Childhood Autism Rating Scale：CARS)[2)]

CARS

CHILDHOOD AUTISM RATING SCALE (小児自閉症評定尺度)

ケースNo. ＿＿＿＿＿＿

氏　名 ＿＿＿＿＿＿ (男・女)

生年月日 ＿＿年＿＿月＿＿日(＿＿歳＿＿カ月)

評定年月日 ＿＿年＿＿月＿＿日(第＿＿回目)

評 定 者 ＿＿＿＿＿＿

合計得点＿＿＿＿点

自閉症ではない(15～29.5)＿＿＿＿

軽・中度自閉症(30～36.5)＿＿＿＿

重 度 自 閉 症 (37～60)＿＿＿＿

CARS スコアリングシート

注意：CARS記述用紙の記載事項を参照してから、各項目の得点を合計する。
(各項目に1つ○をつける)

	正常範囲内		軽度の異常		中度の異常		重度の異常
1 人との関係	1	1.5	2	2.5	3	3.5	4
2 模　倣	1	1.5	2	2.5	3	3.5	4
3 情緒反応	1	1.5	2	2.5	3	3.5	4
4 身体の使い方	1	1.5	2	2.5	3	3.5	4
5 物の扱い方	1	1.5	2	2.5	3	3.5	4
6 変化への適応	1	1.5	2	2.5	3	3.5	4
7 視覚による反応	1	1.5	2	2.5	3	3.5	4
8 聴覚による反応	1	1.5	2	2.5	3	3.5	4
9 味覚・嗅覚・触覚反応とその使い方	1	1.5	2	2.5	3	3.5	4
10 恐れや不安	1	1.5	2	2.5	3	3.5	4
11 言語性のコミュニケーション	1	1.5	2	2.5	3	3.5	4
12 非言語性のコミュニケーション	1	1.5	2	2.5	3	3.5	4
13 活動水準	1	1.5	2	2.5	3	3.5	4
14 知的機能の水準とバランス	1	1.5	2	2.5	3	3.5	4
15 全体的な印象	1	1.5	2	2.5	3	3.5	4

合計得点＿＿＿＿点
(合計得点は表紙に転記すること)

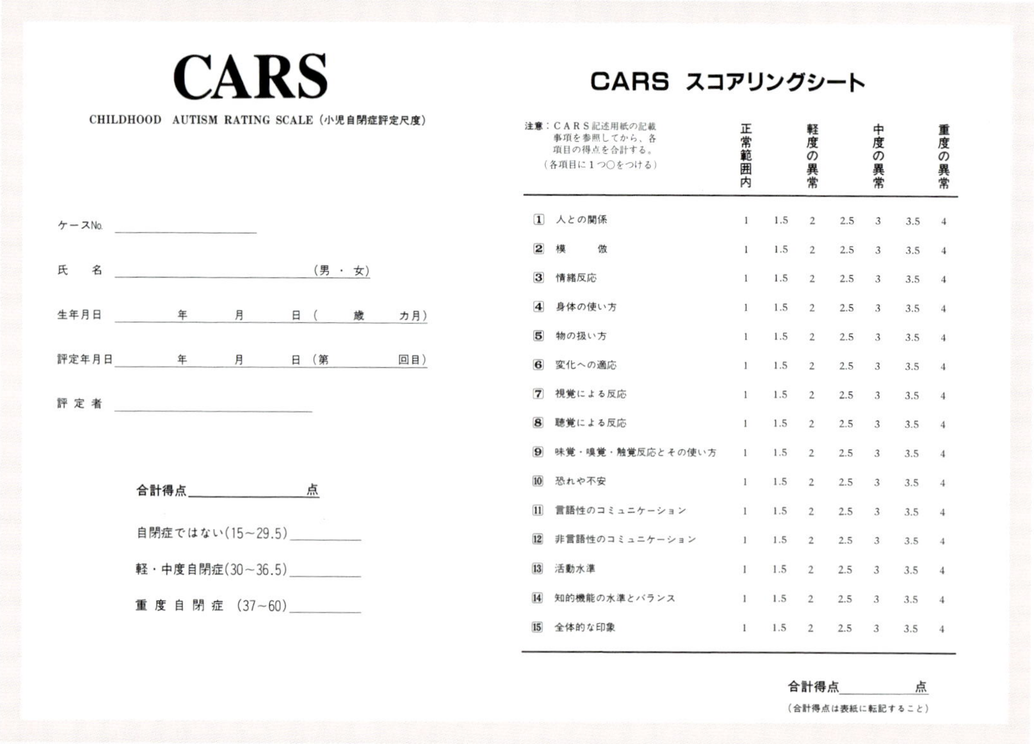

4. 自閉スペクトラム症／自閉症スペクトラム障害

対象となる小児の気持ち，理解できる内容，動作の特徴などに合わせて，周囲の接し方，生活場面などを工夫して具体的に整え（構造化とよぶ），自立生活へと導いていく方法をとっている．すべてのライフステージに必要な医療，教育，自立援助のための環境などを配慮した実践的な治療・教育システムであり，自閉スペクトラムの人たちの自立生活の改善やパニックなどの問題行動が減少することが証明されている（図4）．

【3】薬物療法

自閉スペクトラム症にともなう症状で対応を要するものの代表は行動障害である．行動障害に対する薬物療法は主として向精神薬を用いるが，薬物療法はあくまでも生活支援の補助として用いることを忘れてはいけない．しかし適切な薬物療法によって，行動の改善や生活の質の向上が得られることも事実である．向精神薬には副作用がみら

図2　わかりやすい援助の組み立て方[3)]

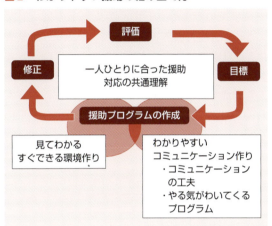

図3　地域支援ネットワーク

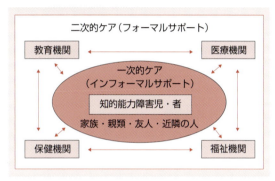

図4　TEACCHプログラムに基づいたわかりやすい援助の組み合わせ[3)]

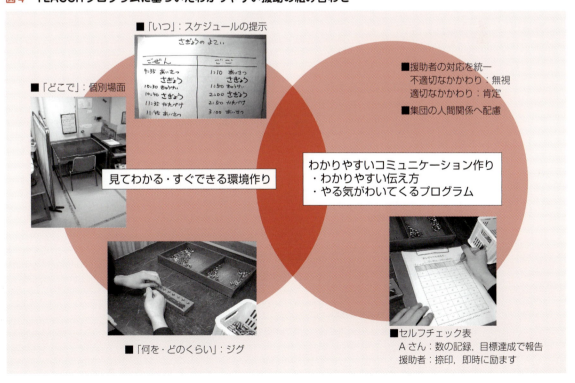

れやすく，また小児では保険適用がなかったり，安全性が認められていないものが多いので，使用にあたっては細心の注意が必要である．

標的症状とそれに対して用いる薬物を表3に，向精神薬の種類を表4に示す．

5 強度行動障害

強度行動障害とは，著しく強い攻撃性，自傷，他害，多動などの激しい行動障害のため，適切な療育や訓練の機会を得ることがきわめて困難な状態のことをいう．強度行動障害に対しては，医療・教育・福祉の面から総合的に支援する対策がとられている．

強度行動障害判定基準表を表5に示す．10点以上を強度行動障害とする．厚生労働省管轄の在宅支援事業のひとつとして，20点以上の例を対象にした「強度行動障害対策事業」があり，対象者は3年以内の施設入所を行いながら，医師・指導員・教師・心理指導員，ソーシャルワーカーなどから構成されるチームにより，行動障害の軽減を目的とした支援を受ける．

表3　向精神薬による薬物療法

標的症状	使用する薬物
興奮	抗精神病薬，抗そう薬，睡眠薬，抗不安薬
気分変調	抗うつ薬，抗そう薬，睡眠薬
不安	抗不安薬，（抗精神病薬，抗うつ薬，抗そう薬）
不眠	睡眠薬，（抗精神病薬，抗うつ薬，抗そう薬）
緊張	抗不安薬，抗精神病薬
多動	精神刺激薬

表4　向精神薬の種類

精神刺激薬	メチルフェニデート（コンサータ®）	抗うつ薬	イミプラミン（トフラニール®）
	アトモキセチン（ストラテラ®）		フルボキサミン（デプロメール®・ルボックス®）
抗精神病薬	ハロペリドール（セレネース®）	抗そう薬	炭酸リチウム（リーマス®）
	リスペリドン（リスパダール®）		カルバマゼピン（テグレトール®）
	クロルプロマジン（コントミン®・ウインタミン®）	抗不安薬	ジアゼパム（ホリゾン®・セルシン®）
	レボメプロマジン（ヒルナミン®・レボトミン®）		ブロマゼパム（レキソタン®）
	アリピプラゾール（エビリファイ®）		エチゾラム（デパス®）

表5　強度行動障害判定基準表

行動傷害の内容	1点	3点	5点
1. ひどい自傷	週に1・2回	一日に1・2回	一日中
2. 強い他傷	月に1・2回	週に1・2回	一日何度も
3. 激しいこだわり	週に1・2回	一日に1・2回	一日何度も
4. 激しいもの壊し	月に1・2回	週に1・2回	一日何度も
5. 睡眠の大きな乱れ	月に1・2回	週に1・2回	ほぼ毎日
6. 食事関係の強い障害	週に1・2回	ほぼ毎日	ほぼ毎食
7. 排泄関係の強い障害	月に1・2回	週に1・2回	ほぼ毎日
8. 著しい多動	月に1・2回	週に1・2回	ほぼ毎日
9. 著しい騒がしさ	ほぼ毎日	一日中	絶え間なく
10. パニックがひどく指導困難			あれば
11. 粗暴で恐怖感を与え指導困難			あれば

10点以上を強度行動障害とし，20点以上を特別処遇の対象とする．

症例　自閉スペクトラム症

>> 症例1 ― 男児　8歳

診断名：自閉スペクトラム症，知的能力障害（中等度）．
主訴：発達の遅れ．
病歴：満期3,100gで正常に出生．運動の発達は正常であった．2歳になり，保育園で他の子どもと交われないといわれた．3歳半健診で知的発達の遅れを指摘され，保育園と並行して地域の通園施設にも通い始めた．5歳5カ月時に精査を希望して当院を初診した．

当院初診時所見（5歳5カ月時）：理学的に特記すべきことなし．目が合いにくく，予期しなかったことには強く抵抗を示す．日常生活全般に援助が必要で，2語文は話すが会話にはならない．保育園では昼食を食べない・トイレに行かないなどのこだわりが認められた．心理検査場面では，言語指示などの聴覚的な刺激より，視覚的情報提供がなされた課題のほうがのりがよかった．また行動がパターン化しやすかった．K-ABC心理・教育アセスメントバッテリーの結果は，継次処理尺度，同時処理尺度，認知処理尺度，習得度尺度，非言語性尺度のいずれもが67〜76とほぼ同程度の遅れを示していた．CARSでは34点の「軽・中等度自閉スペクトラム症」に該当した．

その後の経過：保育園，通園での療育と並行して，当院での心理訓練を月2回行った．

課題内容は，①同時処理的課題（手がかりをしっかりみて，試行錯誤しながら，課題を達成する練習．ジグソーパズルなど），②継次処理的課題（ことばかけに応じて答えを探す練習を少しずつ難しくしていく．例えば，積木を机の上に並べて，「一番上の積木はどれ？」「3番目の積木はどれ？」などのことばかけに答える），③概念形成課題（大きさや量の比較，数概念，数詞の理解），④社会的スキル課題（はじめと終わりの挨拶，順番を意識するゲーム）などであった．

就学にあたっては，①本人の様子をよくみて，無理をさせない（わかりやすい課題から難しい課題へ．好きな課題と苦手な課題を組み合わせる），②手がかりをわかりやすく示す（いつ，どこで，何を，どうすればよいのか．社会的なルールなどの目にみえないことを，体験を通して学ぶ），③うまくいっていることをほめる，④よい習慣を増やしていく（日常生活の自立，自分から報告する姿勢）などに力を入れた．

現在の所見（8歳2カ月時）：こだわりやマイペースさは残っているが，認知機能の向上が認められ，地域の小学校の特殊学級に通学している．

K-ABC心理・教育アセスメントバッテリーの結果は，継次処理尺度94±9，同時処理尺度69±11，認知処理尺度79±8，習得度尺度66±7，非言語性尺度76±9と，継次処理尺度と同時処理尺度および習得度尺度に有意差があり，知的発達面にばらつきが認められる．

S-M式社会生活能力検査の結果でも，遅れとばらつきが認められる（図5）．

図5　症例1　S-M式社会生活能力検査プロフィール

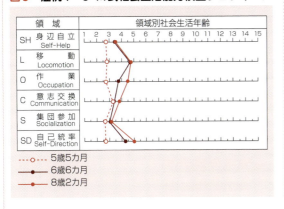

>> 症例2— 男児　11歳5カ月

診断名：自閉スペクトラム症，知的能力障害（重度），行動障害．

病歴：満期3,300gで正常に出生した．始歩1歳，始語4歳であった．3歳より頭つき，6歳よりつねり，かみつきが出現し，某院で投薬治療を受けていたが，行動障害のために，自宅での生活が困難となり，強度行動障害対策事業の対象として，当院の知的障害児施設に入所となった．

入所時所見（8歳時）：理学的，神経学的に特記すべきことはなかった．行動面では，つねり，かみつき，トイレへのこだわり（排泄後，便器に手をつっこみ遊ぶ），ものこわし，著しい多動と騒がしさ，パニック，放尿，衣類を脱いで裸になることなどがみられ，強度行動障害判定基準表のスコアは31点であった（図6）．

入所後の経過（行動障害に対するアプローチ）：生活の場を担当する児童指導員を中心として，教師，臨床心理士，医師がチームとなってアプローチした．行動を整理し，自発的な行動を促すために，日課ごとにスケジュールカードを作成し，やることを本人に提示した．しだいに問題行動は減少していったが，余暇時間にパニックが集中して残ったため，余暇を過ごす時間と場所を限定し，職員の対応法を統一した．すなわち物理的・時間的・視覚的な構造化を図った．それと同時に薬物療法を行った（図7）．施設入所後2年余りが経過した時点でも強度行動障害基準表のスコアは21点で，強度行動障害の特別処遇の対象ではあるが，少しずつ問題は減少している．

図6　症例2　強度行動障害判定基準表のプロフィール

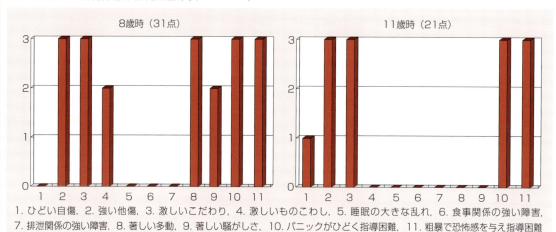

1. ひどい自傷，2. 強い他傷，3. 激しいこだわり，4. 激しいものこわし，5. 睡眠の大きな乱れ，6. 食事関係の強い障害，7. 排泄関係の強い障害，8. 著しい多動，9. 著しい騒がしさ，10. パニックがひどく指導困難，11. 粗暴で恐怖感を与え指導困難

図7　症例2　薬物療法の経過図

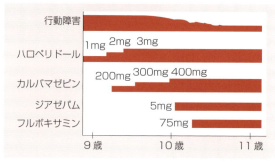

引用文献

1) 髙橋三郎・大野裕監訳：DSM-5　精神疾患の診断・統計マニュアル，医学書院，2014．
2) ショプラー・E：CARS小児自閉症評価尺度（佐々木正美監訳），岩崎学術出版社，1989．
3) 神奈川リハビリテーションセンター：知的障害のリハビリテーションテキスト，2004．
4) ショプラー・E：自閉症の療育者：TEACCHプログラムの教育研修（佐々木正美監訳），神奈川県児童医療福祉財団，1994．

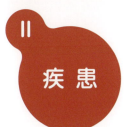

5. 注意欠如・多動症／注意欠如・多動性障害

1 注意欠如・多動症／注意欠如・多動性障害とは

注意欠如・多動症／注意欠如・多動性障害（Attention-Deficit / Hyperactivity Disorder：ADHD）は，気が散りやすい，多動，落ち着きがない，衝動的などの症状を示し，機能または発達の妨げとなっているものである．

2 原因と発生頻度

注意欠如・多動症の原因としては，遺伝的要因，環境要因（極低出生体重・感染症など）による脳の機能障害などが考えられているが，特定の複数の遺伝子の組み合わせによるという多因子遺伝の考え方が一般的である．

発生頻度は小児で約5％，成人で約2.5％といわれている．男性のほうが頻度が高く，小児期で2：1，成人期で1.6：1である．

3 診断

米国精神医学会の『精神疾患の診断・統計マニュアル第5版（Diagnostic Statistical Manual of Mental Disorders 5th edition：DSM-5, 2013）』に記載されている注意欠如・多動症／注意欠如・多動性障害の診断基準と重症度を**表1**に示す．

【1】診断の基本

診察室のなかだけで注意欠如・多動症の診断を行うことは難しく，身体所見，神経学的所見，病歴をもとに，幼稚園や学校場面も加えた客観的な評価，脳波検査，放射線学的検査，心理検査などから総合的に診断されるべきである．

注意欠如・多動症では限局性学習症や知的能力障害を併存することが多いため，心理検査の結果は症例によりさまざまであるが，WISC-Ⅳ知能検査などの検査では下位項目にばらつきが目立つことが多い．特に，数唱（耳から聞いての計算など）や符号（目でみて同じマークを探していくことを繰り返すなど）の項目が低得点のことが多い．また知能指数の結果に比べて，学業成績の振るわないことが多い．

【2】症状

注意欠如・多動症は，不注意優勢型，多動性―衝動性優勢型，混合型に分けられる．混合型が60％以上と最も多く，次いで不注意優勢型が多い．

注意欠如・多動症の基本的特徴は，機能または発達を妨げる程の，不注意，多動性―衝動性である．「不注意」は，気がそれる，がまんできない，集中できないなど，「多動性」は，不適切な場面で動き回る，過剰にそわそわする，しゃべりすぎるなど，「衝動性」は，飛出しなどの突然の行動，がまんできない，結果を考えず行動するなどである．

幼児期の主な症状は多動で，就学後，不注意がより目立ってくる．青年期になると多動性は目立たなくなりそわそわ感，落ち着きのなさ，がまんできないことが主体となる．

【3】評価法

注意欠如・多動症に対してはいくつかの評価尺度がある．

①ADHDの行動評価（ADHD Rating Scale-Ⅳ）：5〜18歳を対象とし，注意欠如・多動症の18症状を尋ねる形のスケールで，家庭での様子を評価する家庭版と，学校での様子を評価する学校版の2種類がある．

②コナーズの評価スケール（Conners 3rd edition）：6〜18歳の小児を対象とした親用，教師用，8〜18歳の小児を対象とした自己評価用の

表1 注意欠如・多動症／注意欠如・多動性障害の診断基準（DSM-5）[1]

A. (1)および/または(2)によって特徴づけられる，不注意および/または多動性-衝動性の持続的な様式で，機能または発達の妨げとなっているもの：
 (1) 不注意：以下の症状のうち6つ（またはそれ以上）が少なくとも6カ月持続したことがあり，その程度は発達の水準に不相応で，社会的および学業的/職業的活動に直接，悪影響を及ぼすほどである：
   注：それらの症状は，単なる反抗的行動，挑戦，敵意の表れではなく，課題や指示を理解できないことでもない．青年期後期および成人（17歳以上）では，少なくとも5つ以上の症状が必要である
   (a) 学業，仕事，または他の活動中に，しばしば綿密に注意することができない，または不注意な間違いをする（例：細部を見過ごしたり，見逃してしまう，作業が不正確である）
   (b) 課題または遊びの活動中に，しばしば注意を持続することが困難である（例：講義，会話，または長時間の読書に集中し続けることが難しい）
   (c) 直接話しかけられたときに，しばしば聞いていないように見える（例：明らかな注意を逸らすものがない状況でさえ，心がどこか他所にあるように見える）
   (d) しばしば指示に従えず，学業，用事，職場での義務をやり遂げることができない（例：課題を始めるがすぐに集中できなくなる，また容易に脱線する）
   (e) 課題や活動を順序立てることがしばしば困難である（例：一連の課題を遂行することが難しい，資料や持ち物を整理しておくことが難しい，作業が乱雑でまとまりがない，時間の管理が苦手，締め切りを守れない）
   (f) 精神的努力の持続を要する課題（例：学業や宿題，青年期後期および成人では報告書の作成，書類に漏れなく記入すること，長い文章を見直すこと）に従事することをしばしば避ける，嫌う，またはいやいや行う
   (g) 課題や活動に必要なもの（例：学校教材，鉛筆，本，道具，財布，鍵，書類，眼鏡，携帯電話）をしばしばなくしてしまう
   (h) しばしば外的な刺激（青年期後期および成人では無関係な考えも含まれる）によってすぐ気が散ってしまう
   (i) しばしば日々の活動（例：用事を足すこと，お使いをすること，青年期後期および成人では，電話を折り返しかけること，お金の支払い，会合の約束を守ること）で忘れっぽい
 (2) 多動性および衝動性：以下の症状のうち6つ（またはそれ以上）が少なくとも6か月持続したことがあり，その程度は発達の水準に不相応で，社会的および学業的/職業的活動に直接，悪影響を及ぼすほどである：
   注：それらの症状は，単なる反抗的態度，挑戦，敵意などの表れではなく，課題や支持を理解できないことでもない．青年期後期および成人（17歳以上）では，少なくとも5つ以上の症状が必要である
   (a) しばしば手足をそわそわ動かしたりトントン叩いたりする，またはいすの上でもじもじする
   (b) 席についていることが求められる場面でしばしば席を離れる（例：教室，職場，その他の作業場所で，またはそこにとどまることを要求される他の場面で，自分の場所を離れる）
   (c) 不適切な状況でしばしば走り回ったり高い所へ登ったりする（例：青年または成人では，落ち着かない感じのみに限られるかもしれない）
   (d) 静かに遊んだり余暇活動につくことがしばしばできない
   (e) しばしば"じっとしていない"，またはまるで"エンジンで動かされているように"行動する（例：レストランや会議に長時間とどまることができないかまたは不快に感じる；他の人達には，落ち着かないとか，一緒にいることが困難と感じられるかもしれない）
   (f) しばしばしゃべりすぎる
   (g) しばしば質問が終わる前に出し抜いて答え始めてしまう（例：他の人達の言葉の続きを言ってしまう；会話で自分の番を待つことができない）
   (h) しばしば自分の順番を待つことが困難である（例：列に並んでいるとき）
   (i) しばしば他人を妨害し，邪魔する（例：会話，ゲーム，または活動に干渉する；相手に聞かずにまたは許可を得ずに他人の物を使い始めるかもしれない；青年または成人では，他人のしていることに口出ししたり，横取りすることがあるかもしれない）
B. 不注意または多動性-衝動性の症状のうちいくつかが12歳になる前から存在していた
C. 不注意または多動性-衝動性の症状のうちいくつかが2つ以上の状況（例：家庭，学校，職場；友人や親戚といるとき；その他の活動中）において存在する
D. これらの症状が，社会的，学業的，または職業的機能を損なわせているまたはその質を低下させているという明確な証拠がある
E. その症状は，統合失調症，または他の精神病性障害の経過中にのみ起こるものではなく，他の精神疾患（例：気分障害，不安症，解離症，パーソナリティ障害，物質中毒または離脱）ではうまく説明されない

▶現在の重症度を特定せよ
 軽度：診断を下すのに必要な項目数以上の症状はあったとしても少なく，症状がもたらす社会または職業的機能への障害はわずかでしかない
 中等度：症状または機能障害は，「軽度」と「重度」の間にある
 重度：診断を下すのに必要な項目数以上に多くの症状がある，またはいくつかの症状が特に重度である，または症状が社会的または職業的機能に著しい障害をもたらしている

表2　治療

薬物療法	メチルフェニデート（コンサータ®）など
行動療法	子どもへのソーシャルスキルトレーニング 親へのペアレントトレーニング
家族支援	注意欠如・多動症の啓発，学習会，相談会，家族会
教育との連携	家庭―医療機関―教育機関の連携

表3　薬物療法

標的症状	使用する薬物
不注意・多動	メチルフェニデート（コンサータ®） アトモキセチン（ストラテラ®）
強迫症状	フルボキサミン（デプロメール®・ルボックス®） ミルナシプラン（トレドミン®） クロミプラミン（アナフラニール®）
衝動性・気分変動	カルバマゼピン（テグレトール®） バルプロ酸（デパケン®，セレニカR®など） クロニジン（カタプレス®）
衝動性	リスペリドン（リスパダール®） ハロペリドール（セレネース®）

3種類がある．

【4】併存障害

　注意欠如・多動症にともないやすい併存障害としては，限局性学習症，反抗挑発症，自閉スペクトラム症，常同運動症などがある．

　また注意欠如・多動症に派生して生じていると思われる「二次障害」といわれる状況，すなわち自信のなさ，自己嫌悪，周囲と同じになれないことによる自己価値観・自尊心の低下，行動上の問題などについても考慮していく必要がある．

4　治療（表2）

【1】薬物療法（表3）

①中枢刺激薬

　メチルフェニデート（コンサータ®）がよく使われる．不注意や多動性への効果が高く，70％あまりに効くといわれている．服用後30分で効果が発現し，効果は5〜8時間持続する．頭痛，食欲低下，不眠などの副作用がある．できれば幼児期には使用を待ち，学童期に使用したい．成人例でも投与が可能になった．耐性があるため，学校が休みの日（土日や休暇中）は休薬としたい．

　選択的ノルアドレナリン再取り込み阻害薬であるアトモキセチン（ストラテラ®）は漸増して使う薬であるが，メチルフェニデート（コンサータ®）と比べ薬効にon-offがなく，副作用の発現も少ない．

②抗うつ薬

　選択的セロトニン再取り込み阻害薬（selective serotonin reuptake inhibitor：SSRI）であるフルボキサミン（デプロメール®，ルボックス®）やセロトニン・ノルアドレナリン再取り込み阻害薬（serotonin nor-adrenalin reuptake inhibitor：SNRI）であるミルナシプラン（トレドミン®）は，うつ状態，不安感，強迫症状（過度のこだわり），イライラ感などに用いられる．多動や衝動性にも有効なことがある．薬物の効果が表れるまでに1週間以上かかる．

　同様の症状に対して，クロミプラミン（アナフラニール®）も用いられる．

③抗てんかん薬

　衝動性や気分変動が強かったり，脳波異常が認められるときには，カルバマゼピン（テグレトール®）やバルプロ酸（デパケン®，セレニカR®など）が用いられる．

④抗精神病薬

　衝動性に対して，リスペリドン（リスパダール®）が用いられる．多動性，衝動性，攻撃性に対しては，ハロペリドール（セレネース®）が用いられる．眠気，口渇などの副作用が出やすいので，少量投与から開始する．手の震え，流涎，そわそわ感などの副作用に対しては，抗パーキンソン薬で対応する．

【2】行動療法

①子どもへのソーシャルスキルトレーニング

　注意欠如・多動症の小児に対する行動療法は，社会性，特に対人関係スキルの向上を目標としている．すなわちソーシャルスキルトレーニングである．適切な行動の積み重ねをトレーニングしていくことで，適応行動を増やし，不適応行動を減らしていき，本人の自信，やる気をもたせていく．

②親へのペアレントトレーニング

　親の小グループに対して，注意欠如・多動症の小児の特徴を学んでもらったうえで，行動療法の

理論に基づく対応を身につけていく訓練法である．望ましくない行動は無視する，できない行動は手助けする，できるようになった行動はほめる，一歩ずつ進んでいく，体罰はできるだけ使わないことが基本となっている．小児へのソーシャルスキルトレーニングに並行して，ペアレントトレーニングを行っていく方法は，訓練期間終了後も治療効果が持続しやすい．訓練一辺倒となるだけではなく，親子関係の改善や，親同士のサポート機能をあわせもつ方式が受け入れられやすい．

③家族支援

注意欠如・多動症の小児は親のしつけが悪いとか，わがままな子どもとみられることが多く，家族自体が追いつめられていることが多い．したがって，注意欠如・多動症の啓発，学習会・講演会などを通して，注意欠如・多動症の正しい理解を図り，それをもとに，家族や仲間同士が支え合っていける環境づくりが大切である．

④教育との連携

注意欠如・多動症に対しては普段の生活のなかで，社会性，特に対人関係スキルを養っていくことが基本である．したがって，家庭―医療機関―教育機関の連携が欠かせない．

症例　注意欠如・多動症

≫ 症例―男児　10歳8カ月

診断名：注意欠如・多動症．

家族歴：母が注意欠如・多動症で時々メチルフェニデート（コンサータ®）を服用している．

経過：満期正常に出生した．1歳過ぎに歩き始めてから，すぐにどこかに行ってしまうので困った．小学校では，授業中寝てしまう，ケアレスミスが多いといわれた．家庭では，自分の都合やペースが優先され，片付けができずいつもだらだらしているので母が怒ってばかりいることを何とかしたいとのことで，当院を受診した．

当院初診時所見（9歳4カ月時）：理学的，神経学的に特記すべきことなし．外来診察室では何とか座っていたが，常に体のどこかを動かしていた．心理面接の場面では，協力的であったが，30分程で姿勢が崩れ，足をぶらぶらさせたり，机につっぷしたり，担当者にいたずらする様子がみられた．

学校での様子：集団内の一人として一斉指示に従うことが難しく，状況に応じて臨機応変に行動することも難しかった．勉強面ではケアレスミスが多く，宿題がこなせず，忘れ物も多かった．イライラして友人とけんかをすることが多かった．ADHD-rating scale（学校版）では，多動性-衝動性で21点（98パーセンタイル値），不注意で24点（98パーセンタイル値），合計で45点（98パーセンタイル値）であった．

心理評価の結果（9歳4カ月時）：WISC-Ⅳ知能検査では，全般的な知的能力は標準範囲にあるが，能力に乖離が認められる．すばやく物事を処理すること，言葉を用いて表現することは得意だが，聴覚的な情報の把持・操作，じっくり考える必要のある課題は苦手であった（図）．S-M社会生活能力検査では，社会生活年齢6歳8カ月，社会生活指数71，身辺自立7歳，移動6歳6カ月，作業8歳，意思交換7歳2カ月，集団参加7歳3カ月，自己統制4歳3カ月であった．

その後の経過：注意欠如・多動症と診断し，メチルフェニデート（コンサータ®）の投与を開始した．メチルフェニデート（コンサータ®）を服用するとイライラ感が減り，集中力も増すことが確認できたが，頭がくらくらする，腹痛があるなどの副作用がみられるため，アトモキセチン（ストラテラ®）に変更した．以前に比べると落ち着いて勉強ができ，字がきれいになり，宿題もきちんとでき，成績が上がった．10歳1カ月時のADHD-rating scale（学校版）では，多動性―衝動性で6点（50パーセンタイル値），不注意で9点（75パーセンタイル値），合計で15点（50パーセンタイル値）と著明な改善が認められた．

5. 注意欠如・多動症／注意欠如・多動性障害

図　症例　WISC-IV知能検査プロフィール

症例　注意欠如・多動症　症例——男児　10歳8カ月

引用文献

1) 髙橋三郎・大野　裕監訳：DSM-5　精神疾患の診断・統計マニュアル, 医学書院, 2014.

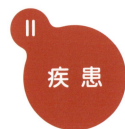

6. 限局性学習症／限局性学習障害

1 限局性学習症／限局性学習障害とは

限局性学習症／限局性学習障害（Specific Learning Disorder：LD）とは以下の3つの特徴をもつものをいう．①知的発達は正常であるにもかかわらず，②努力しても，読むこと，書くこと，計算することなどが困難，または不可能，③中枢神経系に原因があると推測される．

2 原因と発生頻度

環境要因（早産・極低出生体重，出生前のニコチン曝露），遺伝要因の関与が高いと言われている．

発生頻度は英語圏で高く，一文字が一音に対応するアルファベット言語（スペイン語・ドイツ語）ではやや低く，非アルファベット言語（中国語・日本語）では低い．

発生頻度は学齢児で5〜15％，成人で4％と言われている．

3 診断

米国精神医学会の『精神疾患の診断・統計マニュアル第5版（Diagnostic Statistical Manual of Mental Disorders 5th edition：DSM-5, 2013）』に記載されている限局性学習症／限局性学習障害の診断基準と重症度を表に示す．

4 症状

【1】症状の経過

限局性学習症は学習を始める段階になってから

わかることが多く，典型的な限局性学習症は幼児期には症状をとらえることができない．軽度知的能力障害，注意欠如・多動症などの併存障害をもつ小児では，幼児期までは，それらの症状が前面に立つ．

限局性学習症は，学習が始まるとその症状が明らかになり，今まで問題がないと思われていた小児において「仮名の読み書きができない」とか，「数の計算ができない」などのことに気づかれる．

【2】読字障害：読んで理解する能力の障害

特定の字などが読めず，単語の意味を取り違えたり，書き写しができないなどの症状が多い．文字が反転したり，正しい書き順で書けないなど視覚に関連した場合や，文字の音や集合を認識できない場合もある．

平仮名の読みでは，一文字ずつは読めても単語になると読めないことが多い．文字の読み間違いも多く，形の似た文字（「ぬ」と「め」など），拗音（「チャ」，「シュ」など），促音（「バッタ」「きって」など）で読字障害が生じやすい．また単語は読めても，文章になると意味をとるのが困難になる例もある．

漢字の読みでは，重箱読み（漢字二字の熟語の読みで，上の漢字を音読み，下の漢字を訓読みにする読み方）や，湯桶読み（漢字二字の熟語の読みで，上の漢字を訓読み，下の漢字を音読みにする読み方）のように通常の読み方と異なっている場合に，読字障害が生じやすい．

【3】算数障害：数の概念を理解する能力の障害

筆算，立式，暗算など計算に困難があったり，数の概念を理解することに困難がある場合をいう．算数障害のみの例は少なく，読字障害や書字表出障害を併存している場合が多い．

表　限局性学習症／限局性学習障害の診断基準（DSM-5）[1]

A. 学習や学業的技能の使用に困難があり，その困難を対象とした介入が提供されているにもかかわらず，以下の症状の少なくとも1つが存在し，少なくとも6カ月間持続していることで明らかになる：
  (1) 不正確または速度が遅く，努力を要する読字（例：単語を間違ってまたはゆっくりとためらいがちに音読する，しばしば言葉を当てずっぽうに言う，言葉を発音することの困難さをもつ）
  (2) 読んでいるものの意味を理解することの困難さ（例：文章を正確に読む場合があるが，読んでいるもののつながり，関係，意味するもの，またはより深い意味を理解していないかもしれない）
  (3) 綴字の困難さ（例：母音や子音を付け加えたり，入れ忘れたり，置き換えたりするかもしれない）
  (4) 書字表出の困難さ（例：文章のなかで複数の文法または句読点の間違いをする．段落のまとめ方が下手．思考の書字表出に明確さがない）
  (5) 数字の概念，数値，または計算を習得することの困難さ（例：数字，その大小，および関係の理解に乏しい，1桁の足し算を行うのに同級生がやるように数字的事実を思い浮かべるのではなく指を折って数える，算術計算の途中で迷ってしまい方法を変更するかもしれない）
  (6) 数学的推論の困難さ（例：定量的問題を解くために，数学的概念，数学的事実，または数学的方法を適用することが非常に困難である）
B. 欠陥のある学業的技能は，その人の暦年齢に期待されるよりも，著明にかつ定量的に低く，学業または職業遂行能力，または日常生活活動に意味のある障害を引き起こしており，個別施行の標準化された到達尺度および総合的な臨床評価で確認されている．17歳以上の人においては，確認された学習困難の経歴は標準化された評価の代わりにしてよいかもしれない
C. 学習困難は学齢期に始まるが，欠陥のある学業的技能に対する要求が，その人の限られた能力を超えるまでは完全には明らかにはならないかもしれない（例：時間制限のある試験，厳しい締め切り期限内に長く複雑な報告書を読んだり書いたりすること，過度に重い学業的負荷）
D. 学習困難は知的能力障害群，非矯正視力または聴力，他の精神または神経疾患，心理社会的逆境，学業的指導に用いる言語の習熟度不足，または不適切な教育的指導によってはうまく説明されない

▶現在の重症度を特定せよ
軽度：1つまたは2つの学業的領域における技能を学習するのにいくらかの困難さがあるが，特に学齢期では，適切な調整または支援が与えられることにより補償される，またはよく機能することができるほど軽度である
中等度：1つまたは複数の学業的領域における技能を学習するのに際立った困難さがあるため，学齢期に集中的に特別な指導が行われる期間がなければ学業を習熟することは難しいようである．学校，職場，または家庭での少なくとも1日のうちの一部において，いくらかの調整または支援が，活動を正確かつ効率的にやり遂げるために必要であろう
重度：複数の学業的領域における技術を学習するのに重度の困難さがあるため，ほとんど毎学年ごとに集中的で個別かつ特別な指導が継続して行われなければ，それらの技能を学習することは難しいようである．家庭，学校，または職場で適切な調整または支援がいくつも次々と用意されていても，すべての活動を効率的にやり遂げることはできないであろう

【4】書字表出障害：書き写しや表現して書く能力の障害

文字や文章を書いて表現することに困難を示す障害である．書字表出障害のみの例は少なく，失語症や読字障害をともなうことが多い．

5 リハビリテーションの実際

【1】リハビリテーションの基本

限局性学習症の症状は症例により異なっているので，知能検査などにより正確な診断を行い，そのうえで，適切なプログラムを作成することが基本である．

【2】学校と家庭

学校と家庭での共通認識に基づいて，学習と生活を進めていく必要がある．

【3】学習プログラム

直接的な学習指導が基本である．プログラムの作成には専門家の協力が必要であるが，プログラムを作成する際には，学習面のすべてを補う目標ではなく，「その子どもが将来自分で生活していくために何が必要なのか」という原点に返って作成していくことが大切である．そのためには，必要に応じてワープロや計算機などの代替手段を利用することが役に立つ．

【4】環境の整備

同級生の保護者や子どもと接する人々の理解、学習環境の配慮（座席の位置や、宿題の量など）などの環境の整備も必要である．

【5】本人への説明

ある程度の理解力が育った時期には、本人に対して障害について説明し、将来のことについて考える準備をさせていく．

症例　限局性学習症

≫ 症例─ 女児　13歳11カ月

診断名：限局性学習症（書字表出障害・読字障害）、てんかん．

経過：妊娠出産時に問題なし．3歳6カ月より右口角のぴくつきの後、流涎、口唇のチアノーゼ、右半身の硬直がみられ、ぼーっとなるてんかん発作（複雑部分発作）が2〜3カ月に1回みられるようになり、当科を紹介された．頭部CTは正常であったが、脳波で左中心部に鋭波が認められた．抗てんかん薬（ゾニサミド：エクセグラン®）の投与が開始され、5歳以降異常は出現していない．現在に至るまで脳波でてんかん性異常波が認められることから、抗てんかん薬の服用は継続中である．

小学校に入ってから、学業成績が悪いことに気がついたが、本人が拒否するため13歳になるまで心理検査ができなかった．今回、今後の学校での対応を考えるため、本人が納得し、検査に至った．

本人の性格は起伏が激しく、小さいときからよく泣く子どもであった．小学校高学年から家では怒りやすくなったが、日常生活面に大きな問題はない．

学習面の様子：字を書くことが多い教科が苦手で、技術系は得意．文章を読むことは苦手だが、読解力はあり、表現力はある．作文のできばえはよいが、漢字がほとんど書けず、平仮名で書く．体育と技術が4（5段階評価）、英数国が2、社会が1であった．ピアノや絵は表現力があり、スポーツは得意で、陸上部では一目置かれている．

心理検査の結果：WISC-Ⅲ知能検査の結果（図）は、言語性IQ91、動作性IQ108、全IQ99と標準範囲内だが、言語性IQと動作性IQに有意な乖離がみられる（言語性IQ＜動作性IQ）．群指数では「処理速度」「知覚統合」が好成績、「注意記憶」が低成績、「言語理解」がその中間と、統計的に有意な乖離を示している．下位項目のプロフィールをみると、「理解」「符号」「記号探し」が好成績、「算数」「単語」「数唱」「絵画配列」が低成績であった．具体的経験の蓄積がなされ、図形的刺激をパッとみて判断する処理が得意で、順序だった刺激の処理（漢字なら書き順、英単語ならアルファベットの順序）は視覚・聴覚ともに苦手であることがうかがえた．

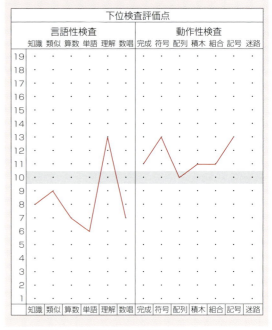

図　症例　WISC-Ⅲ知能検査プロフィール

言語性IQ91，動作性IQ108，全IQ99

引用文献

1) 髙橋三郎・大野裕監訳：DSM-5　精神疾患の診断・統計マニュアル，医学書院，2014．

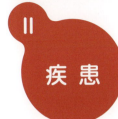

7. 脳血管障害

脳血管障害総論

小児期発症の脳血管障害は，原因，頻度，予後などに関して，成人の脳血管障害[1]とは異なっている．
新生児期にみられる脳血管障害は，乳児期以降のものとは異なっているが，ここでは乳児期以降のものについて述べ，新生児期のものは，各論の「Ⅱ疾患 19. 新生児疾患」の項で触れたい．

1 小児の脳血管障害の特徴

【1】原因
成人では脳動脈硬化によるものが多いが，小児では先天性の脳奇形・心奇形，感染や外傷後の出血や血管閉塞などが多く，原因不明の場合も多い．

【2】臨床的特徴
発達期の脳に対する脳血管障害の影響として，重篤な症状を呈する場合と，無症状に経過する場合がある．低年齢児の脳は，エネルギー利用率が低く，低酸素性障害に対する抵抗性をもつが，脳の一部に脆弱な部分があるためである．

【3】解剖学的特徴
血液脳関門（blood-brain barrier：BBB）が未熟であるため，脳虚血発作後に上昇する乳酸を脳内から排出できるため，低酸素状態を軽減できる．

2 脳出血

【1】原因と好発年齢（図1，表1）
新生児期のみに認められるものは省いてあるが，小児の脳出血の原因は，成人のものとは大きく異なっており，それぞれに好発年齢がある．このなかで，ビタミンK欠乏性頭蓋内出血は，新生児期にビタミンK_2シロップを服用するようになってから，ほとんどみられなくなった．もやもや病（ウイリス動脈輪閉塞症）は，小児では虚血

図1 小児の脳出血の好発年齢

	胎生期	新生児期	乳児期	幼児期	学童期
腫瘍性頭蓋内出血					
血友病					
ビタミンK欠乏性出血					
脳動脈瘤					
脳外傷					
もやもや病					
脳動静脈奇形					

表1 小児の脳出血の原因[2]

1. 凝固系の異常
   - 凝固因子欠乏症
   - 血小板減少症
   - 播種性血管内凝固症候群（DIC）
2. 血管奇形
   - 動静脈奇形
   - 脳動脈瘤
     - 先天性
     - 後天性（外傷性，塞栓性，真菌性）
3. 高血圧性脳血管障害
4. 頭蓋内腫瘍
5. 外傷

症状が多く，成人では出血症状が多いが，小児でも出血を呈することがある．

【2】症状
頭痛，けいれん，意識障害，呼吸障害，神経脱落症状などが認められる．

【3】診断
頭部CT，MRI，脳血流SPECTにより診断が可

能である．

【4】治療

急性期には出血と脳浮腫に対する治療，止血薬投与，凝固系の異常に対する補充治療などが行われる．必要に応じて，脳外科的治療が行われる．

【5】代表的疾患

脳動静脈奇形破裂（図2）：脳動静脈奇形は先天性の奇形で，脳出血を起こしてから発見されることが多い．脳動静脈奇形の8割以上は大脳で発生する．出血の好発年齢は20～40歳台であり，男性のほうが女性より多いが，小児でも発症はみられる．脳出血の場所と程度により臨床症状は異なるが，けいれん，頭痛，意識障害などが多い．治療としては，開頭による脳動静脈奇形摘出術，血管内治療（塞栓術），ガンマナイフ（集中放射線療法）がある．

3　脳梗塞（表2）

【1】原因

わが国ではもやもや病が多い．心疾患にともなうもの，感染性，外傷性などが続くが，原因不明のものも多い．

【2】症状

症状は閉塞領域により異なり，突然生じる．
内頚動脈：意識障害，けいれん，片麻痺．
前大脳動脈：活動性低下，失語，失行，片麻痺．
中大脳動脈：片麻痺，失語，同名半盲．
椎骨脳底動脈：意識障害，四肢麻痺，眼振，小脳症状などである．

【3】診断

頭部CT，MRI，MRA，脳血管撮影により診断が可能である．

【4】治療

安静，脳浮腫の治療，けいれんの治療，カルシウム拮抗薬投与，アスピリン投与，脳外科的治療などが行われる．

【5】代表的疾患

①**もやもや病**：進行性の脳梗塞であり，両側性頭蓋内内頚動脈末端，前および中大脳動脈近位部の狭窄または閉塞を特徴とする．その付近に異常血管網が動脈相にみられるため，もやもや病とよばれる．わが国での発生が多く，若年の女性に多い．遺伝的な要素になんらかの後天的要素が加わって発症すると考えられているが，現在のところ原因は不明である．小児では啼泣や熱いうどん

図2　脳出血

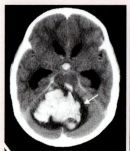
CT

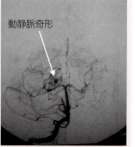
脳血管撮影

動静脈奇形

表2　小児の脳梗塞[2)]

血栓	1．動脈壁の異常 　　動脈硬化症 　　血管炎（全身性エリテマトーデス，結節性動脈周囲炎，血管性紫斑病，放射線被曝，髄膜炎，乳様突起炎） 2．外傷 3．先天性・遺伝性疾患 　　血管奇形 　　動脈異形成（線維筋性異形成） 　　神経皮膚症候群（スタージウェバー症候群，神経線維腫症，結節性硬化症） 　　鎌状赤血球症 　　代謝疾患（ホモシスチン尿症，ミトコンドリア脳筋症） 　　もやもや病 4．急性小児片麻痺 5．凝固系亢進状態 　　脱水症 　　溶血性尿毒症症候群 　　白血病 　　血小板増加症 　　アンチトロンビンⅢ欠損症
塞栓	1．心疾患 　　チアノーゼ性心疾患 　　心臓弁膜症 　　細菌性心内膜炎 　　不整脈 　　心臓腫瘍 2．末梢の血栓，塞栓

を食べたときなどの過呼吸で誘発されることが多い．

　②**急性小児片麻痺**：乳幼児に多くみられ，上気道炎症状や発熱にともなって片側性のけいれんが続いた後に，あるいは何の前兆もなく片麻痺をきたす疾患である．原因不明な場合と，基礎疾患（髄膜炎・脳炎，脳外傷，脳血管奇形，心疾患など）にともなう脳血管障害によるものがある．

4　診断と評価

　表3に示すように，病歴，神経学的所見，検査所見，能力低下の所見から，診断と評価を行い，リハを進めていく．

表3　診断と評価

1. 病歴
   - 凝固系の異常，外傷の既往，先天性心疾患などの基礎疾患の有無，経過などから原因を予測する
   - 小児の脳血管障害の原因は，成人とは大きく異なっており，既往歴から原因を予測できず，検査により原因が判明することも多い
   - リハを開始するにあたっては，発症前の能力を聴取する
2. 神経学的所見
   - 意識，運動障害，視野・視力障害，構音障害，嚥下障害，知能，高次脳機能障害（失語，半側空間無視など），感覚障害，筋力，疼痛などを評価する
   - 小児では，所見をとるのが難しいが，日常生活動作を観察することによってある程度の把握が可能である
3. 検査所見
   - 頭部CTが有力である．病巣と症状の関連を確認する
4. 能力低下の所見
   - ADLの評価をする
   - 同時に予後を予測する

リハビリテーション

　小児の脳血管障害の原因は，成人の脳血管障害の原因とは大きく異なっているが，その経過と予後も成人の場合とは異なっている．症例ごとに経過と予後は異なるが，一般に小児の脳血管障害の機能予後は成人に比べると良好である．その理由の1つは小児の脳がもつ「可塑性」によると思われ，もう1つは，発達途上にある小児の脳が直接的に機能を回復していくためであると思われる．しかしそれとは反対に，発達途上にある脳に対する「脳血管障害」という侵襲が，その後の小児の発達全般に及ぼす影響は大きく，社会的予後は必ずしも良好とはいえない．

1　リハビリテーションの実際

　当院で行っている小児の脳血管障害のリハについて，実例を通して紹介したい[3]．

　当院でリハを行った例は，脳出血43例（発症年齢：2カ月〜15歳6か月，平均9歳11か月），脳梗塞28例（発症年齢：9カ月〜15歳7か月，平均6歳8か月）であった．

【1】脳出血

　①**原因と発症年齢**（表4）

　脳動静脈奇形に由来するものが多い．

　②**脳損傷部位**（表5）

　前頭葉・側頭葉・小脳・頭頂葉の順に多かった．脳梗塞に比べ，テント下の出血が有意に多い．

　③**後遺障害**（表6）

　身体障害（特に片麻痺）と高次脳機能障害が多い．高次脳機能障害では，注意障害，記憶障害，遂行機能障害，失語が多い（図3）．

【2】脳梗塞

　①**原因と発症年齢**（表4）

　脳外傷・脳血管異常・周術期がある．

　②**脳損傷部位**（表5）

　広範な損傷を示した例が少なからずみられ，中大脳動脈領域，大脳基底核，前頭葉の順に多い．

　③**後遺障害**（表6）

　身体障害（特に片麻痺）と高次脳機能障害が多い．高次脳機能障害では，注意障害，視覚認知障害，失語が多い（図3）．

【3】チームアプローチの重要性

　小児の脳血管障害に対するリハを行うにあたっては，チームアプローチが機能改善に大きな効果

表4 脳血管障害：発症年齢・原因・後遺症の重症度

原因			0歳	1	2	3	4	5	6	7	8	9	10	11	12	13	14	15
脳出血 43例	脳血管異常 32	AVM 29				△		△	△△	△△	△△ △◎	△◎ ◎	◎◎	△◎	◎◎ △△	△△		△△ ◎
		頭蓋内血管腫 3	◎										△		◎			
	全身性疾患1	白血病 1					△											
	不明 10		△		△△			◎		◎	△△	◎◎			●			
脳梗塞 28例	脳外傷 7			△		△△				◎	△◎							△
	脳血管異常7	もやもや病 4				△◎			◎					◎				
		内頚動脈閉塞症3									△	△				△		
	周術期 7	心疾患周術期 4	●		△			△◎										
		脳腫瘍周術期 2							◎			◎						
		シャント周術期1					△											
	不明 7			△	△	△							△	△		△		

AVM：脳動静脈奇形，○障害なし，△軽〜中等度障害，◎重度障害，●最重度障害

表5 脳血管障害：脳損傷の部位

	脳出血（43例）		脳梗塞（28例）		p値
	左	右	左	右	
前頭葉	○△△△△●	○△△△△△◎	△◎	△△◎	
頭頂葉	○△△△	△△△	△		
後頭葉	△△		△	△	
側頭葉	△△△△◎	△△△◎	△△◎		
ACA領域			◎	△	
MCA領域			○△△△△◎	△△●	
PCA領域			△	△	
大脳半球			△	△	
大脳内多発			△◎◎		
視床	△		◎	◎	
大脳基底核	△△	△△	△△△△	△△◎	
第3脳室内	△△△◎				
脳幹	◎		◎		
小脳	○○○△△◎◎◎				
テント上	39		37		n.s.
テント下	10		1		<0.05

ACA：前大脳動脈
MCA：中大脳動脈
PCA：後大脳動脈
○障害なし
△軽〜中等度障害
◎重度障害
●最重度障害

を発揮する．突然生じた小児の障害に対応するためには，小児へのリハを行うのと並行して，家族への専門的アドバイスと心理面への支援が欠かせないからである．

【4】リハビリテーションプログラム

小児脳血管障害のリハの概要を表7に示す．

小児では，リハへの協力をいかに上手に得られるかがキーポイントとなる．おもちゃを上手に利用したり，多職種と組んで訓練に導入したりするなどの工夫が大切である．また家族が一緒にリハに取り組んでいくことも欠かせない．

医師は，心疾患・凝固系の異常などの併存症や，てんかん・痙縮などの合併症の治療を担当する．小児の脳血管障害では，てんかんの合併は多くはなく，予後も良好なことが多いので，抗てんかん薬の投与は必要な例のみにしたい．てんかん

表6 脳血管障害：後遺障害

	脳出血（43例）	脳梗塞（28例）
身体障害	39例（90.7%） 　　片麻痺　27例 　　失調　　 9例 　　四肢麻痺　3例 　　視野・視力障害　3例	25例（89.3%） 　　片麻痺　23例 　　四肢麻痺　2例 　　視野・視力障害　5例
知的能力障害	11例（25.6%） 　　最重度　2例 　　重度　　1例 　　軽度　　8例 不明1例	11例（39.3%） 　　最重度　2例 　　中等度　2例 　　軽度　　7例 不明1例
高次脳機能障害	31例（72.1%）	26例（92.9%）
てんかん 　発作が月1回以上	4例（9.3%） 2例（50.0%）	7例（25.0%） 2例（28.6%）
運動機能：歩行不能	8例（18.6%）	4例（14.3%）
全体的機能 　最重度障害 　重度障害 　軽〜中等度障害 　障害なし	 1例（2.3%） 9例（20.9%） 28例（65.1%） 5例（11.6%）	 1例（3.6%） 6例（21.4%） 20例（71.4%） 1例（3.6%）

図3　脳血管障害：高次脳機能障害

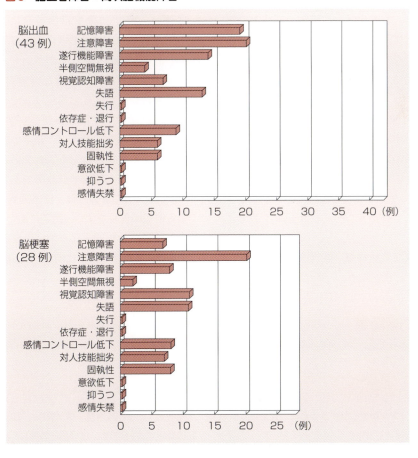

発作は部分発作が主体なので，カルバマゼピン（テグレトール®）などが用いられる．また急性期の病院から当院に転院してくる時点で，筋緊張緩和薬や精神安定薬が比較的大量に投与されている小児が多いが，小児において精神安定薬はほとんど必要なく，また筋緊張緩和薬も必要最小限の投与のほうが機能改善が得られるので転院後に減薬・断薬することが多い．

脳血管障害では片麻痺が多く，かなりの例で歩行が獲得されるが，小児では成長にともなった変化を経時的に追っていく必要がある．それにともない適切な時期に適切な装具の処方が必要となる．特に短下肢装具の処方が多い．

理学療法士は，関節可動域訓練，筋力増強訓練，日常生活動作訓練，歩行訓練などを行う．座位→立位→歩行が目標となるが，小児においては四つ這いなどの床上訓練が比較的重要視される．歩行の獲得には，歩行訓練が最も効率的である．麻痺が重度な時期には長下肢装具を装着して歩行訓練が開始され，短下肢装具での歩行に移行していく．

作業療法士は，日常生活動作訓練，麻痺手の訓練を行う．日常生活動作訓練については，作業療法のなかだけでなく，病棟生活のなかに組み込んでいく工夫が大切である．

言語聴覚士は，重度障害をもつ小児に対しては，摂食嚥下訓練を行う．脳血管障害においては，失語症に対する言語訓練が重要であるが，小児においてはその評価も訓練も容易でないことが多い．言語訓練のなかだけでなく，日常生活のなかにもコミュニケーション訓練を組み込んでいく．必要に応じてコミュニケーションエイドを導入する．

臨床心理士は，知能検査，高次脳機能検査を行

表7　リハビリテーションの概要

医師	てんかん・痙縮などの合併症の治療を行う．児を評価し予後を予測する．補装具処方をする．家族の介護能力をみて退院後の方向性を考慮する
理学療法士	関節可動域訓練，筋力増強訓練，日常生活動作訓練，歩行訓練を行う
作業療法士	日常生活動作訓練，麻痺手の訓練を行う
言語聴覚士	児の嚥下能力，言語能力を検査する．摂食嚥下訓練，コミュニケーション訓練，言語訓練を行う．失語症に対する言語訓練が重要である
臨床心理士	児の知能・高次脳機能を検査する．認知訓練を行う．本人と家族が障害を受容するための支援の中心となる
院内学級教師	学習を行う．復学への支援の中心となる
ソーシャルワーカー	社会的情報を提供する．復学への支援を行う

小児では遊びを上手に組み込んで，協力を得る工夫が必要である．多職種が同時に訓練を行うことも有効である

い，それに基づいて認知訓練などを行う．当院では，可能な限り親担当1人と小児担当1人の2人が1人の児につくようにしている．訓練は1回2単位（40分）であり，はじめの30分は評価・訓練に使い，残り10分を自由遊びにあてているが，小児は最後にごほうび（自由遊び）をもらえるので，訓練に協力することが多い．

院内学級教師は，学習と復学支援を担当する．他院から転院してきた学童は，できるだけ早い時期に院内学級へ学籍を移動し，学習を再開する．小児における社会復帰は「復学」であるので，復学に対する支援には力を入れている．その際の中心になるのは，院内学級教師である．

ソーシャルワーカーは，環境調査，社会資源に対する情報の提供をする．退院にあたっては，地域の療育施設，幼稚園・保育園，学校との対外的支援を行う．また在宅生活に向けて環境の調整をする．

症例　脳血管障害

≫ 症例—男児　8歳

診断名：フォンタン術後の脳梗塞後遺症，先天性心疾患（単心室，大血管転位症）術後．

障害名：不全四肢麻痺，構音障害，知的能力障害，高次脳機能障害（注意障害，遂行機能障害）．

病歴：満期 3,300 g で正常に出生した．生後 4 カ月時，陥没呼吸を契機に先天性心疾患が発見され，生後 6 カ月時に肺動脈絞扼術，3 歳時にグレン術，5 歳 10 カ月時にフォンタン術を受けた．フォンタン術後に覚醒遅延を認め，発症後 1 カ月時の頭部 CT 検査で広範な脳梗塞所見が認められた（図 4）．フォンタン術中の血栓が原因と考えられた．機能回復を目的に，発症 4 カ月後に当院へ転院した．

入院時所見：体格はやや小さかった．バイタルサインに異常を認めなかった．座位保持はなんとか可能であったが，移動はできなかった．日常生活動作は全介助を必要とした．2 語文を話していたが，発音が不明瞭であった．FIM スコアは 23 であった（図 5）．

入院後の経過：チームアプローチによるリハを行った（表 8，図 6）．入院 3 カ月後には，四つ這い移動，支持による立位保持が可能となり，コミュニケーションも十分とれるようになった．退院時 FIM は 42 であった（図 5）．

退院後は，普通小学校の肢体不自由特別支援学級へ通学している（図 7，8）．

図 4　症例　頭部 CT：発症 1 カ月後

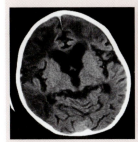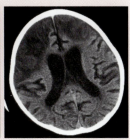

両側前頭葉，右側頭葉に低吸収域が認められる．側脳室の拡大が認められる

図 5　症例　FIM

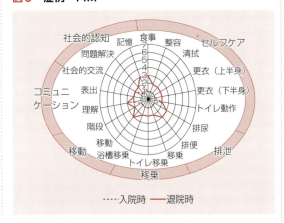

表 8　症例　リハビリテーションプログラム

		入院時（発症 4 カ月後）	入院 1 カ月（発症 5 カ月後）	退院時（入院 3 カ月・発症 7 カ月後）
機能		頸定あり・移動不能 日常生活に全介助を要す 発音が不明瞭	寝返り可能	支持にて立位保持可能 コミュニケーションは十分とれる
リハビリテーションの内容	医師	医療精査，全身管理	全身管理，脳波検査	全身管理
	看護師	看護 障害受容への支援	看護	看護 退院準備
	理学療法士	座位を安定させる訓練 寝返りを促す訓練	寝返り訓練 立位保持・歩行訓練	歩行訓練
	作業療法士	座位の安定と上肢動作の促進	両手動作の訓練	両手動作の訓練
	言語聴覚士	言語検査 言語訓練	構音訓練 コミュニケーション訓練	構音訓練 コミュニケーション訓練
	臨床心理士	知能検査 障害受容への支援	知能検査（知的には 3 歳半相当） 認知訓練	就学への支援
	保育士	遊びを通して感覚を刺激	遊びを通して反応性を向上	就学への支援
	ソーシャルワーカー	社会的情報の提供 障害受容への支援	福祉制度の紹介 就学への調整	在宅生活・就学への支援

症例　脳血管障害　症例──男児　8歳

図6　症例　リハビリテーションの概要

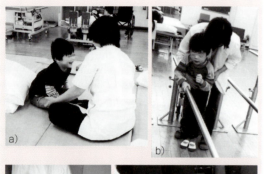
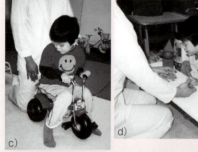
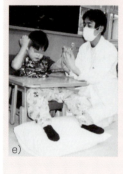
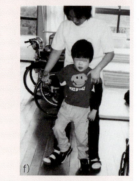

a) b) 発症4カ月後の理学療法，c) d) 発症4カ月後の作業療法，e) 発症5カ月後の作業療法，f) 発症6カ月後の理学療法

図7　症例　頭部CT（発症1年後）

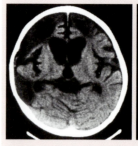
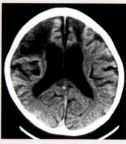

両側前頭葉，右側頭葉に境界明瞭な低吸収域が認められる．側脳室の拡大が認められる

図8　症例　脳血流SPECT（発症1年後）

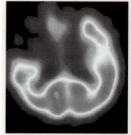
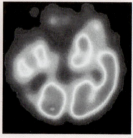

両側前頭葉，右側頭葉に著明な血流の低下が認められる

コラム　後天性脳損傷の後遺障害

小児の後天性脳損傷の代表的疾患は，脳外傷，急性脳症，低酸素性脳症，脳血管障害である．

それぞれの疾患の詳細についてはそれぞれ述べてあるが，当院で入院リハを行った例での後遺障害の全体像について簡単にまとめておきたい．当院を受診する例は，入院の時点で比較的障害が重い例が中心である．

全体的な機能が最重度（移動が不能で最重度知的能力障害）の例は，低酸素性脳症で多く，脳血管障害で少ない（図9）．

歩行不能例は低酸素性脳症で多く，知的能力障害は急性脳症と低酸素性脳症で多い．高次脳機能障害は自分で社会生活を行う例で問題となる障害であるため，障害が重い例が多い低酸素性脳症では少ない．てんかんは，急性脳症で多く，低酸素性脳症がそれに次いでいる（図10）．

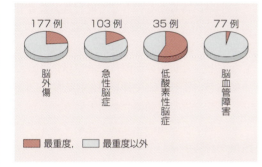

図9　後天性脳損傷：全体的な機能が最重度の例

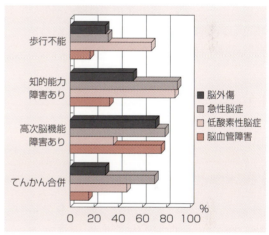

図10　後天性脳損傷：疾患別の症状

文献

1) 篠原幸人・他（編）：脳卒中治療ガイドライン2009, 協和企画, 2009.
2) Vijeya Ganesan, Fenella Kirkham（編）：Stroke and Cerebrovascular Disease in Childhood, Mac Keith Press, 2011.
3) 栗原まな・他：小児脳血管障害の長期予後. 脳と発達47：37–42, 2015.

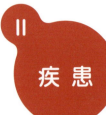

8. 脳外傷

小児脳外傷総論

1 脳外傷とは

「頭部外傷」とは，頭部を構成するすべての組織，すなわち頭蓋骨，脳，頭皮，髄膜，眼，耳などの外傷のことを表す．リハ医療では脳の損傷による後遺症が対象となるため，ここでは「脳外傷（外傷性脳損傷）」について述べる．

2 分類

日本外傷学会の分類を表1に示す．

3 臨床像と予後

脳外傷の予後の評価に用いられるものにGlasgow outcome scale（GOS）がある（表2）．予後を，回復良好〜死亡の5段階に分けて評価する．
　局所性脳損傷の臨床像と予後は，脳損傷の範囲と程度にほぼ並行した形で表される．びまん性脳損傷の臨床像と予後を表3に示す．びまん性軸索損傷では，脳に加わった回転加速度（剪刀力）が強くなるにつれて，軽症，中等症，重症と症状が重くなり，予後も悪くなる．

4 小児脳外傷の特徴

小児脳外傷の特徴を示す．
　①低年齢であるほど低酸素血症による脳損傷を起こしにくい．
　②脳の可塑性が大きい．
　③小児では脳腫脹が成人よりも高頻度に認められる．

　④小児では，局所性脳損傷としての脳挫傷にともなう表在性脳内血腫が発生しにくく，びまん性脳損傷にともなう中心性脳内血腫は成人より多い．
　⑤小児に特有なものとして進行性頭蓋骨骨折がある．脳が急速に発育している乳幼児期（特に3歳以下）の線状骨折に，硬膜，くも膜の裂傷をともなうと，骨折線の間隙に髄液や損傷された組織の瘢痕がはまりこんで骨折線が拡大することがあり，これを進行性頭蓋骨骨折という．
　⑥早期から頭蓋内圧亢進が発生するが，積極的治療が奏功する．
　⑦受傷原因は交通事故が多い．幼児期から小学校低学年には歩行中が多く，その後の学童期には自転車乗車中が多い．
　⑧虐待による脳外傷は乳幼児に多くみられ，重度の後遺症を残す例が多い．

表1　脳損傷の分類

局所性脳損傷	びまん性脳損傷
・脳挫傷 ・急性硬膜外血腫 ・急性硬膜下血腫 ・脳内血腫	・びまん性脳損傷 ・くも膜下出血 ・びまん性脳腫脹

表2　Glasgow outcome scale（GOS）

①回復良好 good recovery	通常の生活に復帰
②中等度障害 moderate disability	障害はあるが自活可能
③重度障害 severe disability	意識はあるが自活不能
④植物状態 vegetative state	反応もなく発語もない
⑤死亡 death	死亡

表3 びまん性脳損傷の臨床像と予後[1]

	軽症脳震盪	古典的脳震盪	びまん性軸索損傷		
			軽症	中等症	重症
外傷後健忘症	分	分〜時間	数時間	数日	数週
記憶障害	なし	なし	軽〜中等度	軽〜中等度	重度
運動障害	なし	なし	なし	軽度	重度
受傷3カ月後のGOS					
回復良好	100%	100%	63%	38%	15%
中等度障害	0%	0%	15%	21%	13%
重度障害	0%	0%	2%	12%	14%
植物状態	0%	0%	1%	5%	7%
死亡	0%	0%	15%	24%	57%

GOS：Glasgow outcome scale

リハビリテーション

小児脳外傷のリハについては米国を中心とした報告が多く，わが国の報告は少ない．ここでは当院におけるリハの状況を紹介したい[1,2,3]．

1 対象の内訳

【1】年齢・性別

当院において脳外傷に対するリハを行った小児210例を対象とする．受傷年齢は生後12日〜15歳7カ月（平均6歳9カ月），性別は男児154例，女児56例である．

【2】受傷原因（図1）

交通事故151例，虐待29例，転落21例，転倒4例などである．虐待は乳幼児期に集中している．交通事故の内訳を図2に示す．幼児期から小学校低学年は歩行中が多く，その後の学童期は自転車乗車中が多い．

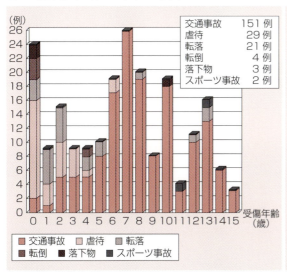

図1 脳外傷（全体210例）：受傷原因

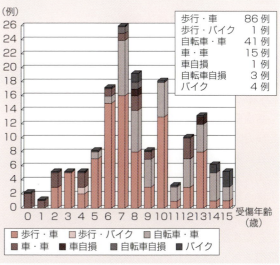

図2 脳外傷：交通事故（151例）の原因

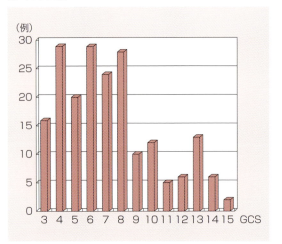

図3 急性期の意識障害の程度（詳細不明の10例を除く200例）

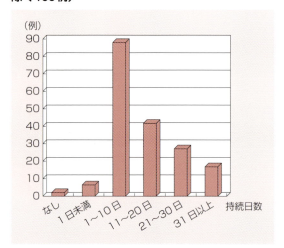

図4 急性期の意識障害の持続（詳細不明の11例を除く199例）

【3】急性期の意識障害の程度と持続（図3, 4）

Glasgow coma scale（GCS）8以下の重症脳外傷が146例と多く，意識障害の持続も11日以上が88例である．

【4】脳の損傷分類（図5）

受傷原因別に脳の損傷分類を示す．いずれの原因でも急性硬膜下血腫が多いが，交通事故ではびまん性脳損傷と挫傷も多い．

【5】急性期の治療（図6）

血腫除去，低体温療法などである．

2 後遺症の内訳

【1】後遺症としての身体障害（図7）

後遺身体障害は109例にみられ，片麻痺と四肢麻痺が多い．運動機能としては歩行可能例が多い（図8）．

【2】後遺症としての精神障害（図9, 10）

高次脳機能障害が165例と最も多く，次いで知的能力障害が100例，てんかんが54例である．

目にみえにくい障害像である「高次脳機能障害」は成人でも診断が難しいが，協力の得られにくい小児ではそれ以上に診断が難しい．また診断のための検査バッテリーも限られている．後遺症としての高次脳機能障害には，注意障害，記憶障害，感情コントロール低下などが多いが，症例によりその障害内容はさまざまである．

【3】後遺症としてのてんかん[4]

脳外傷を受傷後1週間以内に最初のてんかん発作の起こったものを「早期てんかん」とよぶ．これは脳の損傷による神経細胞への直接の刺激や，脳浮腫により起こる．受傷後1週間以降（多くは数カ月以降）に最初のてんかん発作が起こったものを「晩期てんかん」という．これは脳損傷により形成された瘢痕が原因となって発作が起こるとされる．一般に，晩期てんかんの75％が1年以内に，85％が2年以内に発症しているといわれている．

今回の対象では，受傷後2年以内の発症がほとんどである（図11）．

脳損傷分類別にてんかんの合併率をみると，脳挫傷，急性硬膜下血腫で多く，びまん性脳損傷では少ない（図12）．

発作型は複雑部分発作が多く（図13），発作がコントロールされている例が少なくない（図14）．

治療に使われている抗てんかん薬はバルプロ酸（デパケン®），カルバマゼピン（テグレトール®），レベチラセタム（イーケプラ®），フェニトイン（アレビアチン®），フェノバルビタール（フェノバール®）などである（図15）．

図5　脳の損傷分類

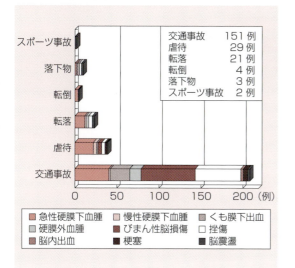

図6　急性期の治療

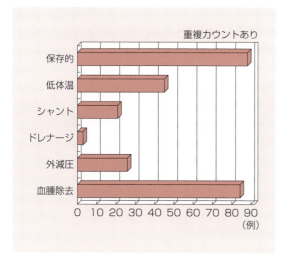

図8　運動機能

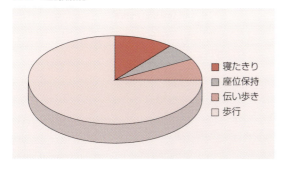

3　リハビリテーションの実際

【1】チームアプローチの重要性

　脳外傷に対するリハを行うにあたっては，チームアプローチが機能改善に大きな効果を発揮する．突然生じた小児の障害に対応するためには，小児へのリハを行うのと並行して，家族への専門的アドバイスと心理面への支援が欠かせないためである．

【2】リハビリテーションプログラム（表4）

　障害の重症度に応じて，医師や専門スタッフの果たす役割は異なる．急性期には医療が中心となるが，その時期でも，理学療法士による呼吸理学療法や関節拘縮予防のための関節可動域訓練など

図7　後遺身体障害（109例／210例）

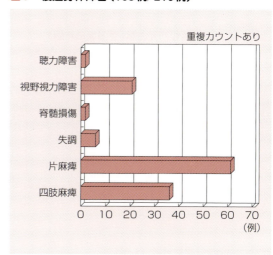

図9　脳外傷：後遺精神障害

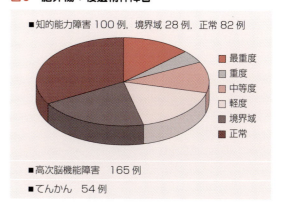

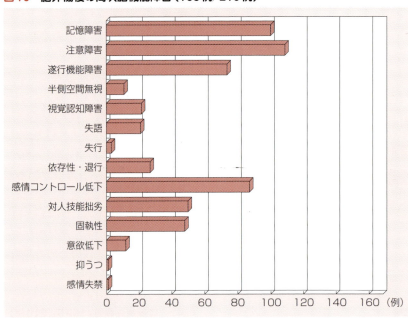

図10 脳外傷後の高次脳機能障害（165例/210例）

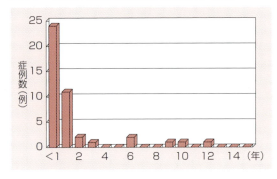

図11 てんかん発作初発時期（受傷後の年数）

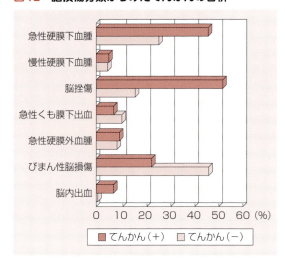

図12 脳損傷分類からみたてんかんの合併

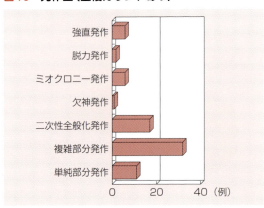

図13 発作型（重複カウントあり）

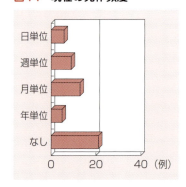

図14 現在の発作頻度

図15 使用されている抗てんかん薬（平均2.2剤）

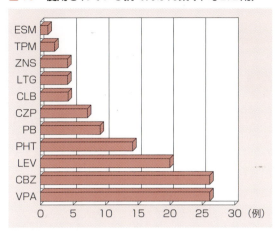

が行われる．障害が重度であるほど，医療のかかわりが増え，てんかん，水頭症などの治療や，排痰・吸引指導，筋緊張緩和薬などの投与が行われる．理学療法士は粗大運動訓練を，作業療法士は日常生活動作訓練を行う．言語聴覚士は摂食嚥下訓練や言語訓練を行う．臨床心理士は小児の心理検査を行うと同時に，小児と家族が障害を受容していくための支援をする．学齢児に対しては，院内学級教師が学習を担当し，復学に向けての支援を行う．ソーシャルワーカーは，いろいろな情報を家族に提供し，在宅生活に向けて環境の調整をする．リハ工学士は，医師，理学療法士，作業療法士などのスタッフの意見を参考にしながら，福祉機器の作製などにかかわっていく．

表4 脳外傷に対するリハビリテーション

機能障害	身体障害	運動障害 寝たきり → 座位 → 伝い歩き → 歩行			
		嚥下障害 →			
	精神障害	知的能力障害 最重度 → 中等度 → 軽度 → 正常			
		認知障害 →			
リハビリテーションの内容	医師	血液・尿検査　頭部画像検査　脳波検査　合併症の治療（てんかん，水頭症，硬膜下血腫，シャント管理） 栄養管理（経管栄養）　排痰吸引指導　筋緊張緩和剤などの投与　装具作製の処方			
	理学療法士	関節可動域訓練 排痰訓練 寝返り訓練 車椅子作製への支援	立位訓練 外傷予防頭部保護帽作製への支援	歩行訓練	
	作業療法士		食事動作訓練 感覚訓練	食事・更衣・排泄動作訓練	日常生活動作自立訓練
	言語聴覚士	摂食嚥下訓練	コミュニケーション態度の獲得訓練	コミュニケーション成立の訓練 失語症の訓練	言語評価
	臨床心理士	家族が障害を受容するための支援			
		刺激への反応向上	刺激への理解の向上	認知訓練	心理評価
	教師	学習 復学への調整			
	ソーシャルワーカー	情報提供 在宅への環境調整			

虐待による脳外傷

1 虐待による脳外傷の特徴

虐待による脳外傷の特徴は，低年齢の小児にみられること，予後が悪いことである（図16）．
虐待例の運動機能（図17），後遺精神障害（図18）をみると，脳外傷全体像（図8，9）より悪いことがわかる．

2 虐待発生のメカニズム

虐待が発生するメカニズムとして，環境のストレス（未婚産，家庭内トラブル，10歳台での出産など），虐待を受けやすい小児の特徴（未熟児で出産院に長期入院，双胎など），虐待しやすい親の性格特性（幼い頃から体罰を受けて育った親，自分自身に確信がもてないまま大人になった親など）が関与している（図19）．

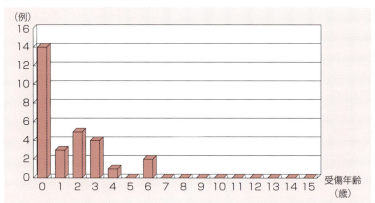

図16 虐待による脳外傷（29例）

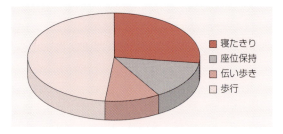

図17 虐待例の運動機能

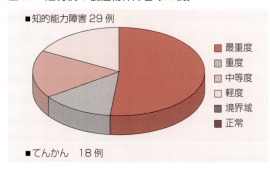

図18 虐待例の後遺精神障害（29例）

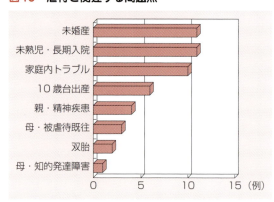

図19 虐待と関連する問題点

症例 脳外傷

▶▶ 症例1 — 女子　17歳

診断名：被虐待児症候群（脳外傷＋脊髄損傷）．

障害名：左片麻痺＋対麻痺，知的能力障害，てんかん（症候性局在関連てんかん，複雑部分発作）．

病歴：在胎32週　1,780g，双胎第2子として出生した．10カ月時，急性硬膜下血腫，けいれん重積状態で某院に緊急入院した．1歳時，慢性硬膜下血腫，脊髄損傷，右血胸，右上腕骨骨折で再度某院に入院した．この時点で，母親による虐待が判明し，退院後は施設で生活している．その後，てんかん発作が年に何度かみられていたが，16歳になり頻発するようになったため，当院に入院した．精査の結果，偽発作と判明し，キーパーソンを確立したことで発作は消失した（図20）．

図20　症例1

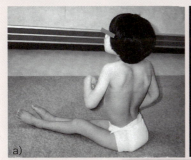
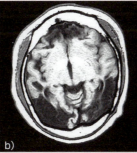
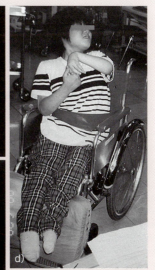
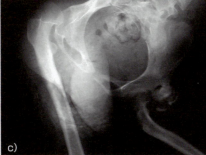

a）8歳時全身像
b）頭部MRI，T1強調画像：著明な脳の破壊像が認められる
c）股関節の著明な変形拘縮が認められる
d）17歳時全身像

▶▶ 症例2 — 男児　12歳

診断名：脳外傷後遺症（びまん性脳損傷）

障害名：不全四肢麻痺，高次脳機能障害（記憶障害，遂行機能障害，失語症）

病歴：10歳1カ月時，歩行中に乗用車にはねられ脳外傷を受傷．急性期の意識障害はJCS 200であった．救命救急センターで保存的治療を受け，1カ月後に気管切開が施行され，2カ月後に呼吸器から離脱し，6カ月後に気管切開孔が閉鎖された．7カ月後に当院へ転院した．

当院入院時所見：体格は小．バイタルサインに異常を認めず．寝返り・四つ這い・自力座位は可能だが，立位はとれなかった．食事は経鼻経管栄養と経口摂取を併用していた．意思表示はジェスチャーによって表した．ADLにはある程度の介助を要した．FIMスコアは33であった（図21）．

入院後の経過：入院2カ月（受傷後9カ月）時の頭部MRIを示す（図22）．当院における3カ月の入院中に，経管栄養から離脱できた．移動は平地での介助歩行が何とか

可能となり，車椅子自力駆動が可能となった（図23〜26，表5）．退院時FIMは63であった（図21）．復学については前籍小学校の協力が得られ，スロープ設置，トイレ・洗面所の改修，介助員の配置などの対応がなされた．

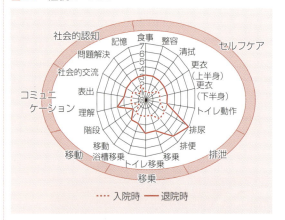

図21　症例2　FIM

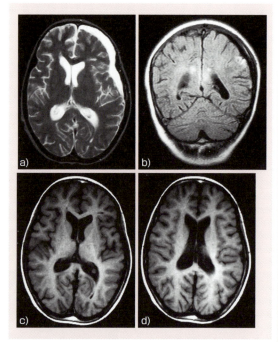

図22　症例2　頭部MRI

a）急性期：水平断T2強調画像：左硬膜下に液体が貯留している
b）急性期：冠状断FLAIR画像：脳梁と左側頭葉に高信号域が認められる
c, d）現在：水平断T1強調画像：ごく軽度の脳萎縮が認められる

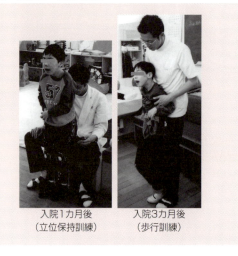

図23　症例2　理学療法

入院1カ月後（立位保持訓練）　　入院3カ月後（歩行訓練）

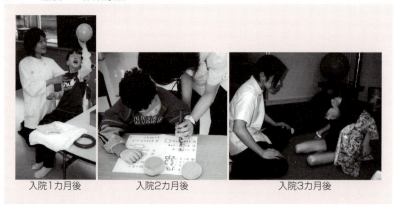

図24　症例2　作業療法

入院1カ月後　　入院2カ月後　　入院3カ月後

図25 症例2 言語聴覚療法

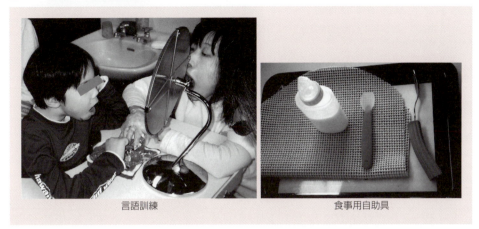

言語訓練　　　　　　　　　　　食事用自助具

図26 症例2 体育・心理・復学支援

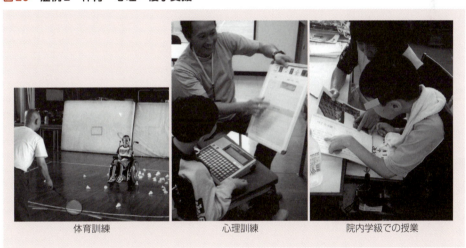

体育訓練　　　　　心理訓練　　　　院内学級での授業

表5 症例2 リハビリテーションプログラム

		入院時（受傷7カ月後）	入院1カ月（受傷8カ月後）	退院時（入院3カ月・受傷10カ月後）
機能		寝返り・四つ這い・自力座位可能 経管栄養併用 日常生活動作はかなり介助を要する	立位保持・車椅子と畳の移乗可能 日常生活動作はかなり介助を要する	伝い歩き可能 車椅子自力駆動可能 日常生活動作は部分介助
リハビリテーションの内容	医師	医療精査，全身管理，車椅子処方	健康管理	健康管理
	看護師	看護 障害受容への支援（本人・家族）	看護	看護 退院準備
	理学療法士	立位訓練 車椅子作製	立位訓練 支持歩行訓練	歩行訓練 車椅子駆動訓練
	作業療法士	両手動作の訓練	両手動作の訓練	日常生活動作訓練
	言語聴覚士	言語検査 コミュニケーションの確立	失語症に対する訓練 書字訓練	失語症に対する訓練
	臨床心理士	知能検査（知的機能全般の低下・記憶障害・遂行機能障害・失語症） 障害受容への支援（本人・家族とも）	知能検査と訓練 学習の補助	知能検査（知能指数50程度） 復学への支援
	院内学級教師	学力の評価 学習	学習	復学への支援
	ケースワーカー	社会的情報の提供 障害受容への支援（本人・家族とも）	前籍校との調整	在宅生活・復学への支援

引用文献

1) Gennarelli TA et al：Influence of the type of intracranial lesion on outcome from severe head injury―a multicenter study using a new classification system. J Neurosurg 56：26-32, 1982.

参考文献

1) 栗原まな, 井田博幸：外傷性脳梗塞後遺症の10歳児へのリハビリテーション：在宅生活に向けての支援. 小児の脳神経 33：531-534, 2008.
2) 栗原まな：小児脳外傷後の高次脳機能障害への取り組み. 神経外傷33：152-158, 2010.
3) 栗原まな, 荒木 尚編著：小児頭部外傷―急性期からリハビリテーションまで, 医歯薬出版, 2013.
4) 栗原まな・他：小児外傷後てんかんの検討. てんかん研究29, 460-469, 2012.

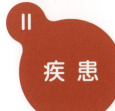

9. 急性脳炎・脳症

急性脳炎・脳症総論

1 急性脳炎とは

　急性脳炎とは脳の実質の炎症である．脳炎の原因としては，感染性（細菌，ウイルス，マイコプラズマ，真菌，リケッチア，寄生虫），ワクチン接種，自己免疫疾患（血管炎症候群，膠原病）などがある．

　小児では，ウイルス感染による脳炎が多いが，原因ウイルスは多彩である．代表的なものとしては，麻疹，風疹，日本脳炎，単純ヘルペス，水痘・帯状疱疹，HHV-6（ヒトヘルペスウイルス6型），エコーの各ウイルスがある．

　ウイルス性脳炎は，ウイルスの直接侵襲による一次性脳炎と，自己免疫反応による二次性脳炎に分けられる．

　一次性脳炎は，呼吸器（ムンプスなど），消化器（ポリオ，エンテロウイルスなど），皮膚（日本脳炎，狂犬病など）から侵入し，粘膜やリンパ節で増殖したウイルスが血行性に脳へ到達して脳炎を発症する．また末梢神経のウイルス（単純ヘルペス，水痘・帯状疱疹，狂犬病など）が初感染または潜伏感染からの再活性化により，神経を上行して脳炎を起こす．

　二次性脳炎は，細菌やウイルス感染後の免疫反応にともない，自己免疫機序により脳の炎症を生じる．

　急性脳炎の分類を表1に示す．

2 急性脳症とは[1, 2)]

　急性脳症とは，中枢神経系の非炎症性の浮腫による機能障害で，個体側の原因（年齢，人種，感染の既往，免疫反応，栄養状態，代謝性の原因など）と外的な要因（感染，薬物など）が関係して発症するといわれている外的な要因のなかでは，感染が最も関係しており，サルモネラ，百日咳，腸管出血性大腸菌などの細菌や多くのウイルスが関与している．急性脳症の原因となるウイルスの代表は，インフルエンザ，HHV-6，水痘・帯状疱疹，ロタの各ウイルスである．

　急性脳症の分類には，先行感染の病原体による分類と臨床・病理・画像所見による症候群分類（表2）がある．

　急性脳症の近年のわが国の発生数は年間400～700人でAESD，MERS，ANEの順に多い．

【1】代謝異常による急性脳症

　脂質代謝異常，有機酸代謝異常，糖代謝異常などの一部の疾患では，感染症や飢餓を誘因として意識障害，けいれんなど急性脳症に似た症状を呈することがある．感染症をきっかけに肝ミトコンドリア代謝機能の低下を生じ，急性脳症，高アンモニア血症，肝細胞の小脂肪滴沈着などを引き起

表1　急性脳炎の分類

免疫介在性脳炎	急性散在性脳脊髄炎（ADEM）
	予防接種後脳炎
	傍感染性脳炎（麻疹脳炎，風疹脳炎など）
	非ヘルペス性辺縁系脳炎
ウイルス性脳炎	単純ヘルペス脳炎
	日本脳炎
	HHV-6脳炎
	亜急性硬化性全脳炎　など
細菌性・その他の脳炎	結核性脳炎
	マイコプラズマ脳炎　など

表2 急性脳症の臨床・病理・画像所見による分類

代謝異常による急性脳症	先天代謝異常症にともなう急性脳症
	古典的ライ症候群
サイトカインの嵐による急性脳症	ライ様症候群
	Hemorrhagic shock and encephalopathy
	急性壊死性脳症（ANE）
興奮毒性による急性脳症（けいれん重積型急性脳症）	けいれん重積型急性脳症
	二相性経過を呈する急性脳症
	遅発性拡散低下を呈する急性脳症（AESD）
	両側前頭葉を障害する乳児急性脳症
	Hemiconvulsion-hemiplegia症候群
その他	可逆性脳梁膨大部病変をともなう脳炎・脳症（MERS）
	難治頻回部分発作重積型急性脳症
	可逆性後頭葉白質脳症　など

こすものがライ症候群である．

【2】サイトカインの嵐による急性脳症

　マクロファージ活性化ないし高サイトカイン血症に起因するもので，脳症だけでなく，肝臓，腎臓，心臓，筋などの障害，播種性血管内凝固（DIC），血管貪食症候群などを合併する．

　急性壊死性脳症（ANE）：脳のびまん性浮腫，特定の脳領域（視床，被殻，大脳深部白質，脳幹被蓋，小脳深部白質）に両側対称の病変を生じる症候群である．

【3】興奮毒性による急性脳症（けいれん重積型急性脳症）

　発熱，けいれんとそれに引き続く意識障害をきたし，意識が回復した時点で大脳皮質の局所的機能低下を呈する症候群である．けいれん後意識障害が二相性の経過をとることがしばしばあるので，二相性経過を呈する急性脳症ともよばれる．頭部MRI検査では，遅発性（発症3〜6日）に大脳皮質の限局性浮腫がみられ，拡散強調画像での描出が鋭敏であることから「遅発性拡散低下を呈する急性脳症（AESD）」ともよばれる．

【4】その他

　可逆性脳梁膨大部病変をともなう脳炎・脳症（MERS）：発熱後1週間以内に異常言動・行動，意識障害，けいれんなどで発症し，多くは発症後10日以内に後遺症なく回復する．急性期の頭部MRI（特に拡散強調画像）で脳梁膨大部に一過性の異常を呈する．

3 症状

【1】ウイルスの侵入経路や全身の炎症反応

　感冒様症状，発熱，発疹などがみられる．一次性脳炎や急性脳症は，感染急性期の高熱の時期に発症する．二次性脳炎は，発疹が出現し，抗体が上昇する時期かその翌週に発症する．

【2】頭蓋内圧亢進症状

　頭痛，嘔吐，うっ血乳頭，大泉門膨瘤がみられる．

【3】髄膜刺激症状

　髄膜に炎症が波及したときには，頭痛，項部硬直，ケルニッヒ徴候がみられる．

【4】けいれん

　脳実質の刺激症状として，高頻度にみられる．けいれん重積により，脳浮腫の増悪がみられやすい．

【5】意識障害

　見当識障害，傾眠から昏睡へと進行する．脳圧亢進による脳幹圧迫や脳幹病変による．

4 診断

【1】臨床症状

　上記臨床症状により，急性脳炎・脳症を疑う．

【2】全身一般検査

　血液検査では，炎症反応のほか，DICの所見，多臓器障害の所見（AST，ALT，BUN，Cr，アミラーゼ，CKの上昇），電解質異常，代謝性アシドーシスなどがみられる．ライ症候群では高アンモニア血症，低血糖がみられる．

【3】病原体の検査

　一次性脳炎の治療には特に大切である．鼻咽頭ぬぐい液，便，血液，髄液などから選択する．髄液からウイルスが分離されたり，抗原が酵素免疫測定（EIA）法で検出された場合には，脳・脊髄におけるウイルス増殖の証拠となる．血清学的には急性期と回復期のペア血清でウイルス抗体価の上昇をみる．

【4】髄液検査

脳炎と脳症の差は，脳実質への炎症細胞浸潤の有無である．脳炎と脳症の鑑別に，髄液細胞数の検査は非常に重要である．一般に髄液細胞数が $25/3/mm^3$ 以上を脳炎，$24/3/mm^3$ 以下を脳症とする．脳炎および脳症の一部で髄液蛋白が上昇する．

【5】画像診断

頭部CT・MRIによりびまん性脳浮腫や局在性病変を調べる．描出力の面からはMRIのほうが優れているが，CTのほうが検査が簡便であることから，重症例ではCT検査が適している．

ヘルペス脳炎では側頭葉，前頭葉下部病変が，急性壊死性脳症では視床，脳幹被蓋，白質に両側対称性の病変がみられる．

【6】神経生理検査

脳波は大脳皮質の機能を表し，意識障害時には高振幅徐波がみられる．

5 治療

一次性脳炎に対する抗生物質，抗ウイルス薬，急性散在性脳脊髄炎（ADEM）に対する副腎皮質ステロイド薬以外は直接の治療法はなく，対症療法が主体となる．

【1】全身管理

けいれんに対する処置，輸液，気道の確保などの全身管理をする．

【2】頭蓋内圧のコントロール

高浸透圧療法（マンニトールの点滴），輸液量の制限，鎮静，過換気などを行う．必要に応じて頭蓋内圧モニターを用いる．

【3】難治性のけいれんのコントロール

けいれんに対する救急処置でコントロールが得られない場合は，ICU管理下で，バルビツール大量療法，ミダゾラム持続療法などを行う．

【4】凝固異常への対応

ビタミンK_2や新鮮凍結血漿を静注する．DICに対しては，抗凝固療法やアンチトロンビンIIIの静注を行う．

【5】特殊治療

ライ症候群，急性壊死性脳症などの免疫機序に関係した（サイトカイン嵐をともなうもの）の急性脳症の予後は非常に悪く，近年はより積極的な治療が行われるようになっているが，この治療はまだエビデンスが得られておらず，保護者へのインフォームドコンセントが必要である．

インフルエンザ脳症の特殊治療として以下のものが提案されている．

①ガンマグロブリン大量療法
②メチルプレドニゾロン・パルス療法
③シクロスポリン療法
④脳低温療法
⑤血漿交換療法
⑥アンチトロンビンIII大量療法

リハビリテーション

急性脳炎・脳症のリハについて，当院受診例を通して紹介したい[3,4]．

1 対象の内訳

ウイルス性または原因不明の急性脳症に罹患し，後遺症のリハを目的に当科を受診した103例．

急性脳症に罹患した年齢は，生後8カ月～15歳3カ月（平均2歳11カ月），発症後の期間は1年～18年1カ月（平均5年6カ月）である．

急性脳症の分類を図1に示す．

後遺症の重症度別に4つの群に分類した（図2）．障害が消失した9例（I群），軽度～中等度の障害が残っている33例（II群），重度障害が残っている37例（III群），最重度障害が残っている24例（IV群）である．

障害が重度になるほど脳萎縮の程度が重度であり，脳萎縮が著明な例では，慢性硬膜下血腫も出現する（図3）．

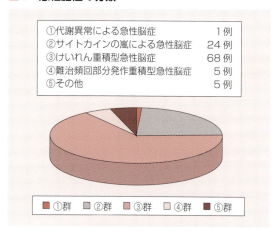

図1 急性脳症の分類
① 代謝異常による急性脳症　1例
② サイトカインの嵐による急性脳症　24例
③ けいれん重積型急性脳症　68例
④ 難治頻回部分発作重積型急性脳症　5例
⑤ その他　5例

■①群　■②群　■③群　■④群　■⑤群

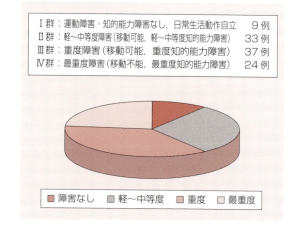

図2 後遺症の重症度
Ⅰ群：運動障害・知的能力障害なし，日常生活動作自立　9例
Ⅱ群：軽～中等度障害（移動可能，軽～中等度知的能力障害）　33例
Ⅲ群：重度障害（移動可能，重度知的能力障害）　37例
Ⅳ群：最重度障害（移動不能，最重度知的能力障害）　24例

■障害なし　■軽～中等度　■重度　■最重度

図3 頭部MRI：T1強調画像

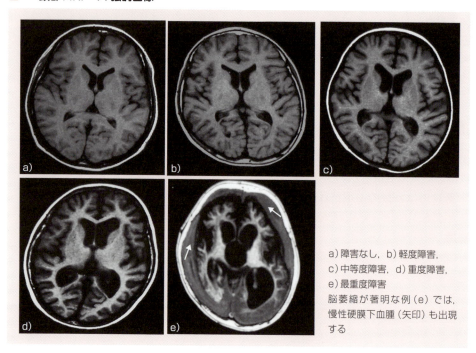

a) 障害なし，b) 軽度障害，
c) 中等度障害，d) 重度障害，
e) 最重度障害
脳萎縮が著明な例（e）では，慢性硬膜下血腫（矢印）も出現する

2 後遺症の内訳 (図4)

後遺症として最も多いのは，知的能力障害であり，高次脳機能障害，てんかん，身体障害が続く．

【1】後遺症としての身体障害 (図5)

身体障害としては四肢麻痺が多く，重度の障害を残した例における痙性四肢麻痺が主体である．嚥下障害，視野視力障害も同様に，重度の障害を残した例にみられる．

【2】後遺症としての精神障害 (図6)

①知的能力障害

後遺症としての知的退行は非常に多く，重度の知的能力障害を呈する例が少なくない．

②高次脳機能障害 (図7, 8)

急性脳症後にみられる高次脳機能障害としては，注意障害，視覚認知障害が多い．視覚認知障害を示す例では後頭葉の損傷が認められることが多い．

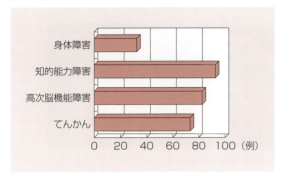

図4 後遺症の内容(全体103例)

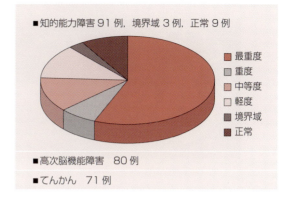

図6 後遺精神障害

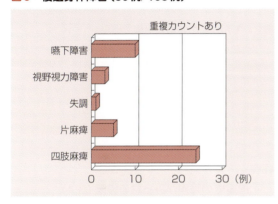

図5 後遺身体障害(30例/103例)

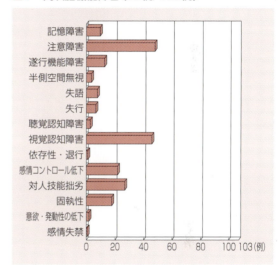

図7 高次脳機能障害(80例/103例)

③てんかん(図9, 10, 表3)

てんかんを発症する例が多く,また発作のコントロールが難しい例がかなりの割合を占めている.発作のコントロールが難しい例では,小児神経科医やてんかん専門医の受診を勧めたい.てんかんの治療は,リハを進めていくにあたっての大きな課題である.

てんかんの発症時期は急性脳症罹患後6カ月以内が多く,発作のコントロールが難しい例で発症時期が早い傾向が認められる.

3 リハビリテーションの実際

【1】チームアプローチの重要性

急性脳症に対するリハを行うにあたっては,チームアプローチが機能改善に大きな効果を発揮する.突然生じた小児の障害に対応するためには,小児へのリハを行うのと並行して,家族への専門的アドバイスと心理面への支援が欠かせないからである.

【2】リハビリテーションプログラム

障害の重症度に応じて,医師や専門スタッフの果たす役割は異なる.急性期には医療が中心となるが,その時期でも,理学療法士による呼吸理学療法や関節拘縮予防のための関節可動域訓練などが行われる.障害が重度であるほど,医療のかかわりが増え,てんかん,水頭症などの治療や,排痰・吸引指導,筋緊張緩和薬などの投与が行われる.理学療法士は粗大運動訓練を,作業療法士は日常生活動作訓練を行う.言語聴覚士は摂食嚥下訓練や言語訓練を行う.臨床心理士は小児の心理検査を行うと同時に,小児と家族が障害を受容していくための支援をする.急性脳症に罹患するのは幼児が多いため,退院にあたっては,地域の通

図8 頭部MRI, 脳血流SPECT

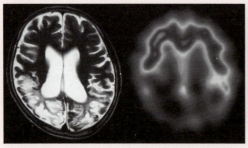
視覚認知障害あり

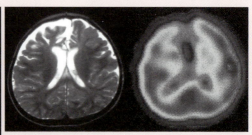
視覚認知障害なし

図9 後遺症の重症度別のてんかん合併率

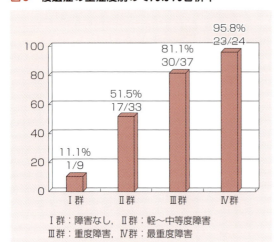

Ⅰ群：障害なし，Ⅱ群：軽〜中等度障害
Ⅲ群：重度障害，Ⅳ群：最重度障害

図10 てんかんの発症時期

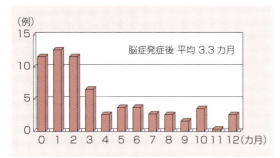

脳症発症後 平均3.3カ月

表3 てんかんの特徴と治療

① 急性脳症罹患後のてんかん発症：11〜80%
② 発作型：難治例では（複数の）全般発作が多い
③ 推奨される抗てんかん薬：
　バルプロ酸，カルマバゼピン，ゾニサミド，レベチラセタム
④ 急性脳症罹患後のてんかん治療：
　早期からの積極的なてんかん治療が大切

作製などにかかわっていく．

①最重度の障害がみられる段階（表4）

寝たきりの状態の時期は，医療が中心となるが，関節可動域訓練，排痰訓練，摂食嚥下訓練，刺激への反応の向上，家族支援が行われる．

②重度の障害がみられる段階（表5）

軽度の歩行障害が認められる例があり，そのような例に対しては歩行訓練が行われる．この段階でのリハの主体は認知訓練で，感覚刺激を入れ，コミュニケーション態度を身につけ，理解力を向上させることに力が入れられる．

③軽度〜中等度の障害がみられる段階（表6）

この段階のリハプログラムは，知的能力障害の改善に焦点をあて，日常生活動作の習得と学習の補いが中心となる．さらに高次脳機能障害へのアプローチも大切である．
症例ごとに，障害に合わせたプログラムを作成していく必要があり，復園・復学が目標となる．

④軽度の障害が残っている段階（表7）

この段階では，巧緻性の問題や，高次脳機能障害に対するリハが行われるが，症例の障害に合わせたプログラムを作成していく必要がある．復園・復学が目標となる．

園施設や幼稚園・保育園との連携が大切になる．ソーシャルワーカーは，いろいろな情報を家族に提供し，在宅生活に向けて環境の調整をする．リハ工学士は，医師，理学療法士，作業療法士などのスタッフの意見を参考にしながら，福祉機器の

表4　最重度の障害がみられる段階

医師	医療精査，てんかん治療，経管栄養指導
理学療法士	関節可動域訓練，排痰訓練，補装具作製
言語聴覚士	摂食嚥下訓練
臨床心理士	刺激に対する反応の向上 家族の障害受容支援
ソーシャルワーカー	家族の障害受容支援

表5　重度の障害がみられる段階

医師	医療精査，てんかん治療
理学療法士	歩行の安定化
作業療法士	感覚訓練
言語聴覚士	摂食嚥下訓練 コミュニケーション態度獲得
臨床心理士	刺激に対する反応・理解力の向上 プレイセラピー 家族の障害受容支援
ソーシャルワーカー	家族の障害受容支援 在宅への支援

表6　軽度〜中等度の障害がみられる段階

医師	医療精査，てんかん治療
理学療法士	応用歩行訓練
作業療法士	日常生活動作訓練
言語聴覚士	失語症の訓練
臨床心理士	視覚認知障害・失行への訓練
院内学級教師	復学へ向けての学習
体育指導員	粗大運動，失行への訓練
ソーシャルワーカー	復学への支援

表7　軽度の障害が残っている段階

医師	医療精査，経過観察
作業療法士	上肢巧緻性訓練
言語聴覚士	言語能力検査
臨床心理士	知能検査

4 復園・復学への支援

　急性脳症罹患後の早い時期から，家族が障害を受容して，リハに加わり，社会生活へ戻れるような働きかけをしていくことが大切である．そのためには，病院，家庭，幼稚園・保育園・通園施設との連携が欠かせない．

症例　急性脳炎・脳症

≫ 症例1 — 男児　7歳

診断名：インフルエンザ脳症後遺症．

病歴：1歳0カ月時，突然のけいれん重積状態と意識障害で発症．大学病院で急性期の治療を受けた後，後遺症に対するリハを目的に発症2カ月後に当院へ転院．転院時，頸定なし，移動能力なし，経口摂取不能であった．急性脳症発症後まもなくの時期から，てんかん発作（強直発作，ミオクロニー発作）が日に数回ずつみられていた．

当院受診後の経過：当院で3カ月間集中的に入院リハを行い，以後は外来でのリハを継続している．入院中のリハの概要を表8，図11に示す．てんかん発作は，しだいに持続時間，回数ともに増加し，積極的な抗てんかん薬の調整（バルプロ酸，クロナゼパム，ゾニサミド使用）にもかかわらず，現在も発作のコントロールは得られていない．現在は，四つ這いでの移動が可能となっているが，知的発達は生後6カ月レベルである．

検査所見：頭部MRI（6歳時）では，著明な脳萎縮が認められる（図12）．

脳波の経過：急性期の高振幅が消失した時期（急性脳症発症2週間後）からてんかん性発作波が出現しており，その後も改善がみられない（図13）．

表8　症例1　リハビリテーションプログラム

		入院時（発症2カ月後）	入院1カ月（発症3カ月後）	退院時（入院3カ月・発症5カ月後）
	機能	頚定なし・移動不能 経口摂取不能 てんかん発作あり	頚定あり 介助で寝返り可能 経管栄養離脱	寝返り可能 家族を認識
リハビリテーションの内容	医師	医療精査，全身管理，てんかんの治療	てんかんの治療	てんかんの治療
	看護師	看護 家族が障害受容するための支援	看護	看護 退院準備
	理学療法士	頚定を促す訓練 寝返りを促す訓練	寝返り訓練 肘這い訓練	肘這い訓練 座位訓練
	作業療法士	さまざまな感覚を刺激	両手動作の訓練	両手動作の訓練
	言語聴覚士	嚥下訓練	摂食訓練 コミュニケーション訓練	コミュニケーション訓練
	臨床心理士	さまざまな感覚を刺激 家族が障害受容するための支援	発達検査 反応性の向上	発達検査（最重度知的能力障害） 通園事業就園への支援
	保育士	遊びを通して感覚を刺激	遊びを通して反応性を向上	就園への支援
	ケースワーカー	社会的情報の提供 家族が障害受容するための支援	福祉制度の紹介 通園事業への調整	在宅生活・就園への支援

図11　症例1　リハビリテーションの概要

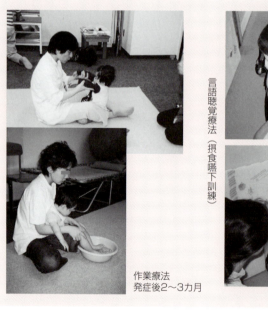

作業療法
発症後2〜3カ月

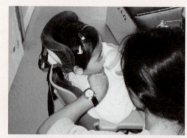

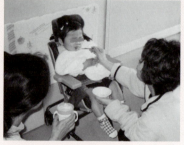

言語聴覚療法（摂食嚥下訓練）

図11 症例1 リハビリテーションの概要（つづき）

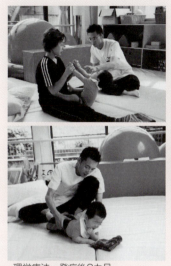
理学療法　発症後3カ月

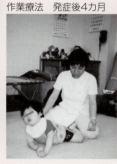
作業療法　発症後4カ月

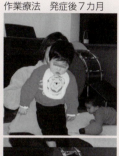
作業療法　発症後7カ月

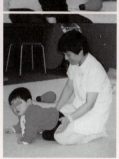

図12 症例1 頭部MRI：T1強調画像

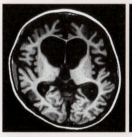

著明な脳萎縮が認められる

図13 症例1 脳波の変化

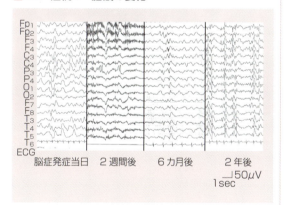

>> 症例2 — 女児　8歳

診断名：急性脳症後遺症.

病歴：4歳3カ月時，O-157感染症による溶血性尿毒症症候群に罹患した．ICUでの治療を2週間受けた．8歳時に高次脳機能障害に対するリハを希望して当院を受診した．

現在の症状：体格は中等．意識は清明で，食事，排泄は自立し，会話は可能である．室内は介助なしで歩けるが，階段昇降は不安定で，外では道の中央を歩いてしまうなど，日常生活に危険をともなっているため，監視が必要である．ぼーっとして意識がもうろうとなるてんかん発作（複雑部分発作）が1日に何度かみられる．

視覚認知障害の具体的症状を表9に示す．

表9 症例2 視覚認知障害の症状

- 移動中に道路やドアを探せない
- 歩道を歩けず道路中央を歩く
- 足元をみて歩けない
- 一定の配列のなかから探せない
- 指定したもの（壁の時計など）は数m離れていてわかる
- 視覚障害者用の音の出るボールの捕獲は上手
- 鉛筆の先を1cm丸におけない
- 図で縞は判別できない
- 「しまのある動物」と聞くと「しまうま」と答える

頭部MRI（図14）：後頭葉に著明な脳実質の損傷が認められる．

脳波：右中側頭〜後側頭部に鋭徐波が頻発している（図15）．

脳血流SPECT：後頭葉での著明な血流低下が認められる（図16）．

評価結果：WISC-Ⅲ知能検査は，言語性IQの評価しかできなかったが，言語性IQは85であった．視覚情報活用の難しさ，ボディイメージの未熟さによる動作模倣の難しさ，聴覚情報把持の短さなどが認められた．

訓練プログラム：作業療法，視機能訓練のプログラムを示す（図17）．

図15　症例2　脳波

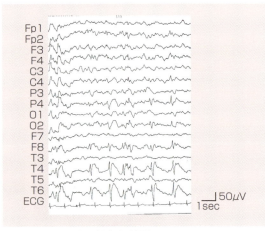

右中側頭〜後側頭部に鋭徐波が頻発している

図14　症例2　頭部MRI：T2強調画像

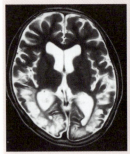
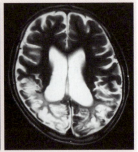

後頭葉に著明な脳実質の損傷が認められる

図16　症例2　脳血流SPECT

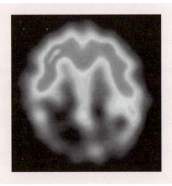

後頭葉での著明な血流低下が認められる

図17　症例2　訓練プログラム

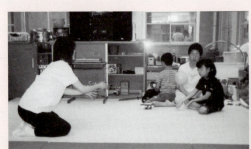
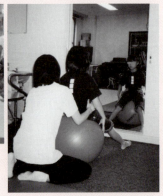

作業療法　ボディイメージの獲得
　　　　　バランスの改善
　　　　　位置関係の把握

図17 症例2 訓練プログラム（つづき）

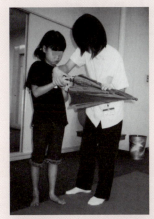

作業療法
対象物のイメージの形成
手と目の協応
体幹と四肢の位置関係の把握
感覚／運動の乏しさ
（手のなかで2つの動作ができない．例：ボタンのはめはずし）

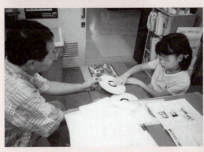
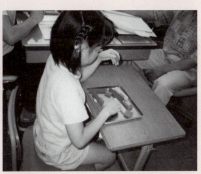

視機能訓練　なるべくみる，そして触る
　　　　　　空間的用語の理解と使用
　　　　　　すばやく反応せざるを得ない訓練
　　　　　　白杖の先端に視覚障害用ボールをつけて移動
　　　　　　耐久力，運動力，聴覚・触覚の向上

引用文献

1) 水口　雅：急性脳症の臨床・検査・画像．小児感染免疫 20：43–50, 2008.
2) 水口　雅研究代表者：急性脳症の全国実態調査．厚生労働科学研究費補助金（難治性疾患克服研究事業）平成22年度研究報告　重症用・難治性急性脳症の病因解明と診断確立に向けた研究．
3) 栗原まな・他：急性脳症後遺症の検討．脳と発達 43：285–290, 2011.
4) 栗原まな・他：急性脳症罹患後に生じた視覚認知障害の検討．脳と発達 45：299–303, 2013.

II 障害

10. 低酸素性脳症

小児低酸素性脳症総論

1 低酸素性脳症とは

循環不全や呼吸不全などにより，十分な酸素供給ができなくなり脳に障害をきたした病態を低酸素性脳症という．小児の低酸素性脳症の原因で多いのは，溺水，窒息などの不慮の事故と，心停止を起こしうる疾患などである．不慮の事故による死亡数は国の死亡統計から調査できるが，疾患にともなう心停止の死亡数を把握することは困難である．さらに両者とも死亡を免れ，後遺症を残して生存している小児の数を把握することは不可能である．心停止により脳への酸素供給が途絶えると，意識は数秒以内に消失し，3〜5分以上の心停止では，自己心拍が再開しても脳障害を生じるといわれている．予後不良因子としては，自己心拍再開後24時間以内のミオクローヌス・てんかん重積状態の出現，瞳孔反応や角膜反射の消失，および3日後の運動反応の消失または四肢の異常伸展反応があげられる．

2 原因

低酸素性脳症に対して，当院で入院リハを行った35例（平均発症年齢5歳8カ月）の発症原因を表1に提示する[1]．さらに発症年齢と後遺症の重要度を加えた一覧を表2に示す．

発症原因は，溺水，心疾患，窒息の順に多く，溺水は幼児期の風呂での事故が圧倒的に多い．心疾患では，先天性心疾患由来は幼児期，不整脈や心筋症は学童期に多くみられる．窒息は2歳未満の例にみられ，さまざまな状況で生じている．窒息と先天性心疾患で重度例が多い．

厚生労働省人口動態統計（2010）によると，小児の死亡数は5歳以降の年齢層で不慮の事故死が第1位である．不慮の事故死の内訳は0歳では窒息が多く，1〜4歳では交通事故・溺死・窒息，5〜9歳では交通事故・溺死，10〜14歳では交通事故・溺死の順に多いと報告されている．

3 治療

単に血圧を維持するだけでは生存率や機能回復の改善にはつながらない．全身の臓器と末梢組織

表1 発症原因

溺水		風呂	10例
		プール	1例
	12例	海	1例
窒息		食物	2例
		添い寝	1例
		首を挟まれた	2例
	6例	玩具	1例
心疾患		CHD	6例
	10例	CHD以外の心疾患	4例
呼吸器疾患		RSウィルス感染症	1例
	2例	肺出血	1例
心停止		野球ボール胸強打	1例
	3例	交通事故	2例
その他		ALTE	1例
	2例	原因不明	1例

CHD：先天性心疾患，ALTE：acute life threatning event

10. 低酸素性脳症

表2 年齢別発症原因

		0歳	1	2	3	4	5	6	7	8	9	10	11	12	13	14	15
溺水 12例			●		●	●	●	●		○				●↑ てんかん発作	●		
			○		○		○	○		○							
窒息 6例		●	●	●													
		●	●	●													
			●														
心疾患 10例	CHD 6	● ●		●			●	●									
	CHD以外 4							●		○				●	●		
呼吸器疾患 2例							○	○									
心停止 3例							○					●					●
その他 2例		●												○			

後遺症：●重度，○軽度

への血流を維持することが重要である．低酸素性脳症では，侵襲性高血糖や代謝亢進に基づく高体温が発生することが多く，これらの高血糖，高体温は神経学的予後を悪化させる．したがってこれらを予防，管理するとともに，適切な呼吸循環管理により二次性脳障害を最小限にすることが必要である．近年，遷延性意識障害例では低体温療法が行われ，機能予後の改善が報告されている．

リハビリテーション[1)]

1 対象の内訳

低酸素性脳症後遺症に対する入院リハを行った35例で，男児24例，女児11例，発症年齢は1カ月～15歳8カ月，平均5歳8カ月である．

2 後遺症の内訳 (図1, 2)

後遺症としては知的能力障害と身体障害が多い．移動能力がない例が21例を占め，寝たきり状態19例，座位保持2例である．

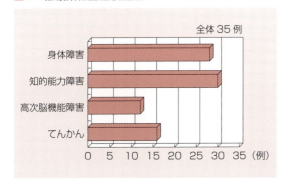

図1 低酸素性脳症後遺症

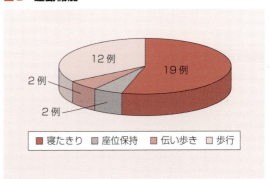

図2 運動機能

図3 後遺身体障害(28例/35例)

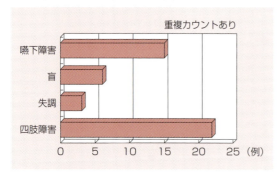

図4 後遺精神障害

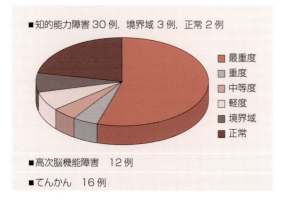

図5 高次脳機能障害(12例/35例)

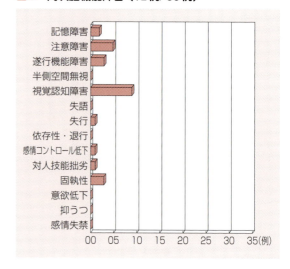

ては視覚認知障害が多い.

③てんかん

てんかんを発症する例が多く,また発作のコントロールが得られない例がかなりの割合を占めている.

3 リハビリテーションの実際

基本的には急性脳炎・脳症への対応と同様である.しかし低酸素性脳症後遺症のほうが概して障害が重度の場合が多いので,医療面に重きがおかれることが多い.てんかんにおいても難治例がより多い.高次脳機能障害では,急性脳症と同じく視覚認知障害への対応が重要である.リハの内容に関しては,急性脳炎・脳症に記載した内容とほぼ同様であるためp187を参照.

【1】後遺症としての身体障害(図3)

身体障害としては四肢麻痺と嚥下障害が多く,どちらも重度の障害を残した例でみられる.

【2】後遺症としての精神障害(図4)

①知的能力障害

後遺症としての知的退行は非常に多く,重度の知的能力障害を呈する例が多い.

②高次脳機能障害(図5)

低酸素性脳症後にみられる高次脳機能障害とし

引用文献

1) 栗原まな・他:小児低酸素性脳症後遺症の長期予後.脳と発達46:265-269, 2014.

II 疾患

11. 二分脊椎

1 原因と発生頻度

二分脊椎の原因は複雑で，遺伝性要因と環境要因の両方が作用しているといわれている．環境要因としては妊娠中のアルコール・薬物（バルプロ酸やカルバマゼピンなど）・母体の発熱・葉酸欠乏などが報告されている．

二分脊椎の発生頻度は地域的・人種的に大きな差がある．最も頻度が高いのは英国で，最も頻度が低いのは日本であったが，妊婦への葉酸投与などによりヨーロッパでの発生頻度は低下している．わが国での発生頻度は出生10万人あたり1～7人と報告され，過去30年間変化がない．現在最も発生頻度が高いのは米国で，出生10万人あたり10～20人である．

二分脊椎の出生前診断には，母体血・羊水中のα-フェトプロテインの上昇，胎児エコー診断法がある．

2 病態と分類

胎生2～4週に神経管が完成されるが，二分脊椎は尾側神経管の一部が閉鎖しないために起こる異常で，背部の正中，主として腰仙部に脊椎骨の欠損部から脊髄，髄膜，髄液などが脱出する（顕在性二分脊椎）．脱出の内容により脊髄披裂，髄膜瘤，脊髄嚢瘤，脊髄髄膜瘤に分類される（図1）．

顕在性二分脊椎の多くは，胎生期に正常な皮膚をかぶっておらず，髄液が流出していることが多く，感染防止のために早期に閉鎖術が必要となる．下肢の運動障害，感覚障害，膀胱・直腸障害を認めるほか，高率に水頭症を合併する．新生児脳神経外科およびその後の治療の進歩により二分脊椎児の生命予後は延びている．

脊椎骨の欠損がありながらも表面が皮膚で覆われ，内部の異常が明らかでない二分脊椎を潜在性二分脊椎という．

3 症状

潜在性二分脊椎では，腰仙部の皮膚に皮膚陥凹，軟性腫瘤，血管腫などがみられ，内部に脊髄脂肪腫，先天性皮膚洞などがみられることが多い．幼児期までは無症状であっても，身長が伸びるにつれ脊髄係留症候群（tethered cord syndrome）の症状である失禁や下肢の運動・知覚障害，疼痛が出現し，解除術が行われることがある．

顕在性二分脊椎のなかでは，脊髄髄膜瘤が大半

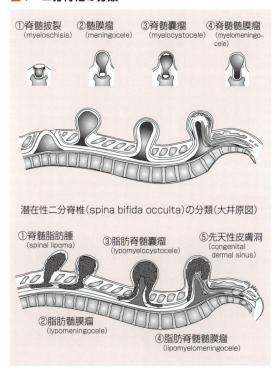

図1　二分脊椎の分類[1]

表1 脊髄障害レベルの診断方法

脊髄の障害レベル	反射		股関節		膝関節	足関節	
	膝蓋腱	アキレス腱	屈曲	伸展		背屈	底屈
第12胸髄	×	×	×	×	×	×	×
第1腰髄	×	×	×	×	×	×	×
第2腰髄	×	×	△	×	×	×	×
第3腰髄	△	×	○	×	×	×	×
第4腰髄	△	×	○	○	×	×	×
第5腰髄	○	×	○	○	○	○	×
第1仙髄	○	×	○	○	○	○	×
第2仙髄	○	×	○	○	○	○	△

表2 Sharrardによる障害レベルからみた移動能力[3]

群	移動能力	必要な装具類		
		装具	車椅子	杖
第1群	車椅子移動 装具使用で立位保持・歩行可能例あり	△(骨盤帯付き長下肢装具)	○	○
第2群	車椅子移動が実用的 装具使用で歩行可能	○(長下肢装具)	○	○
第3群	装具使用で歩行可能	○(長・短下肢装具)	△	△
第4群	装具使用で歩行は十分可能	○(短下肢装具)		
第5群	装具なしで歩行可能 足変形のため足底板使用例あり	△(足底板)		
第6群	歩行に特別な問題なし			

図2 Sharrardによる障害レベルの分類・生じやすい変形[3]

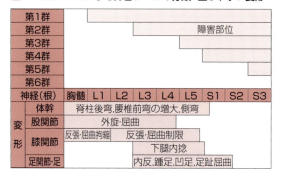

を占め，障害部位に応じた運動麻痺，感覚障害，排泄機能障害が認められる．アーノルド・キアリ奇形の合併，水頭症の合併も多い．7割が腰部ないしは腰仙部に発生する．

表1に脊髄障害レベルの臨床的診断方法を示す．

Sharrardの分類は，脊髄障害レベルにより二分脊椎を6群に分類したもので，将来の移動能力を予測する基本となる（図2, 表2）．

4 チーム医療の必要性

二分脊椎の医学的治療は，出生後すぐの時期に両親に診断を告げ治療法を決定していかなければならず，小児科・脳神経外科・泌尿器科・整形外科などからなるチームで診療することが必要である．

小児科医は全身管理および成長・発達面での経過観察を担当する．

脳神経外科医は，顕在性二分脊椎に対しては生後24〜48時間以内に修復術を行う．9割の例で水頭症を合併し，8割の例で脳室—腹腔シャントが必要となる（図3）．

泌尿器科医は，排泄の管理，尿路感染症の予防，腎機能の維持すなわち膀胱・尿管逆流の予防を担当する．2歳までには経静脈的腎盂造影・膀胱造影，尿流動態検査を行い，腎・尿管・膀胱の形態や機能を把握する．排尿は，叩打・手圧排尿と間欠導尿が中心となる．間欠導尿は，手技の簡便さから特に女児に多く用いられるが，知的面・上肢機能に問題がない場合には5〜6歳頃から自分で導尿できるようになることが多い（自己導尿）．緊張の強い膀胱の場合には抗コリン薬（ポラキス®，バップフォー®）や塩酸イミプラミン（トフラニール®）などを投与する．

整形外科医は，先天性であったり二次性であったりする筋骨格の変形を矯正し，脊柱の安定や，下肢の関節を正しい位置に維持させる．脊柱の変形，特に胸部脊柱の変形は多く，必要に応じて体幹装具を装着させる．股関節脱臼，膝関節屈曲拘縮，内反足などに対してはギプス治療や外科的治療を行う（図4）．

図5に東京慈恵会医科大学二分脊椎総合チーム医療の概要を示す．小児科，脳神経外科，泌尿器科，整形外科の診療を中心として，リハ，教育，

11. 二分脊椎

図3　脳外科的治療

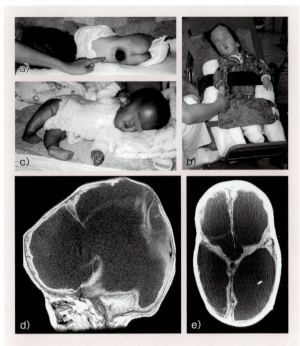

二分脊椎，脊髄髄膜瘤（第3腰髄），水頭症
a) 生後1カ月，b) 生後5カ月，c) 3歳，
d) 頭部MRI，T1強調画像，矢状断，e) 水平断

図4　整形外科的治療

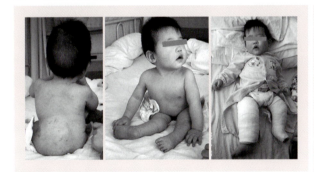

下肢変形に対するギプス治療

図5　二分脊椎総合チーム医療[2]

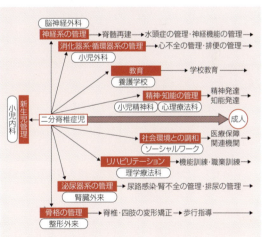

精神・知能の管理に至る連携が示されている．

5　リハビリテーションの実際[4,5]

二分脊椎に対するリハの内容は，年齢に応じて変化していく（図6）．新生児期には医療的管理が中心となり，幼児期には排尿訓練や歩行訓練が中心となり，学童期には教育に力が入れられる．さらに成人になってからも，社会生活を円滑に送るための管理が必要となる．

脊髄障害レベルにより将来の移動能力は乳幼児期に予測できるが（表2），関節の変形などのため

図6 二分脊椎症の年齢別にみた管理内容[2]

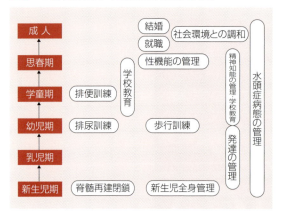

図7 装具を使った歩行

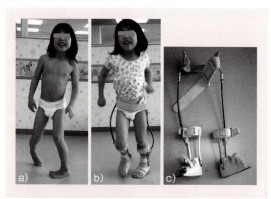

二分脊椎，脊髄髄膜瘤（第4腰髄）：6歳女児
a）装具なしでの歩行では内反尖足が目立つ．b）cのツイスター付き短下肢装具を装着すると，歩容が改善する

に予測より機能が悪くなることもある．図2にSharrardによる障害レベルに対比した生じやすい変形を示す．リハの目標は，これらの変形を予防し，発達に応じた歩行訓練や，自己導尿などを含む自立に向けた教育を行っていくことである．

二分脊椎のリハにおいて，理学療法は重要な位置を占めている．脊髄障害レベル，年齢，発達レベルに応じた機能訓練が行われていく．第1群では骨盤帯付き長下肢装具を用いて，第2群では長下肢装具を用いて歩行訓練が行われ，6～8歳の頃には装具と杖を用いてなんとか歩行が可能となる．しかし体重が増加するにつれて車椅子中心の生活になっていく．第3群では6歳頃までに装具を使って歩行が可能となっていく（図7）．第4群では短下肢装具を装着し，杖なしで歩けるようになる．第5群では足変形に応じて靴のなかに足底板を敷くことがある．第6群では歩行に特別な問題はなくなる．

症例　二分脊椎

≫ 症例―女児　12歳

診断名：二分脊椎，脊髄髄膜瘤（第1腰髄），水頭症，左腎無形成，椎体形成異常．

主訴：リハを希望．

現病歴：在胎34週1,650gで出生した．仮死はなかった．脊髄髄膜瘤がみられたため，出生当日に硬膜形成術を受けた．水頭症に対し，生後1週間目に脳室―腹腔シャント術が行われた．3歳時に，リハを希望して当院を初診した．

当院初診時所見（3歳時）：体格は小．右側頭部に脳室―腹腔シャントあり．脊柱は腰部で左に側弯・腰仙部で後方に突出著明．下肢は弛緩性麻痺，股関節屈曲拘縮，膝蓋腱反射・アキレス腱反射消失，第1腰髄レベルの障害，Sharrard分類は1群．肘這い，寝返りは可能で，更衣は半介助，食事動作は自立．尿は母が1日5回導尿を行うが，導尿後のdry timeは1.5時間くらいであった．便は肛門刺激で排泄された．

理学療法：歩行の可能性はないので，車椅子を作製し，プッシュアップ動作などの訓練を行った．

臨床心理士による支援：知能検査の結果では，知的な遅れはごくわずかであった．目と手の協応，視覚認知面の訓

練を時折行い，通常学級への教育へつなげた．

膀胱尿管逆流が著明なため，12歳時に膀胱拡大術，逆流防止術が施行された（図8）．

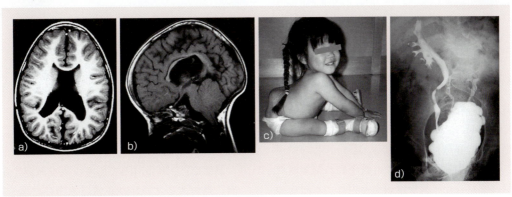

図8　症例

a）b）頭部MRI，T1強調画像
a）水平断，b）矢状断：両側脳室拡大（後角に著明），第4脳室狭小，脳梁低形成，小脳扁桃下垂
c）3歳時の座位姿勢
d）12歳時の膀胱造影：膀胱変形と膀胱尿管逆流が認められる

文献

1) 大井静雄：二分脊椎．小児診療 65：582-590, 2002.
2) 石堂哲朗（編著）：二分脊椎のライフサポート．文光堂, 2001.
3) Sharrard WJW：Posterior iliopsoas transplantation in the treatment of paralytic dislocation of the hip. *J Bone Joint Surg* 46-B：426-444, 1964.
4) 芳賀信彦：二分脊椎時に対するリハビリテーションの現況． *The Japanese Journal of Rehabilitation Medicine* 46（11）：711-720, 2009.
5) 芳賀信彦：在宅リハビリテーション「疾患別」小児二分脊椎に対するリハビリテーション．日本在宅医学会雑誌 13（2）：114-118, 2012.

12. 水頭症

1 水頭症とは

　脳室内の脈絡叢から産生された髄液は，脳室系を出て脳表面のくも膜下腔を循環した後，くも膜顆粒を介して静脈に吸収される（図1）．この循環経路に問題が生じ，脳室やくも膜下腔に脳脊髄液が過剰に貯留した状態を水頭症という．水頭症の病態には循環障害，吸収障害，髄液の産生過剰がある（図2）．

2 原因

　水頭症の原因は，先天性（中脳水道狭窄，脊髄髄膜瘤にともなうもの，ダンディーウォーカー症候群，トキソプラズマ胎内感染など），後天性［続発性（出血，感染，外傷，腫瘍にともなうものなど）］がある．

3 分類

　髄液循環経路の閉塞によるものを閉塞性（非交通性）水頭症，髄液の産生過剰と吸収障害によるものを交通性水頭症という．髄液の産生過剰によるものはまれである．

4 症状

　症状は，頭蓋縫合閉鎖前は頭囲拡大，大泉門膨隆，落陽減少などで，閉鎖後は頭痛，嘔吐，意識障害，行動の変化，学力の低下，うっ血乳頭，視神経萎縮などである．小児水頭症の特徴としては，コンプライアンス（圧縮率）が高いため脳室が広がりやすく，シャント術などにより縮みやすい，頭蓋骨が拡大することにより症状の発現が遅れる，先天性の要因をもつことが多いなどがある．

5 検査

　頭部CTや頭部MRIで脳室拡大を確認する．緩徐に進行する水頭症や正常圧水頭症の場合には，脳萎縮にともなう脳室拡大との鑑別が必要になるが，その場合にはCT脳槽造影やRI脳槽造影による髄液循環動態の評価が必要である．

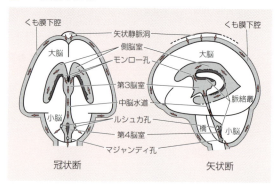

図1　髄液の循環[1]

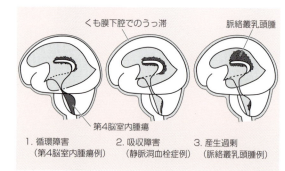

図2　水頭症の病態[1]

1. 循環障害（第4脳室内腫瘍例）
2. 吸収障害（静脈洞血栓症例）
3. 産生過剰（脈絡叢乳頭腫例）

6 治療

　水頭症の医学的治療においては脳室拡大による脳損傷を可逆的なうちにくい止めることが重要で，水頭症の発見はもちろんのこと，シャントトラブルなどによる脳圧の亢進を早期に発見することが最も重要である．治療では脳神経外科的治療が重要な位置を占める．シャント術が一般的で，脳室腹腔（VP）シャント，脳室心房（VA）シャントなどがあるが，ほとんどはVPシャントが行われる．シャント術後は，シャント感染，チューブの閉塞，髄液の過剰排液などへの注意が必要となる．脳室内閉塞性水頭症においては，神経内視鏡を用いる第3脳室底開窓術も行われる．

7 リハビリテーションの実際

　年齢が小さいうちは，相対的に頭部の割合が大きいため，頚定，座位保持，歩行の獲得などの運動発達は遅れることが多い．体が大きくなるにつれて重い頭部を支えられるようになっていくので，無理することなく本人の成長に合わせた理学療法を行うことが大切である．

　水頭症の小児では，知的能力障害をともなうことが少なくないが，知的に正常範囲であっても非言語性コミュニケーション能力の低下があったり，会話が一方的であることが多い．視空間認知に問題をもつことがあるので，言語聴覚士や臨床心理士による評価は必要である．就学後に問題点がみえてくることも多いので，まず正確な評価を行ったうえで，それに合わせた学校での支援を行っていく．

　水頭症においては医学的治療が最優先である．水頭症そのものの発見だけでなく，シャントトラブルなどで脳圧が亢進していることも早期に発見することが大切である．

　身体障害だけでなく，知的能力障害，コミュニケーション障害，視空間認知障害など，本人の症状に合わせた個別の対応が欠かせない．

8 予後

　水頭症の原因，症状，治療経過により予後は異なる．一般にダンディーウォーカー症候群など脳奇形にともなう水頭症，髄膜炎や新生児頭蓋内出血後の水頭症では予後が悪い．最も予後がよいのはキアリⅡ型奇形であるといわれている．

症例　水頭症

>> 症例― 女児　5歳

診断名：水頭症．
主訴：発達の遅れ．
病歴：在胎40週，身長47.9cm，体重3,085g，頭囲33.5cm，正常に出生．7カ月健診で頭囲が大きいことを指摘され，近くの病院で頭部CT検査を受け，著明な脳室拡大を認めたため，小児病院での治療が開始となった（図3,4）．8カ月時に第3脳室開窓術を受け，脳室拡大は軽減した．頚定10カ月，座位10カ月と発達をしていたが，11カ月時に脳室拡大を認め，VPシャント術が施行された．当院では10カ月からリハを行っている．1歳半頃からことばが出始め，1歳9カ月でつかまり立ちができ，二語文で話すようになった．2歳半で歩行が可能となり，会話が可能となったが，マイペースな会話であった．4歳でおむつがとれ，上手ではないが幼稚園で駆けっこやダンスを他児と一緒に行っている（図5,6）．知能指数は83（田中ビネー検査）である．

症例　水頭症　症例―女児5歳

図3　症例　Cross-sectional Growth Chart for Girl（0-18 years）2000

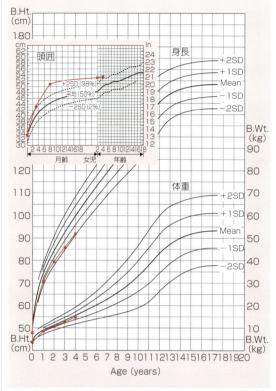

立花克彦，諏訪城三　メディックネット，2001より

図4　症例　頭部CT

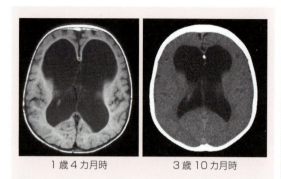

1歳4カ月時　　　3歳10カ月時

図5　症例　成長の様子

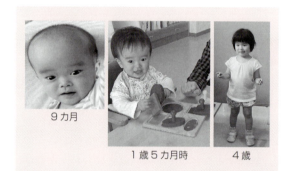

9カ月　　1歳5カ月時　　4歳

ご家族の許諾を得て転載

図6　症例　リハビリテーションの概要

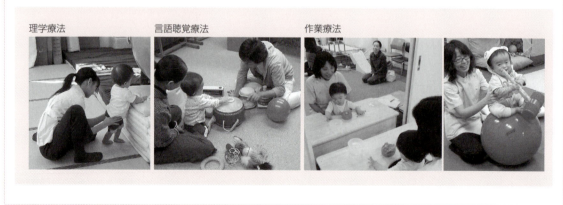

理学療法　　言語聴覚療法　　作業療法

引用文献

1) 日本水頭症協会編：水頭症ガイドブック2002, 2002.

参考文献

1) 山崎麻美：先天性水頭症. 小児脳神経外科診療ガイドブック, メジカルビュー社. 2013, pp68-80.

II 疾患

13. 脳腫瘍

小児脳腫瘍総論

小児期発症の悪性新生物で最も多いのは白血病であり，脳腫瘍はそれに次いで多く，約20%を占める．

1 分類と発生頻度

脳腫瘍の発生率は1万人に1人程度である．15歳未満の小児に発生する脳腫瘍は1984〜2000年に4,929例で，星細胞腫18.6%，髄芽腫12.0%，胚細胞腫9.4%，頭蓋咽頭腫8.9%，上衣腫4.6%の順に多い[1]（図1）．

2 臨床像

頭蓋内圧亢進として，頭痛，嘔吐，うっ血乳頭などが認められる．乳幼児では頭蓋内圧亢進症状より頭囲拡大が前面に出ることが多い．正中部腫瘍による水頭症も多い．発生部位により，四肢の麻痺，歩行障害がみられる．脳幹部神経膠腫による動眼神経・顔面神経・外転神経症状や，第4脳室髄芽腫による失調症・水頭症などが典型的である．頭蓋咽頭腫による下垂体前葉機能不全に由来する小人症，後葉機能不全に由来する尿崩症，視床下部過誤腫による思春期早発症などの内分泌異常もある．けいれん発作などもみられる．

3 検査

①**頭部CT検査・MRI検査**：単純撮影だけでなく，造影撮影により詳細な情報が得られる．
②**病理検査**：手術あるいは生検で得られた組織を顕微鏡学的に検査する．確定診断に用いられる．
③**腫瘍マーカー**：胚細胞腫の一部では，血中あるいは髄液中のβ-ヒト絨毛性ゴナドトロピン（β-hCG）やα-フェトプロテイン（AFP）が上昇する．
④**髄液検査**：髄芽腫，上衣腫，胚細胞腫では，髄液中に腫瘍細胞が認められやすい．
⑤**内分泌学的検査**：頭蓋咽頭腫などで内分泌異常を呈しやすい．
⑥**眼科的検査**：視野，視力に異常が認められることがある．

4 治療

外科治療，放射線治療，化学療法（抗がん剤治療）がある．腫瘍の型と腫瘍のある位置により治療法を選択する．

第一選択は外科治療である．腫瘍を完全に摘出

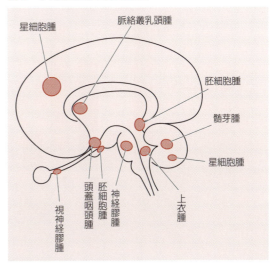

図1 小児脳腫瘍の好発部位

できなかったときは，放射線治療と抗がん剤治療を行う．近年，抗がん剤の有効性が確認されており，放射線治療を抗がん剤治療に置き換えていく試みがなされている．

悪性脳腫瘍の全部，あるいは一部の比較的良性の腫瘍に対して，放射線治療は重要である．放射線治療では，病巣部に限局して照射し，正常脳神経にあたる放射線が少なくなるようにする．

5 小児脳腫瘍の特徴

・頭蓋咽頭腫などの先天性腫瘍が多い．
・神経膠腫が多い．
・脳幹や小脳などテント下の発生が多い．
・正中部の発生が多い．
・水頭症を生じやすい．
・大泉門や頭蓋縫合解離のため，乳幼児では脳圧亢進症状が把握しにくい．
・症状出現時には腫瘍が大きくなっていることが少なくない．
・悪性腫瘍が2/3を占め，成人の1/3より多い．
・発育過程の脳全体を考えた治療が必要である．

リハビリテーション

脳腫瘍のリハについて，当院受診例を通して紹介したい．

1 対象の内訳

脳腫瘍に罹患し，後遺症のリハを目的に当科を受診した30例．

脳腫瘍を発症した年齢は，出生時（先天性）〜14歳6カ月（平均5歳1カ月），経過中に4例が死亡し，現在の年齢は4〜19歳である．

脳腫瘍分類，発生部位，脳腫瘍に対する治療を図2〜4に示す．

2 後遺症の内訳（図5,6）

後遺症で最も多いのは高次脳機能障害である．運動機能では，歩行可能例が3/4を占めている．

【1】後遺症としての身体障害（図7）

片麻痺と失調が多い．他の疾患に比べると視野・視力障害が多い．

【2】後遺症としての精神障害（図8,9）

知的能力障害があるのは53％，てんかんがあ

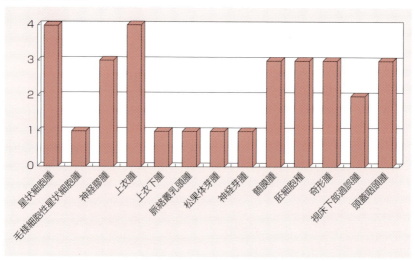

図2 脳腫瘍分類

図3 発生部位

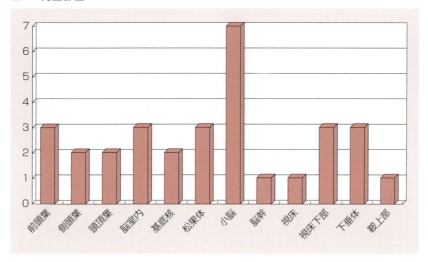

るのは43%である．

高次脳機能障害は80%にみられ，注意障害，記憶障害，遂行機能障害が多い．

3　リハビリテーションの実際

運動障害がある例に対しては，理学療法士，作業療法士を中心として機能訓練が行われる．脳腫瘍後遺症としての高次脳機能障害に対するリハは重要な分野であり，症例ごとに評価を行い，評価に基づいたリハプログラムを作成し，家庭・学校での生活のなかでそれを遂行していく．リハの具体的な方法についてはp97を参照．

図4 治療

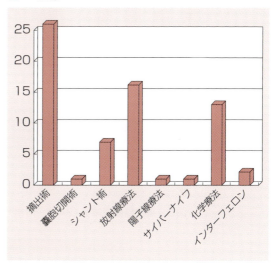

図5 後遺症（30例全例に存在）

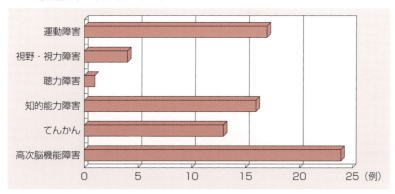

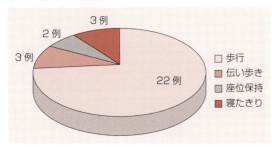

図6 現在の運動機能

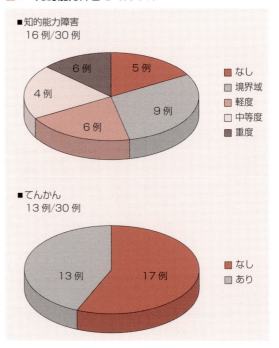

図8 知的能力障害とてんかん

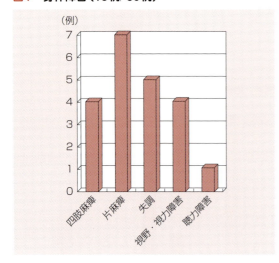

図7 身体障害(19例/30例)

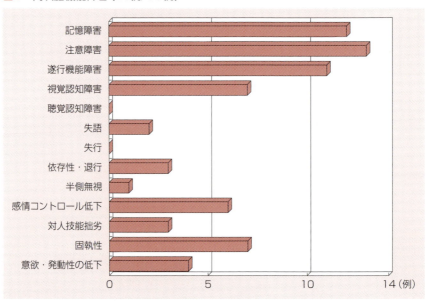

図9 高次脳機能障害(24例/30例)

症例 脳腫瘍

>> 症例― 男児 9歳

診断名：右脈絡叢乳頭腫（摘出後）．

病歴：在胎37週の超音波検査で胎児脳に嚢胞性病変が指摘されていた．在胎39週正常産で出生．仮死なし．頭部CTで右側頭葉に大きな孤立性嚢胞あり．造影MRIで，嚢胞の壁在結節と思われる造影像が認められ脳腫瘍の疑いとされた（図10）．1カ月時頭囲拡大，嚢胞拡大，水頭症を認め，1カ月・5カ月時に腫瘍摘出術が行われた．

病理所見は脈絡叢乳頭腫であった．術後早期にけいれんが1回あり抗てんかん薬（ゾニサミド®）の予防投与を継続している．

始語1歳，始歩1歳3カ月だが，走れるようになったのは4歳，階段を1段ずつ登れるようになったのは5歳と遅れた．

バランスが悪い．絵描きや工作はほとんどできなかった．就学後，しだいに自信をなくしていくため当院を受診した．

当院初診時主訴（9歳）：物を探すのが苦手，パズルや間違い探しが苦手，絵を描けない，手先に力をいれるのが苦手，幼い，気が散りやすい，学習面に問題が多い．

当院初診時所見（9歳）：理学的には，体幹のバランスと上肢の巧緻性がやや悪かった．日常生活動作は自立していた．自信のなさが目立った．

検査所見：頭部MRI（図11）では，右側頭葉～頭頂葉～後頭葉に及ぶ広範な大脳の欠損が認められた．同部位で脳血流の低下が認められた（図12）．神経心理学的検査では，WISC-Ⅳ知能検査とDN-CAS認知評価システムを行った（図13, 14）．心理評価からは，①「見て判断することが障害域」すなわち多数の視覚刺激のなかから標的を探る・位置関係を判断・操作することが困難，②「聞いて答えることが標準域」，③機械的記憶や具体的事物からの類推は得意という結果が得られた．

今後へのアドバイス：「見て判断すること」への対応が中心で，環境調整と周囲からの支援を行うことが役立つ．具体的には，余裕をもってできることからする，段階を少しずつ進めていく，提示する視覚情報を少なくする，整理してから提示する，試験は選択肢や穴埋め方式で行う，ことばでの手がかりを加える（例えば，三角形の直角を左に向けてなど），触覚・運動感覚を利用する（例えば，三角形を手でさわるなど），バランス感覚や協調運動などの向上に努めるなどである（図15）．

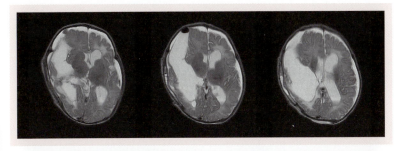

図10 症例　頭部MRI
T2強調画像（生後1カ月時）

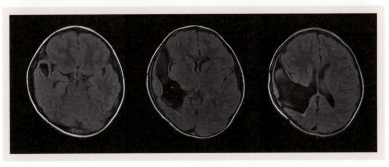

図11 症例　頭部MRI
T1強調画像（9歳時）

図12　症例　脳血流SPECT（^{99m}Tc-ECD）（9歳時）

e-ZIS
Inferior
R-lateral
Posterior
L-medial
Superior
L-lateral
Anterior
R-medial
R
L
7.0
6.0
5.0
4.0
3.0
2.0

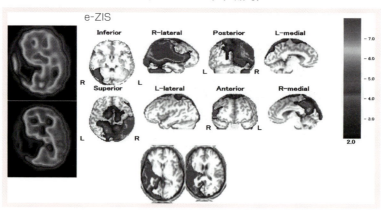

図13　症例　WISC-Ⅳ知能検査プロフィール

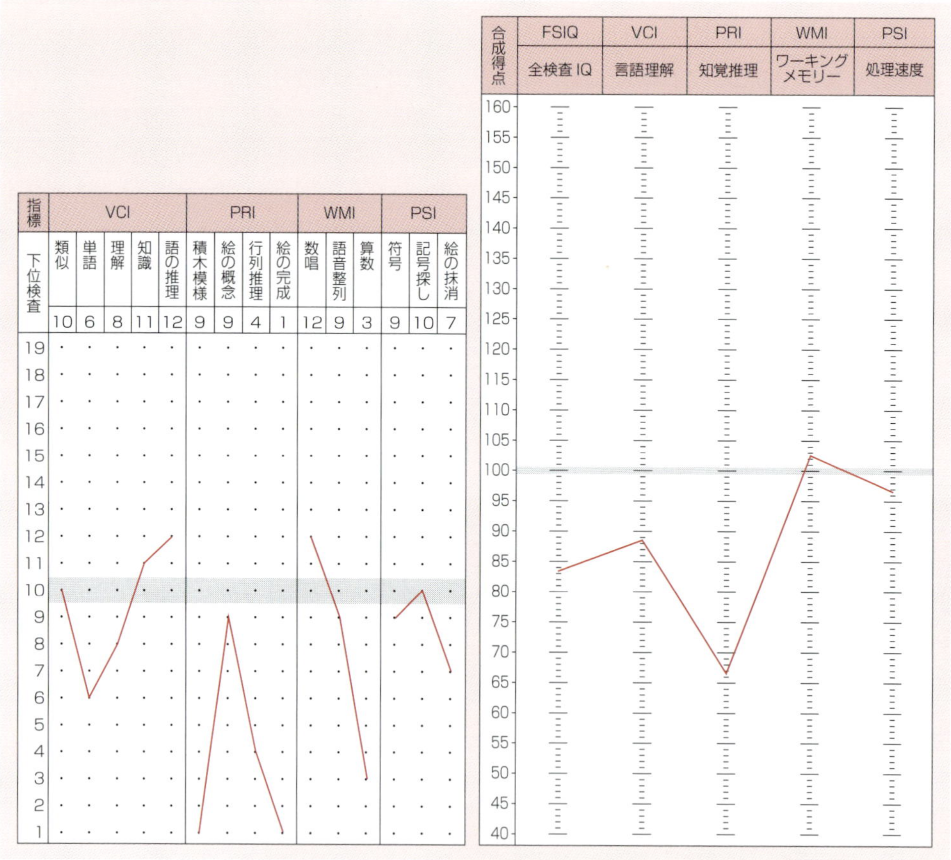

指標
VCI
PRI
WMI
PSI
下位検査
類似 10
単語 6
理解 8
知識 11
語の推理 12
積木模様 9
絵の概念 9
行列推理 4
絵の完成 1
数唱 12
語音整列 9
算数 3
符号 9
記号探し 10
絵の抹消 7
合成得点
FSIQ 全検査IQ
VCI 言語理解
PRI 知覚推理
WMI ワーキングメモリー
PSI 処理速度

図14 症例　DN-CAS認知評価システム

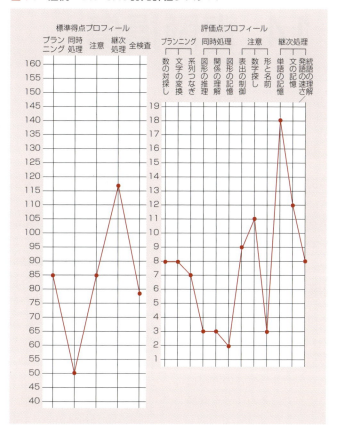

図15 具体的な対応法：視覚的にわかりやすくする

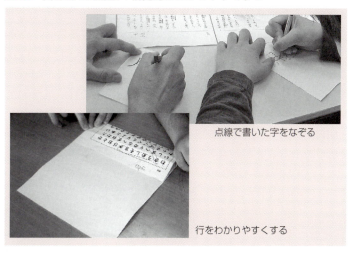

点線で書いた字をなぞる

行をわかりやすくする

引用文献

1) 日本脳神経外科学会：脳腫瘍全国集計調査報告. Neurologia medico-chirurgica **49**（suppl）：1-96, 2009.

参考文献

1) 児玉南海雄：標準脳神経外科学　第13版, 医学書院, 2014.

14. 脊髄損傷

1 小児の脊髄損傷

　小児期の脊髄損傷の頻度は低い．また小児期ないし思春期の脊髄損傷は，身体面・精神面・発達面から検討する必要があることから，成人の脊髄損傷とは異なったリハが必要である．

2 原因と発生頻度

　小児期の脊髄損傷の原因は，交通事故が最も多く，次いで10歳以下では転倒・転落が，10〜15歳ではスポーツ事故が多い．また小児では横断性脊髄炎・血管障害・嚢胞などの非外傷性の原因によるものも多い．さらに近年では暴力による脊髄損傷の頻度が増えている．

　わが国における脊髄損傷の推計発生頻度は人口10万人あたり年間6〜7人で，19歳以下の受傷は1割未満である．15歳以下の小児の受傷数はそのうちのわずかを占めるにすぎない[1]．

　脊髄の損傷部位は，一般に低年齢であるほど高位のことが多いが，これは低年齢であるほど身体全体に対する頭部の比率が大きいためである．小児の脊柱は柔軟性に富んでいるため，骨折を生ずることなく強い捻転・屈曲に耐えられ，脊柱の損傷なしに脊髄の損傷を受けていることが成人より多い．

3 障害度分類

【1】機能レベル

　運動レベルは徒手筋力テスト（MMT）が3以上残存している最下位のkey muscle（第2腰髄：股屈筋，第3腰髄：膝伸筋，第4腰髄：足背屈筋，第5腰髄：長母趾伸筋，第1仙髄：足底屈筋）の髄節で表す．知覚レベルは触覚と痛覚が正常である最下位の髄節で表す．

【2】脊髄損傷の神経学的および機能的国際評価法

　米国脊髄損傷協会（American Spinal Injury Association；ASIA）の作成による脊髄損傷の神経学的および機能的国際評価法（International Standards for Neurological and Functional Classification of Spinal Cord Injury；ISCSCI分類）を図1に示す．

　四肢麻痺，対麻痺，dermatome，myotome，神経学的レベル，感覚レベル，運動レベル，筋レベル，感覚スコア，運動スコア，不完全麻痺，完全麻痺などに基づいて評価をしていく．

【3】ASIA機能障害分類

　米国脊髄損傷協会（ASIA）の作成による機能障害の分類であるASIA機能障害分類を表1に示す．

【4】フランケルの分類

　重症度の評価としてはフランケルの分類（1969）が用いられる（表2）．この分類では，完全損傷（A）と不全損傷に大別し，さらに不全損傷をB〜Dの3段階に分けている．Maynardにより改訂された分類（1979）では，フランケルの分類で不明瞭であった歩行能力の回復について評価できるようにW（walking：歩行）という新しい項目が加えられている．

4 予防

　脊髄損傷においては，何よりもまず予防が大切である．車のシートベルトやチャイルドシートの開発と着用，虐待の予防，スポーツ事故に対する教育と安全の確保などにより小児における脊髄損傷の頻度は減少する．

図1 脊髄損傷の神経学的および機能的国際評価法[2, 3]

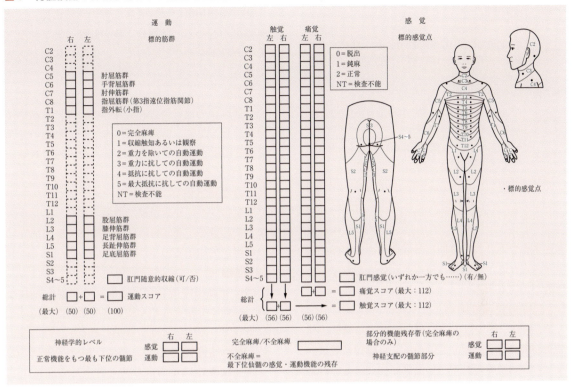

表1 ASIA機能障害分類[4]

- A：**完全麻痺**—仙髄支配領域に運動，知覚機能が残存していない
- B：**不全麻痺**—知覚はS4～5領域を含み不完全または完全に残存しているが，損傷レベルより下位の運動機能は残存していない
- C：**不全麻痺**—損傷レベルより下位の運動機能が残存しており，麻痺域の半数以上のkey musclesの筋力は3未満
- D：**不全麻痺**—損傷レベルより下位の運動機能が残存しており，麻痺域の半数以上のkey musclesの筋力は3以上
- E：**正常**—運動，知覚機能とも正常

表2 フランケルの分類[5]

- A：完全麻痺
- B：知覚のみ残存
- C：非実用的不全運動麻痺（motor useless）
- D：実用的不全運動麻痺（motor useful）
- E：回復

5 検査

【1】単純X線撮影

脊椎骨折，骨と関節の損傷部位と形態，外力の加わった方向などが判定される．

【2】脊髄MRI検査

脊髄MRI検査は，予後を予測するにあたって有力な検査である（表3）．第1型は髄内出血を示し，ほとんどが完全麻痺になる（ASIA機能障害分類：A, B）．第2型は脊髄の浮腫を示し，不全麻痺型で回復は比較的良好である（ASIA機能障害分類：D, E）．第3型は脊髄挫傷による浮腫を示し，受傷直後は完全麻痺を呈する例も含むが，回復は比較的良好である（ASIA機能障害分類：C, D）．圧迫型は完全麻痺型と不全麻痺型を含む．切断型は完全麻痺型である．

6 合併症・随伴症状

【1】疼痛

脊髄損傷における疼痛については，定義，分類などが一定していない．急性期には骨折や根性疼

表3 脊髄損傷のMRI画像診断[6]

正常	画像診断上正常
第1型	受傷72時間以内のT1強調画像は正常，T2強調画像は辺縁部に狭い高信号域，中心部に広い高信号域をもつ．72時間〜1週ではT1強調画像，T2強調画像ともに高信号
第2型	T1強調画像は正常，T2強調画像は高信号
第3型	T1強調画像は正常で，T2強調画像は高信号域に囲まれた正常信号域が存在する
圧迫型	脊髄は形態が著しく変形し遮断されている．出血を示唆する画像はない
切断型	脊髄の切断

痛が主体であり，慢性期には麻痺域の求心路遮断痛がみられる．後者には鎮痛薬が効きにくく，心理的な影響も大きい．

【2】自律神経機能障害

第5胸髄レベル以上の障害において，発汗，体温調節機能障害，起立性低血圧，自律神経過反射などの症状がみられる．体温調節機能障害に対しては室温や衣類の調節で対応する．自律神経過反射は，高位胸髄以上の損傷の約半数にみられ，膀胱充満，褥瘡，直腸拡大などを契機として，血圧上昇，発汗，頭痛，徐脈などが起きるもので，脳内出血をきたすこともある．原因の除去，適切な排尿・排便管理，血管拡張薬の投与，ガングリオンブロックで対応する．

【3】急性期の泌尿器合併症

受傷直後の泌尿器合併症の予防には，無菌的間欠導尿を行う．脊髄ショック期には1日の尿量が成人で1,000m*l*（小児では年齢に応じて対応．例えば，6歳では500m*l*など）になるように飲水量を決め，膀胱充満度を規制する．以後は，残尿量により導尿回数を決めていく．

【4】神経因性膀胱

脊髄における排尿中枢は第2〜4仙髄にある．排尿中枢より中枢側で障害された場合は反射性膀胱となり，尿意はなく，排尿は不随意で反射性に起こり，最大膀胱容量は減少し，残尿は増加する．排尿中枢より末梢側で障害された場合は弛緩性膀胱となり，尿意はなく，尿は溢流性に起こり，最大膀胱容量・残尿ともに増加する．

【5】呼吸器合併症

高位頸髄損傷では呼吸筋麻痺のために拘束性換気障害が起こる．肺塞栓，痰の貯留，無気肺などでも呼吸不全が生じるので，注意深い観察が必要である．

【6】褥瘡

受傷直後の血管運動神経麻痺の時期には高率に血行障害を生じ，褥瘡ができやすい．褥瘡の分類を図2に示す．皮膚に発赤を認めた段階で対策をたてたい．

【7】消化器合併症

頻度は少ないが胃潰瘍，潰瘍の穿孔，イレウスなどが起きる．第6胸髄以上の損傷では腹部症状の出現が欠如するので，注意がいる．

【8】痙縮

高位脊髄損傷の場合には痙縮の発症を免れない．痙縮は拘縮を生じたり日常生活動作の妨げとなるので，適切な管理が必要である．

【9】異所性骨化

膝・股関節に受傷後数週〜数カ月の間に生じる．原因は明確ではない．X線で仮骨がみえない早い時期にエチドロン酸2ナトリウム（ダイドロネル®）を投与すると骨化が防止できるといわれている．

7 急性期の治療

外傷などの発生時に脊髄損傷の可能性がある場合は，ただちに応急的に脊髄を固定し，損傷の拡大を防ぐことが必要であり，病院に搬送された後の治療の第一は脊柱の固定である．急性期，特に受傷後8時間以内のメチルプレドニゾロン大量療法が有効といわれている．呼吸筋の機能低下が認められる場合には，呼吸器装着が必要となる．

受傷早期には消化器の機能は停止する．イレウスが消失するまでは，経鼻─胃チューブを挿入して胃液を吸引し，経静脈栄養を行う．徐々に経管栄養を開始し，経口摂取へ移行する．同時に経口薬ないしは坐剤による排便コントロールも行う．

神経因性膀胱への対応も行う．持続導尿は感染を起こしやすいので，できるだけ早期に間欠導尿にもっていく．

図2 褥瘡の分類[7]

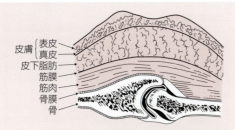

a. グレードⅠ：急性炎症反応は軟部組織全層にみられ，湿潤で，不整形の潰瘍表皮に限られているが，その下の真皮を露出させている

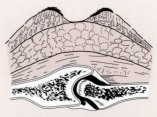

b. グレードⅡ：軟部組織全層も障害され潰瘍は皮下組織に及んでいる．皮下脂肪組織や筋肉への反応の増大に注意

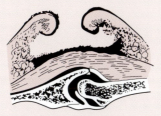

c. グレードⅢ：典型的な褥瘡．壊死し，悪臭をともなう感染性の潰瘍は，深部筋膜でくい止められるが，皮膚を浸食し皮下脂肪を巻き込んでいる．筋肉，骨膜，関節の巻き込みに注意

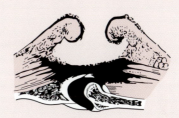

d. グレードⅣ：褥瘡は深部筋膜を貫通して軟部組織全体に広がり骨髄炎または関節の感染や脱臼をともなう

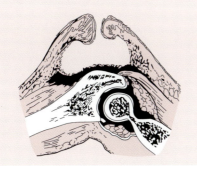

e. 滑膜腔様褥瘡（Closed Pressure Sore）：その内壁が慢性の反応性fibrosisによって覆われた大きな滑膜嚢様空洞で，骨や筋膜まで広がり，小さな瘻孔から滲出液を出している．周辺組織や筋肉への反応は軽微である

8 リハビリテーションの実際

リハの目的は，年齢と障害程度に応じた最大限の自立機能の獲得・健康の維持・二次的な機能障害の予防である．すなわち第一に運動障害に対するリハを行うこと，そして十分な教育の機会を確保させて将来の自立へ備えることである．脊髄の損傷レベルにより，将来の移動能力や自立度に予測がつけられる（表4, 5）．

リハを行うにあたり，脊柱変形の予防に重点をおくことが大切である．

粗大運動訓練は，脊髄損傷のレベルにより異なる．起立台を用いて半傾斜位をとることから開始し，臥位から座位をとる訓練，寝返りの訓練，プッシュアップ動作の訓練，ベッドや車椅子への移乗訓練，歩行訓練へと進めていく．

膀胱機能は急性期には弛緩性状態であるが，その後痙性状態に変化する．腎機能低下・尿路感染症・結石・失禁の予防と排尿管理の自立が目標となる．神経因性膀胱に対して薬物治療が行われるが，抗生物質は発熱などの症状がみられるときのみにとどめたい．

神経因性に腸管の動きが低下するので，排便管理に工夫が必要である．十分な水分の摂取と繊維

表4 移動能力に関するガイドライン[8]

損傷レベル	装具適応年齢	機能目標
C1〜4	1歳以降で可能	立位保持
C4〜7	1〜5歳で勧める 5歳以降で適応可能	静的立位とmobility
T1〜5	1〜10歳で勧める 11歳以上では機能制限あり	立位と室内移動
T6〜12, L1	1〜10歳で勧める	室内移動とある程度の屋外移動
T2〜4	すべての年齢で勧める	屋外移動
T5〜S1	すべての年齢で勧める	屋外移動

表5 機能的自立度[9]

日常生活動作	脊髄損傷の部位				
	C1〜4	C5	C6	C7	T1以下
食事	×	△	○	○	○
更衣（上衣）	×	△	○	○	○
更衣（下衣）	×	△	△	△	△
入浴	×	×	×	○	○
排泄	×	×〜△	△	○	○
移乗	×	△	△	△	△
車椅子駆動	×	△	○	○	○

○自立, △半介助, ×全介助

素を含んだバランスのよい食事，下剤・坐剤・浣腸の使用などが有効である．

褥瘡については，早期から予防に努めるべきである．褥瘡管理の原則は除圧・乾燥・早期治療であり，本人や家族への教育が大切である．

痙縮に対しては，バクロフェン（リオレサール®），ダントロレン（ダントリウム®），ジアゼパム（セルシン®，ホリゾン®）などを投与する．

復学にあたっては校舎の改造，教師への情報提供などが必要である．

小児においても，早い時期から自立への支援を積極的に行う．

症例　脊髄損傷

>> 症例— 女子　15歳

診断名：前脊髄動脈症候群（第6頚髄以下の対麻痺）．
主訴：在宅生活に向けてのリハ．
現病歴：8歳0カ月時，学校で友人に背中を叩かれ，1時間後から上肢に力が入らなくなり，悪心・嘔吐が出現した．2時間後には四肢麻痺・呼吸困難が出現し，救急病院へ入院となった．多呼吸，項部硬直，弛緩性四肢麻痺，肋

図3　症例　脊髄MRI，単純X線

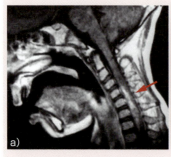
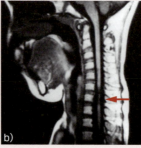
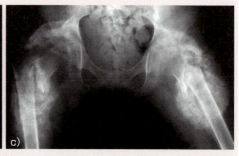

a) 発症1週後の脊髄MRI T1強調画像：ガドリニウムで増強される異常陰影が第5頚髄〜第2胸髄に認められる
b) 発症9カ月後の脊髄MRI T1強調画像：第7頚髄〜第1胸髄の脊髄に著明な萎縮が認められる
c) 発症8カ月後の単純X線写真：両側大腿骨に異所性骨化が認められる

間筋麻痺，第1胸髄以下の表在・深部知覚消失，下顎反射以外の反射の消失が認められた．脊髄MRI T1強調画像で第5頚髄〜第2胸髄にかけてガドリニウムで増強される異常陰影を認めた（図3a）．

　その後の経過：呼吸管理，ステロイド療法，気管切開などが施行された．8歳6カ月時リハを目的に当院へ転院となった．

　当院入院時所見（8歳6カ月，発症6カ月後）：声はボリュームが小さい．両下肢は痙縮，屈曲が著明で，わずかな刺激で不随意な運動が頻回に出現した．運動は第6頚髄以下の四肢麻痺，知覚は触覚・深部感覚が残存していた．知能は正常で，日常生活動作は全介助であった．

　その後の経過：股関節包の異所性骨化が出現したため（図3c），骨代謝改善薬であるエチドロン酸2ナトリウム（ダイドロネル®）の投与を開始した．理学療法では，早期より関節可動域訓練を開始し，起立訓練へと移行した．入院2カ月後には車椅子乗車が可能となり，車椅子駆動訓練を開始した．車椅子は側弯予防のための脊柱保持シートをはめこみ，本児に合わせた滑り止め手袋の作製などを行った．間欠導尿を行ったが，頻回に尿失禁を認め，膀胱内圧検査で過緊張型であったため，塩酸オキシブチニン（ポラキス®）の投与を開始し，尿失禁が減少した．作業療法では自助具を工夫し，摂食動作訓練，机上動作訓練などを行った（図4）．理学療法士とソーシャルワーカーが前籍校を訪問し，スロープの設置を依頼し，学校関係者に介助法を説明した．発症1年3カ月後に退院したが，3時間ごとの間欠導尿が学校生活の妨げとなるため，夏休みを利用して膀胱瘻形成術を施行した．

　その後は，通常学級への登校を続けている．

図4　症例　発症6カ月後の様子

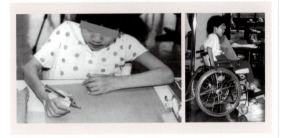

引用文献

1) 坂井宏旭・他：わが国における脊髄損傷の現状．Journal of Spine Research **1**（1）：41-51, 2010.
2) Maynard Jr FM et al：International standards for classification of spinal cord injury. Spinal Cord **35**：256-274, 1997.
3) 石田 暉：3. 脊髄損傷．最新リハビリテーション医学（米本恭三・他編），医歯薬出版，1999, p203.
4) Ditunno JF Jr et al：The international standards booklet for neurological and functional classification of spinal cord injury. Paraplegia **32**：70-80, 1994.
5) Frankel HL et al：The value of postural reduction in the initial management of closed injuries of the spine with paraplegia and tetraplegia. Paraplegia **7**：179-192, 1969.
6) 安藤徳彦・他：脊髄損傷．臨床リハ別冊／リハビリテーションにおける評価　ver. 2（米本恭三・他編），2000, pp185-192.
7) 赤星和人・他：脊髄損傷：対麻痺．臨床リハ別冊／実践リハ処方（米本恭三・他編），1996, pp103-107.
8) Bets RR, Mulcahey MJ eds：The Child with a Spinal Cord Injury, 8th ed, American Academy of Orthopaedic Surgeons, Rosemont, 1996, p849.
9) Molnar GE et al：Pediatric Rehabilitation, Hanley & Belfus, Inc, p277.

参考文献

1) Lee Jung H et al：小児期の脊髄損傷の特徴（Characteristics of pediatric-onset spinal cord injury）．Pediatrics International **51**（2）：254-257, 2009.

15. ギラン・バレー症候群

1 ギラン・バレー症候群とは

ギラン・バレー（Guillain-Barré）症候群は，急性に発症し，進行性の四肢筋力低下，深部腱反射の消失を主徴とする多発性神経根ニューロパチーである．原因不明の末梢神経の急性炎症性脱髄性疾患で，人口10万人あたりの年間1～2人の発生頻度である．すべての年齢で発症し，免疫機構が関係しているといわれている．慢性再発性の経過をとる慢性炎症性脱髄性神経炎との鑑別が重要である．

表1 ギラン・バレー症候群の診断基準[1)]

必要条件
1. 二肢以上（通常四肢）における神経性の脱力
2. 四肢深部腱反射低下

診断をより強く支持する所見
1. 発症4週間以内に症状がピーク
2. 症状が左右対称性
3. 軽度の感覚障害
4. 脳神経麻痺（顔面神経麻痺，外眼筋麻痺，球麻痺など）の存在
5. 症状の進行が停止して2～4週間後に症状が改善し始める
6. 自律神経障害（頻脈，不整脈，高血圧，起立性低血圧など）の存在
7. 発症時に発熱を欠く
8. 発症1週以降における髄液蛋白細胞解離（蛋白濃度上昇，細胞数は$10/mm^3$以下）
9. 末梢神経伝導検査で異常（伝導速度低下，複合運動神経活動電位低下，伝導ブロック，F波遅延や出現率低下）

ギラン・バレー症候群以外の疾患を疑う所見
1. 筋力低下の左右差が著明でかつ持続
2. 発症時における，または持続性の排尿障害・胃腸症状（便秘など）の存在
3. 髄液中細胞数が$50/mm^3$以上，または多核球の存在
4. 感覚障害の存在

2 原因

先行感染の病原体が末梢神経の構成成分と共通する抗原を有し，病原体の交差抗原に対する抗体が自己抗体として神経に障害を与えると考えられており，末梢神経系の自己免疫性脱髄疾患と考えられている．

3 診断

表1に診断基準を示す．先行感染の後，1～3週間して，弛緩性麻痺が下肢から出現し，しだいに体幹，上肢，球麻痺へと進行していく．症状は日・週単位で進行し，半数の例で球麻痺を呈し，呼吸管理が必要になる．深部腱反射が消失する例が多い．また，外眼筋麻痺や脳神経麻痺が認められる場合もある．数週で回復の経過をとる．髄液の蛋白細胞解離現象を認める．

4 検査所見

【1】脳脊髄液

発症後1週間を経過してから蛋白増加がみられ，1カ月くらいでピークを示す．細胞数は$10/mm^3$以下を示し，蛋白細胞解離がみられる．

【2】電気生理学的検査

運動神経伝導速度の著明な低下，ときに感覚神経伝導速度の低下が認められる．筋電図では運動単位電位（motor unit potential）の減少ないしは消失や，F波の異常が認められる．

【3】その他

血清中に，末梢神経の構成成分である蛋白やガングリオシドに対する自己抗体が半数以上に認められる．

5 治療

単純血漿交換療法と免疫グロブリン大量静注療法の有効性が確立されている．

軽症例や回復期にはビタミンB_{12}，ビタミンEの投与などが行われる．

6 予後

一般には予後良好であるが，発症後2カ月の時点で起立不能，握力の回復を認めない例は回復遅延型とされ，重度障害を残す可能性がある．

7 リハビリテーションの実際

リハの基本は，障害の程度に応じて生活の質（QOL）の向上を目指し，社会生活に戻ることである．

【1】評価項目

筋力低下の程度，関節拘縮の程度，感覚障害の程度，呼吸機能，日常生活動作能力（特に歩行能力と上肢の巧緻性）について評価する必要がある．

【2】リハビリテーションアプローチ

運動麻痺は急速に進行するが，一般に発症後4週までに停止する．

急性期の医療的治療と並行して，体位排痰法などの呼吸理学療法，褥瘡形成の予防，関節拘縮予防のための関節可動域訓練，筋力維持訓練などを開始する．

次の時期には，理学療法士による頚部や体幹のコントロールを獲得する訓練，座位・起立保持の訓練，歩行訓練へと移行していく．必要に応じて下肢装具を処方する．並行して作業療法士による日常生活動作訓練が行われる．嚥下障害が認められる場合には，言語聴覚士による摂食嚥下訓練が行われる．学習面は院内学級教師と臨床心理士が担当する．在宅生活に向けての支援は，ソーシャルワーカーによる情報提供や，理学療法士・作業療法士による環境調整へのアドバイスなどが行われる．復学にあたっては，院内学級教師とソーシャルワーカーを中心に調整が行われる．

症例　ギラン・バレー症候群

>> 症例― 女児　12歳

診断名：ギラン・バレー症候群．
主訴：在宅生活に向けてのリハを希望．
家族歴・既往歴：特記すべきことなし．
現病歴：9歳11カ月時，1週間の風邪症状に続いて手・足の軽度のしびれが出現した．翌朝起きあがれず，水が飲み込めなかった．数時間後より努力呼吸となり，某院に緊急入院し，呼吸器が装着された．血漿交換が施行された．その後徐々に症状は改善し，2カ月後に呼吸器離脱，3カ月後にリハを目的に当院に転院した．
当院入院時所見（発症3カ月後）：バイタルサインに異常なし．経鼻―胃チューブ，中心静脈カテーテルが挿入されていた．四肢遠位部に優位な筋萎縮があり，上肢のみわずかに動かせた．深部腱反射は消失していたが，知覚は正常であった．膀胱直腸障害はなかった．

頭部CT，脳波，知能検査は正常であった．運動神経伝導速度検査（正中・尺骨・腓骨神経）で反応がみられなかった．筋電図検査では長内転筋，外側ハムストリング，前脛骨筋のいずれでも筋の随意的放電は認められなかった．

入院時FIMは37で，コミュニケーション，記憶以外の全項目で評価点が低値であった．

入院後の経過：経口食事摂取を進め，入院1週間後に経鼻―胃チューブ，中心静脈カテーテルを抜去した．理学療法では，膝・足関節の可動域訓練や寝返り・座位保持・起立保持訓練，車椅子駆動訓練が行われた．作業療法では，日常生活動作訓練，巧緻訓練が行われた．筋力低下が認められるため，上肢装具を用いて摂食を行った．

図1　症例　FIM

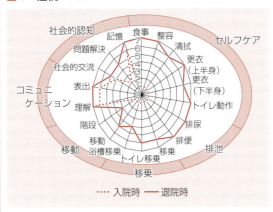

発症5カ月後に気管切開孔閉鎖術を施行した．この頃のリハの内容は，関節可動域訓練，四つ這い移動・座位移動訓練・車椅子移乗訓練，食事動作・更衣動作訓練，摂食訓練などであった．前籍校への登校を試すことと並行して，車椅子移乗・車椅子駆動の訓練，更衣・排泄動作や書字訓練，長下肢装具をつけての歩行訓練や筋力強化訓練などを行った．車椅子移乗・駆動が実用化し，四点歩行器で屋内歩行が可能となり，日常生活動作が自立した段階で退院・復学した．FIMは109で，移乗，移動，社会的認知面での評価点がやや低値であった（図1, 2, 表2）．

発症1年後には両ロフストランド杖を使用しての移動が実用化した．

図2　症例　リハビリテーションの概要

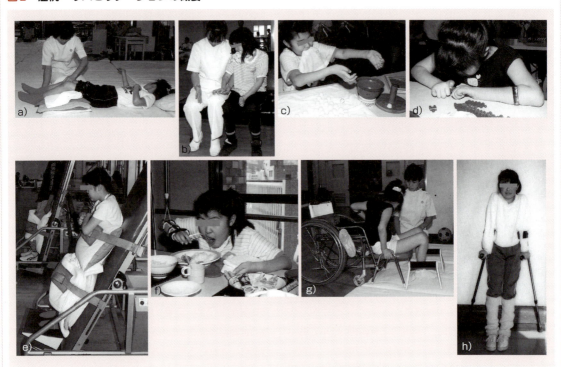

a) b) 発症3カ月後の理学療法，c) d) 発症4カ月後の作業療法，e) 発症4カ月後の理学療法，
f) 発症4カ月後：点滴台スプリングと上肢装具を用いると自分で食事が食べられる，g) 発症5カ月後の理学療法，h) 発症1年後

表2 症例 リハビリテーションプログラム

		入院時（発症3カ月後）	入院2カ月後	入院4カ月後	退院時（発症9カ月後）
	機能	上肢のみ動かせる	寝返り可能 起きあがり不能	寝返り可能 起きあがり可能 四つ這い位保持可能 長座位で移動可能	車椅子自力駆動実用 車椅子移乗自立 四点歩行器で屋内歩行可能 食事・更衣・排泄動作自立
筋力	肩・肘周囲筋 手関節周囲筋 股屈筋群 中殿筋 大腿四頭筋 膝以下の筋群 体幹筋	3+ 2 2 1 0 0 2+	4− 3− 3− 2− 1 0 4	4 3+ 3+ 3 2 2− 4	4 4 4 3+ 3+ 2+ 4
リハビリテーションプログラム	医師	医療精査，全身管理 経管栄養・中心静脈栄養の中止 車椅子・上肢装具処方	気管切開孔の閉鎖 健康管理	健康管理 長下肢装具処方	健康管理
	看護師	看護 障害受容への支援 （本人・家族）	看護 母子分離	看護 家族への支援	看護 退院準備
	理学療法士	膝・足関節の可動域訓練 寝返り・座位保持訓練 車椅子作製	膝・足関節の可動域訓練 四つ這い・座位での移動訓練 車椅子移乗訓練	車椅子移乗訓練 車椅子自力駆動の訓練 長下肢装具作製	長下肢装具装着にて杖歩行の訓練
	作業療法士	上肢装具作製 食事動作訓練 （点滴台スプリング使用） 更衣動作訓練 （かぶりシャツ）	食事動作訓練 （スプーン・フォーク使用） 更衣動作訓練 （かぶりシャツ・ウエストゴムのズボン）	更衣動作訓練 （ゆるめの服自立） 排泄動作訓練 書字訓練	書字訓練 上肢の巧緻性訓練
	言語聴覚士	摂食訓練 （経管栄養の中止） 言語検査（正常）	摂食訓練（普通食へ変更）		
	臨床心理士	知能検査（正常） 障害受容への支援 （本人・家族）	障害受容への支援 学習	障害受容への支援 学習，復学準備	復学への支援
	ソーシャルワーカー	社会的情報の提供 装具作製の調整 障害受容への支援 （本人・家族）	前籍校との調整	装具作製の調整 前籍校との調整	在宅生活・復学への支援

当時院内学級の設置なし

引用文献

1) Asbury AK et al：Assessment of current diagnosis criteria for Guillain-Barré syndrome. Ann Neurol 27（Suppl）：21-24, 1990.

参考文献

1) 佐久間啓：Guillain-Barré症候群．小児神経学，診断と治療社，2008.

16. 神経・筋疾患

1 神経・筋疾患へのアプローチ

小児神経・筋疾患へのアプローチの方法を図1に示す．筋力低下の有無，中枢神経症状の有無，血清CK値が高値かどうかにより，ある程度の鑑別診断に至る．それに基づき，筋電図，末梢神経伝導速度，筋CT・MRI，筋生検・遺伝子検査などを行い，確定診断に至る．

家族歴・妊娠歴

小児の神経・筋疾患のかなりのものは単一遺伝子に変異をみる遺伝性疾患であり，家族歴の聴取は大切である．先天性筋強直性ジストロフィーでは，母親が罹患していることがあり，母親の症状は軽度なことが多い．

乳児脊髄性筋萎縮症（ウェルドニッヒ・ホフマン病）や先天性筋ジストロフィーでは，胎動微弱なことが多い．

図1　小児神経・筋疾患診断へのアプローチ

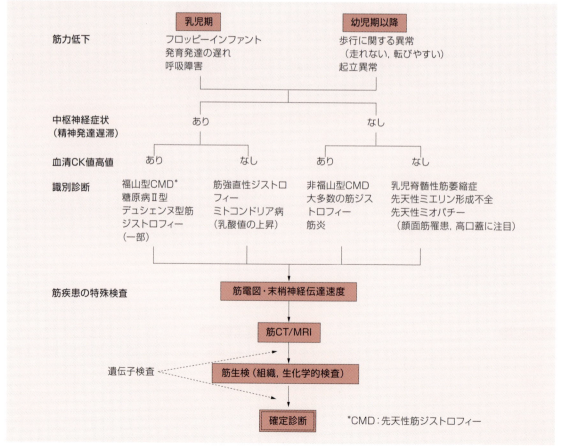

（文献1より改変）

図2　フロッピーインファントの鑑別診断

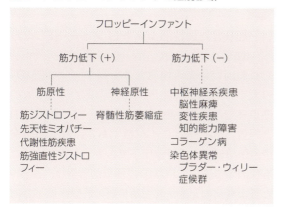

（文献1より改変）

図3　フロッピーインファント

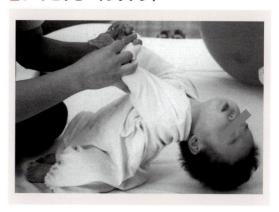

図4　登攀性起立（ガワーズ徴候）

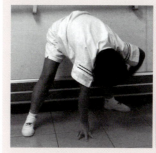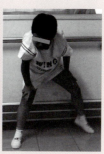

2 症状

　疾患により症状は異なっているが，いずれも骨格筋に萎縮や筋力低下を認める．

　先天性ミオパチー・先天性筋ジストロフィーの重症例などでは，新生児期から呼吸不全を呈する．筋疾患児のほとんどの例は筋力の低下とともに筋緊張の低下を示し，身体がぐにゃぐにゃした感じがある（フロッピーインファント：floppy infant）（図2, 3）．また一部の例では発育・発達の遅れがみられる．デュシェンヌ型を代表とする進行性筋ジストロフィーの多くでは，幼児期に歩行に関する異常を訴え，筋力低下の強い例では，立ち上がるときに床に手をついて臀部をあげ，次に手を交互に膝にあてて自分の体をよじ登るようにして立つ登攀性起立（ガワーズ徴候）（図4）が認められる．顔面筋罹患があるかどうかは鑑別診断に役立つ．

【1】乳児期

　①**呼吸障害・哺乳障害**：人工呼吸器や経管栄養が必要となるような重症例は，先天性ミオパチーや先天性筋強直性ジストロフィーである．乳児脊髄性筋萎縮症では，奇異呼吸（吸気時に胸部が陥凹し腹部が上昇する特異な呼吸）が特徴的である．

　②**筋緊張低下**：筋緊張が低下し，ぐにゃぐにゃしているフロッピーインファントの所見がある．筋力低下には，関節可動域の亢進，筋の弾力性の低下，関節の振れの亢進の3つの要素があり，それらの程度を観察する．

　③**発達の遅れ**：神経・筋疾患は，頸定の遅れや，座位が獲得できないことから気がつかれることが多い．

　④**顔面筋罹患・高口蓋**：乳児期の神経・筋疾患の診断には，顔面筋罹患の有無が大切である．年齢が小さいと顔面筋罹患はわかりにくいが，顔面筋罹患がある場合には，ほとんど高口蓋が認められる．

　⑤**中枢神経症状**：知的能力障害やてんかんの合併は，鑑別診断に役立つ．先天性筋強直性ジストロフィー，先天性ミオパチー，先天性筋ジストロフィーの一部，デュシェンヌ型筋ジストロフィーのかなりの例で知的能力障害が認められる．

【2】幼児期以降

　幼児期になって明らかになる症状の多くは，歩行に関するもので，転びやすい，走れない，階段昇降に手すりがいるなどである．

　幼児では筋力テストに協力が得られないことがほとんどであり，歩行・走行・片足立ち・ケンケ

ンをさせたり，日常生活動作の観察をすることが役に立つ．特に起立動作は役に立つ．

①**起立動作**：多くの神経・筋疾患では近位筋（特に腰帯筋）の筋力低下が多いが，筋力低下が強いと，登攀性起立を示す．

②**仮性肥大**：デュシェンヌ型・ベッカー型筋ジストロフィーなどでは，下腿腓腹筋に脂肪や結合織が増えることによって生じる「仮性肥大」が認められる．

③**関節拘縮**：先天性筋ジストロフィーや先天性ミオパチーで，歩行を獲得しない例では，先天性股関節脱臼，四肢関節拘縮，側弯などを認める．

④**腱反射**：筋疾患で筋力低下があると，膝蓋腱反射は減弱ないし消失するが，アキレス腱反射は保たれる．脊髄性筋萎縮症では，腱反射は消失する．

⑤**中枢神経症状**：知的能力障害やてんかんの合併は，鑑別診断に役立つ．先天性筋強直性ジストロフィー，先天性ミオパチー，先天性筋ジストロフィーの一部，デュシェンヌ型筋ジストロフィーのかなりの例で知的能力障害が認められる．

3 検査所見

血液生化学検査において，CK，アルドラーゼ，LDH，AST，ALTの上昇は筋線維の壊死を示していることが多い．CKが正常値の10倍以上のときにはデュシェンヌ型筋ジストロフィーや筋炎を疑う．

小児では協力が得られないため，筋電図検査は神経原性変化をともなう疾患を除くと判定が難しい．デュシェンヌ型筋ジストロフィーでは比較的判定しやすい．

骨格筋CT検査は，筋病変の部位や程度を把握するのに非常に有効である．頭部MRI検査は，先天性筋ジストロフィーで異常を認めることが多い．

近年，さまざまな疾患で遺伝子が同定されてきており，確定診断につながっている．

また明らかな臨床診断や遺伝子診断が得られない場合には，筋生検による診断が有効なことが多い．

4 代表的疾患

【1】福山型先天性筋ジストロフィー（FCMD）（図5）

わが国では先天性筋ジストロフィー（CMD）の大半はFCMDであり，10万人あたり約3人の罹患率であるが，欧米では遺伝子的にもFCMDと報告された例はごく少数である．FCMDの病因遺伝子はフクチン遺伝子である．両親はいずれも保因者である．FCMDの臨床的特徴は，生後9カ月より前の発症，乳児期早期の筋緊張低下と筋力低下，筋萎縮と関節拘縮の進行，障害はびまん性で広範囲にわたるが近位に優位，ミオパチー顔貌を示す．知的能力障害，有熱性あるいは無熱性けいれん，近視・白内障・視神経低形成などの眼病変，筋電図・CK・筋生検所見は筋ジストロフィーの所見，経過は緩徐進行性，常染色体劣性遺伝である．

FCMDの骨格筋はジストロフィー変化であるが，中枢神経病変は形成異常で，多小脳回，厚脳回，皮質層構造の欠如など，胎生期の神経細胞遊走障害の所見を示す．

4歳頃までに運動能力を獲得し，8歳頃から関節拘縮・変形が進行し機能低下を示す．

【2】非福山型筋ジストロフィー（図6）

先天性筋ジストロフィーのなかで，福山型でないものをいう．福山型では症例間に臨床像や病理像の差は少ないが，非福山型では症例による差が大きい．新生児期から呼吸障害や哺乳障害を示して死亡する重症例から，軽度の筋力低下を示す例までさまざまである．

図5　福山型先天性筋ジストロフィー

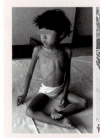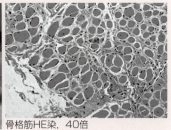

骨格筋HE染，40倍

【3】デュシェンヌ型筋ジストロフィー（DMD）（図7）

X染色体短腕（Xp21）上にあるジストロフィン遺伝子の変異によって発症する筋萎縮症である．DMDでは遺伝子異常によりジストロフィン蛋白の発現がみられず，筋力低下の進行は早く，致死的である．DMDは筋ジストロフィーのなかで最も頻度が高く，出生男児3,000〜4,000人に1人といわれ，伴性劣性遺伝形式を呈する．

一般に3〜5歳頃に転びやすい，走れないなどを主訴に発見される．筋力低下は近位筋優位で，登攀性起立を示す．腰を前に突き出し体を左右に揺すって歩く動揺性歩行，足関節拘縮による尖足，下腿腓腹筋に脂肪や結合織が増えることによって生じる仮性肥大が特徴である．10〜12歳頃までに歩行不能となり，脊柱変形，膝・股・上肢の関節の拘縮が進行する．10歳台後半〜20歳頃に呼吸不全，心不全を呈するようになり，このいずれかで死亡する．平均知能指数は80程度である．

幼児期には血液生化学検査で，10,000 IU/lを超す高CK値を示すが，疾患の進行にともない筋組織が少なくなることによりCK値はしだいに低値を示すようになる．

遺伝相談上，児の母や姉妹の保因者診断が重要である．

ステロイド療法は唯一有効性が認められている治療法である．副作用の発現に注意がいるが，運動機能，呼吸機能，心機能などの低下を遅くする．エクソン・スキップ療法など新しい治療法が開発されつつある．

【4】筋強直性ジストロフィー（図8）

常染色体優性遺伝形式を示し，罹患率は1万人に1人程度である．発症年齢は新生児から高齢者まで幅があるが，大半は20〜30歳台で発症する．発症年齢と重症度により，先天型，成人型，軽微型に分類される．発症年齢が早いほど重症度が高く，最重度のものは，新生児期から呼吸・嚥下障害を示す．世代を経るごとに重症度が増し発症年齢も早くなる表現促進（anticipation）が認められる．

19番染色体長腕（19q13.3）に位置するDMプロテインキナーゼ遺伝子にある3塩基CTGの反復配列が異常に延長することによって生じる3塩基配列病（トリプレットリピート病）のひとつである．

顔面の表情に乏しく，逆V字の上口唇，眼瞼下垂，斜視，内反足，側弯，停留睾丸，知的能力障害などの症状が認められ筋強直と進行性筋萎縮が

図6　非福山型筋ジストロフィー

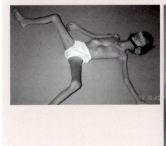
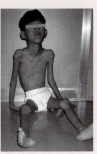

図7　デュシェンヌ型筋ジストロフィー

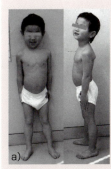
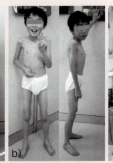
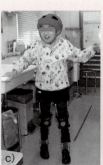
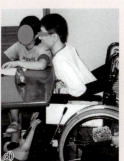

a）3歳，b）6歳，c）9歳，d）14歳

図8 筋強直性ジストロフィー

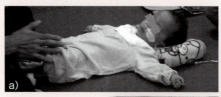
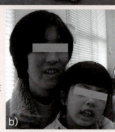
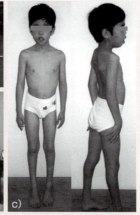

a) 10カ月男児：11カ月時肺炎で死亡
b) 6歳女児：母親は成人型筋強直性ジストロフィー
c) 8歳男児

特徴である．

　成人型ではミオトニア（手を強く握った後に開こうとしてもすぐに開けない把握ミオトニア，母指球をハンマーで叩くと母指の内転が起こる叩打ミオトニア）症状が出やすいので，家族の診察により子どもの診断がつくこともある．

【5】先天性ミオパチー

　骨格筋の構造異常により筋力低下，筋緊張低下を主症状とする遺伝子変異に基づく筋疾患の総称である．非進行性あるいは緩徐進行性である．発症時期，筋病理学的に分類されるが，分子病態が明らかになるにつれその分類が見直されるようになってきた．

①発症時期による分類

　i）**乳児重症型**：新生児期から全身性の著明な筋力低下，筋緊張低下がみられ，呼吸・嚥下障害があり，1歳以下で死亡することが多い．

　ii）**良性先天型**：乳幼児期に運動発達の遅れに気がつかれ，非進行性または緩徐進行性のもので，この型が最も多い．ミオパチー顔貌，高口蓋，近位筋優位の全身の筋力低下が特徴である．側弯などの脊柱変形が早期から出現する．

　iii）**成人型**：成人期になって筋力低下に気がつかれる．

②筋病理学的分類

　i）**ネマリンミオパチー**：筋線維内に糸状構造物（ネマリン）が認められる．乳児重症型，良性先天型，成人型がある．いくつかの遺伝子変異がみつかっている．

　ii）**セントラルコア病**：筋線維の中心部に染色されない構造が認められる．骨変形，特に側弯などの脊柱変形が多い．以前より麻酔により悪性高熱症となる例が高頻度でみられていたが，悪性高熱症とセントラルコア病との共通遺伝子の存在が確認された．低緊張は生下時からあり，筋力低下は近位筋優位である．

　iii）**ミオチュブラーミオパチー**：筋線維の中心に核が連鎖状に配列している（図9）．乳児重症型と良性型がある．いくつかの遺伝子変異がみつかっている．

　iv）**先天性筋線維タイプ不均等症**：筋病理学的に，先天性ミオパチーの所見に加え，タイプ1線維がタイプ2線維に比べて径が12%以上の差をもって小径であるもの．乳児期から筋緊張低下，筋力低下を認めるが，軽症例から重症例までさまざまである．いくつかの遺伝子がみつかっている．

【6】脊髄性筋萎縮症（SMA）

　脊髄前角細胞の変性や脱落を主病変とする神経原性筋疾患で，発症年齢と臨床症状から3つに分けられる．小児期に発症するSMAは第5染色体に病因遺伝子をもつ常染色体劣性遺伝形式をとるが，成人発症のⅣ型は遺伝子的に複数の成因がある．乳児期～小児期発症のSMAの罹患率は10万人あたり1～2人である．手に細かい振戦がみられ，血清CK値が正常～やや高値である．筋電図は神経原性パターンを示す．

図9 先天性ミオパチー(ミオチュブラーミオパチー)

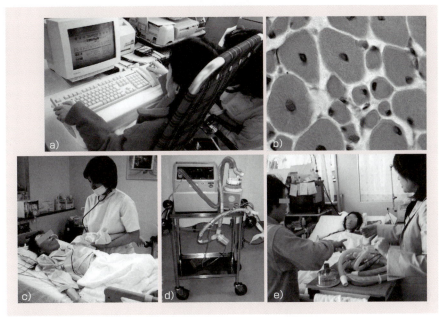

a)作業療法, b)骨格筋HE染, 300倍, c)呼吸理学療法, d)e)在宅呼吸器の導入

① I型:重症型(ウェルドニッヒ・ホフマン病)

生後6カ月頃までに発症し,フロッピーインファントの所見を示す.運動発達が停止し,体幹を動かすことも,座位保持もできない.肋間筋は侵されるが横隔膜は侵されにくいので,奇異呼吸を示す.哺乳困難,嚥下困難,誤嚥,呼吸不全,舌の細かい震えがみられる.人工呼吸器を用いない場合,死亡年齢は平均6〜9カ月,95%は18カ月までに死亡する.

② II型:中間型(デュボヴィッツ病)

発症は幼児期である.座位は獲得するが,支えなしに立ったり,歩いたりすることはできない.舌の萎縮や線維束攣縮(fasciculation),手指の細かい震えがみられる.成長とともに関節拘縮と側弯が著明になる.肺炎になり,呼吸不全に陥ることがある.

③ III型:軽症型(クーゲルベルグ・ウェランダー病)

発症は幼児期,小児期である.立位や歩行ができていたのに,転びやすい,歩けない,立てないなどの症状が出現する.さらに上肢の挙上も困難になる.小児期以前の発症では側弯が生じる.

④ IV型

成人期に発症する.下位運動ニューロンのみの障害で,側弯はみられない.発症年齢が遅いほど進行のスピードは緩やかである.

5 治療・リハビリテーション

神経・筋疾患のほとんどは根本的な治療法がないため,保存的な治療が主体となる.したがってリハは重要な位置を占めている.神経・筋疾患においては,筋萎縮や筋力低下を認めるため,リハを行うには注意が必要である.筋に疲労を残さない程度の負荷を与える筋力強化訓練や関節可動域訓練が中心となる.また呼吸筋の筋力低下による呼吸不全をともなう例では,呼吸理学療法の適応となる.進行性疾患の場合には,機能低下の速度を少しでも遅くするような,また生活の質(QOL)を向上させるようなリハプログラムを作成し,機能障害の程度にあわせてプログラムを修正していく(図10).

ここでは筋ジストロフィーのリハについて述べるが,他の神経・筋疾患においてはステージ分類に照らし合わせた形でリハを進めていくことがよ

いであろう．

筋ジストロフィーのリハビリテーション

筋ジストロフィーのリハは，障害の進行に合わせたプログラムに基づいて，患児のQOLを最大限に引き出すことが基本である．障害の進行（ステージ）に合わせたマネジメントのポイントを（表1, 2）に示す．

図10　機能訓練

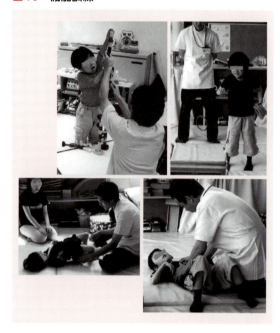

①歩行可能期（ステージⅠ～Ⅳ）

拘縮の進行遅延と筋力維持により，歩行能力の延長を目標とする．過用性筋力低下を起こさないように注意する．できる限り普通教育を受けさせるが必要に応じて，特別支援学校へ転校する．歩行が不安定となって転倒が目立つようになったり，姿勢や姿位の左右差，内反尖足が目立ってきたら，頭部保護帽，歩行用装具，起立用装具，座位保持装置の処方を行う．平行棒内での歩行や四つ這い，ずり這いなどの移動訓練を積極的に行う．

②車椅子が必要になる時期（ステージⅤ～Ⅶ）

成長期とも重なり脊柱変形が急速に進行し座位バランス低下・胸郭変形による心肺機能低下が進む．理学療法，シーティングによる座位保持環境の設定，体幹装具などにより，その進行を少しでも防ぐことが大切である．上肢の筋力低下，拘縮が目立ってくるため，機器の活用を図る．手動車椅子駆動が困難になったら，QOL拡大のために電動車椅子を処方する．

③呼吸管理の適応になる時期（ステージⅧ）

呼吸管理を中心とした，全身管理と心理的ケアを行う．DMDの呼吸障害は，呼吸筋の筋力低下および脊柱変形のために生じる胸郭運動の障害に

表1　神経筋疾患の患者に対するマネジメントのポイント[2]

一般的考察
A. 早期の確実な診断に基づいた遺伝カウンセリング
B. 栄養的介入
C. 消化管合併症の管理
D. 心臓合併症早期発見と予防のためのモニター
歩行可能な時期（The ambulatory stage）
A. 早期の十分な説明によるカウンセリングと精神的サポート
B. 早期からの筋肉，関節，胸壁の拘縮予防
車椅子が必要になる時期（The wheelchair use stage）
A. 日常生活動作（ADL）における独立の促進
B. 脊柱変形の早期からの予防と矯正
呼吸管理の適応になる時期（Stage of prolonged meaningful survival）
A. 補助呼吸法の訓練
B. 嚥下困難の管理
C. ADLの独立の促進と感情の健全さの維持

表2　筋ジストロフィー機能障害度の厚生省分類（新分類）[3]

ステージⅠ	階段昇降可能 a―手の介助なし b―手の膝おさえ
ステージⅡ	階段昇降可能 a―片手手すり b―片手手すり膝手 c―両手手すり
ステージⅢ	椅子からの起立可能
ステージⅣ	歩行可能 a―独歩で5m以上 b―一人では歩けないが物につかまれば歩ける（5m以上） 　1）歩行器　2）手すり　3）手びき
ステージⅤ	起立歩行は不能であるが，四つ這いは可能
ステージⅥ	四つ這いも不可能であるが，いざり這行は可能
ステージⅦ	いざり這行も不可能であるが，座位の保持は可能
ステージⅧ	座位の保持も不能であり，常時臥床状態

基づく拘束性肺胞低換気である．呼吸理学療法は，体幹変形の矯正，徒手胸郭伸長，呼吸筋力の維持，効率的な呼吸法の習得，気道内分泌液の排出，気道感染の予防などを目的とする．徒手的な咳介助だけでは十分に痰が出せないときには，カフ・マシーン®やカフ・アシスト®などの機器を利用する．呼吸不全に対しては，近年，携帯型人工呼吸器を使った非侵襲的換気療法（NPPV）が第一選択となっている．呼吸器を使いながらも，電動車椅子で自由に移動するなど生活の質QOLの向上がめざましい．

症例　非福山型筋ジストロフィー

≫ 症例1—女子　16歳

主訴：発達の遅れ．
家族歴：特記すべきことなく，血族婚はなかった．父母とも健康．
病歴：満期2,890gで出生した．頸定7カ月，座位1歳，始歩2歳，有意語は出現しなかった．8歳時，発達の遅れを主訴に当院を初診した．
当院初診時所見：体格中等，軽度の筋緊張低下，筋力低下を認め，ガワーズ徴候陽性であった．思春期早発症がみられ，知的発達は15カ月相当であった．血液検査では，AST 47IU，ALT 61IU，CK 502U/lと軽度高値を示した．頭部CTは正常であったが，脳波で中心〜頭頂部に鋭波が頻発していた．筋生検では筋線維の大小不同，壊死・再生所見，ミトコンドリアの異常と壊死線維がみられ非福山型先天性筋ジストロフィーと診断した．
その後の経過：9歳時に蒼白となり，意識レベルが低下するてんかん発作様症状が何度かみられたが，経過観察とした．13歳時，心電図，心エコーにより心尖部の球状化・左室腔の拡大が診断された．血中セレンの低値が発見され，経口的にセレン補充療法を開始した．

≫ 症例2—男児　10歳（症例1の弟）（図11）

主訴：発達の遅れ．
病歴：在胎31週1,926gで出生．仮死はなかった．頸定7カ月，座位13カ月，始歩2歳半，有意語は出現しなかった．
当院初診時所見：軽度の筋緊張低下，筋力低下を認め，ガワーズ徴候陽性であった．5歳時の知的発達は8カ月相当で，CK 230U/lと軽度高値であった．脳波で右中心〜頭頂部に鋭波が頻発していた．筋生検所見は姉と同様であった．
その後の経過：7歳時，血中セレンの低値が発見され，経口的にセレン補充療法を開始した．セレン投与により歩行の安定が得られた[4]（図12）．

図11 症例2

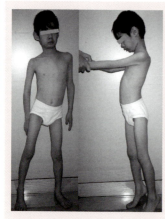
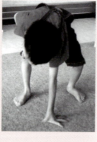

立ち上がるときにはガワーズ徴候が認められる

図12 症例2 歩行分析：後面スティック像[4]

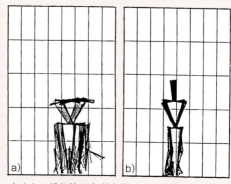

a) セレン投与前, b) 投与後

引用文献

1) 埜中征哉：小児神経・筋疾患臨床症状の診かた. 小児科 46：24-30, 2005.
2) Bach JR, 大澤真木子監訳：神経筋疾患の評価とマネジメント, 診断と治療社, 1999.
3) 神野 進：厚生労働省精神・神経筋疾患研究開発費 筋ジストロフィーの集学的治療と均てん化に関する研究：筋ジストロフィーのリハビリテーション・マニュアル, 2011.
4) 栗原まな・他：低セレン血症を伴った非福山型先天性筋ジストロフィーの姉・弟例. 脳と発達 32：346-351, 2000.

参考文献

1) 小牧宏文：筋ジストロフィーの治療戦略 国際ガイドラインをふまえて 筋ジストロフィーの治療の現状と今後の展開. 脳と発達 46 (2)：89-93, 2014.
2) 前野 崇：筋ジストロフィーの治療戦略 国際ガイドラインをふまえて 筋ジストロフィーのリハビリテーション. 脳と発達 46 (2)：94-97, 2014.
3) 有馬正高・他：神経筋疾患. 小児神経学, 診断と治療社, 2008, pp352-402.
4) 埜中征哉：臨床のための筋病理 第2版, 日本医事新報社, 1993.

II 疾患

17. 整形外科疾患

脳性麻痺，二分脊椎など他科との連携のなかで整形外科の関与が必要な疾患はいくつかあるが，本項では，遭遇することが多い小児整形外科に特有な疾患である先天性内反足，先天性股関節脱臼，脊柱側弯症について記載する．

1 先天性内反足

足の主な変形を図1に示す．
先天性内反足とは，前足部の内転，後足部の内反，足全体の凹足，尖足の4つの主な変形をともなう先天性の疾患である．

【1】原因と発生頻度
多因子遺伝，胚種異常，子宮内での肢位異常による機械的圧迫などが原因と考えられている．わが国における発生率は1,500人に1人程度で，男女比は2：1といわれている．両側例と片側例は同じ程度である．

【2】症状
生下時，足部は内転，内反，凹足，尖足のためにゴルフクラブ様の変形（club foot）をしており，拘縮が高度で徒手的に矯正ができない（図2）．体内肢位による変形（徒手矯正が容易），先天性多発性関節拘縮症，二分脊椎などとの鑑別が必要である．

【3】診断
単純X線検査：新生児では足根骨が骨化していないため生後3カ月以降での診断となる．足の背底像と背屈位で撮影した側面像を用いて診断する．踵骨前方が距骨の下に入り込む状態で，距骨形成不全により距骨頚部は短縮内反し，距舟関節では舟状骨が内側に変位している．後足部内反の指標には背底像での距踵角（正常30～55°）と側面像の距踵角（正常25～50°）を用いる．

【4】治療
①保存的治療
生後早期から矯正ギプス包帯法による治療を開始する．まず前足部の内転と回内を矯正することで，凹足も改善する．尖足はギプス治療せず，生後6～8週でアキレス腱の切腱術を行うのが標準的である．3カ月程ギプス矯正を行った後，つかまり立ちをするまでデニスブラウン（Denis Browne）副子で矯正位を常時保持する（図2）．歩行が可能となったら，日中は矯正靴を履かせ，夜間はデニスブラウン副子を用いる．

図1 足の主な変形[1]

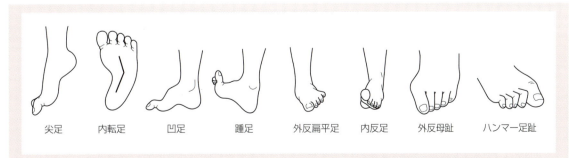

尖足　内転足　凹足　踵足　外反扁平足　内反足　外反母趾　ハンマー足趾

図2 先天性内反足

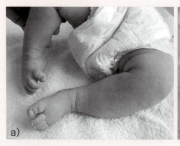
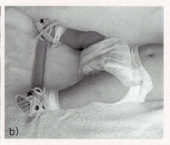

a) 右足が内反足，b) デニスブラウン副子

② 手術治療

1歳前後になっても変形が明らかにみられる場合には手術を考える．手術を要する例が大半である．前足部内転と後足部内反の残存例が多く，後内方解離術などが行われる．内反足変形が3〜5歳になっても残っている場合には，エヴァンス手術（Evans手術：踵立方関節部で骨切除を行い固定する手術）などが行われる．

2 先天性股関節脱臼

生下時に大腿骨頭が関節包に覆われたまま寛骨臼外に脱臼している状態のことである．

【1】原因と発生頻度

先天性股関節脱臼のほとんどの例では，先天性に関節弛緩がある股関節に対して，周産期に股関節の安定性に不利な外力（胎内肢位，特に骨盤位，おむつや衣類などによる下肢の伸展位）が作用したために股関節が脱臼したとされている．腸腰筋とハムストリングスの過緊張の関与が大きい．わが国における発生頻度は約1％と高かったが，先天性股関節予防キャンペーン（下肢を伸展しないおむつの当て方・抱き方，おむつカバーの改良）により1980年代以降0.3％に低下している．家族歴が高い．女児は男児の5〜6倍多い．

【2】分類

①内転筋拘縮：股関節X線像は正常で，開排制限のみがみられるもの．

②臼蓋形成不全：股関節X線像で求心性はよいが，臼蓋形成不全がみられるもの．

③亜脱臼：股関節X線像で脱臼はないが，求心

図3 脱臼（右側）

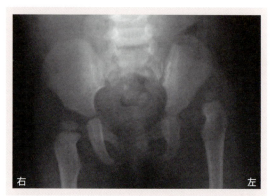

性が不良なもの．

④脱臼：完全脱臼がみられるもの（図3）．

【3】診断

①臨床診断

先天性股関節脱臼の家族歴，女児，秋冬生まれ，骨盤位分娩，股関節以外の変形や奇形などの危険因子に注目して以下の診察を行う．

・大腿皮膚溝の左右差．

・クリックサイン：新生児では完全脱臼は少なく脱臼しやすい不安定な股関節のことが多いので，股関節を開排したときにクリックを触れる．

・開排制限：股関節を開排したときに，床面から大腿外側までの角度が30°以上の場合を制限ありとする．

・脚長差（アリスサイン）：仰臥位で股関節90°屈曲，膝関節最大屈曲にして左右の大腿部を合わせると，脱臼側の膝の高さが低い．

・大腿骨頭の触診：仰臥位，下肢伸展で，大腿骨頭を触診すると脱臼側の骨頭は深い位置にある．

図4　股関節正面像（模式図）

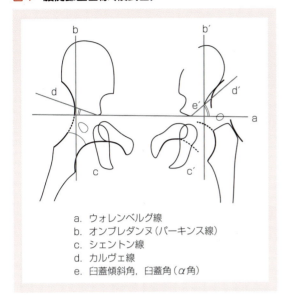

a. ウォレンベルグ線
b. オンブレダンヌ（パーキンス線）
c. シェントン線
d. カルヴェ線
e. 臼蓋傾斜角、臼蓋角（α角）

図5　リーメンビューゲル装具

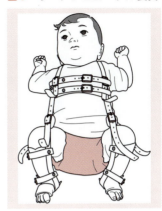

- 坐骨結節と大転子の位置関係の触診：仰臥位、開排位で大腿骨大転子を触診すると、脱臼側では坐骨結節の後方によく触れる．
- 乳児期の股関節では、骨端核が出現していないことが多いので、X線像による診断が困難な場合が多い．超音波検査の併用が望ましい．
- 歩行開始以後では、跛行、トレンデレンブルグ徴候（Trendelenburg徴候：脱臼側の足で起立時に、健側の臀部が下がる）、代償性腰椎前弯がみられる．

②画像診断

i）単純X線検査：両側股関節正面像で種々の補助線を入れて診断する（図4）．

- ウォレンベルグ線・ヒルゲンライナー線：両側のY軟骨を結ぶ線で、正常骨頭はこの線より下にある．
- オンブレダンヌ線・パーキンス線：臼蓋縁からウォレンベルグ線に下ろした垂線で、正常骨頭はこの線より内側にある．
- シェントン線：恥骨の内下線をなす曲線を上外側に延長した線で、正常では大腿骨頚部の内縁に一致する．
- カルヴェ線：腸骨外縁をなす曲線と、大腿骨頚部外縁をなす曲線はほぼ一致する．
- 臼蓋傾斜角・臼蓋角（α角）：寛骨臼蓋接線とウォレンベルグ線のなす角度で、正常では20〜25°である．30°以上の場合を臼蓋形成不全という．

ii）関節造影検査：骨頭の形だけでなく、関節の整復を妨げる因子を確かめることができる．正常では関節唇が骨頭の外側で骨頭に覆い被さっているが、脱臼の場合は内反して骨頭で内下方に押されている．

iii）MRI検査：非侵襲的検査であるが、入眠させるのが大変である．

iv）超音波検査：基線、骨性臼蓋線、軟骨性臼蓋線の3本の線から得られるα角、β角により診断する．

【4】治療

①新生児期

厚めのおむつを使用し、下肢伸展を避ける育児で経過をみる．

②乳児期

はじめにパヴリック法を行い、整復されない場合に頭上方向牽引法（overhead traction法）、さらに関節造影下での徒手整復術、観血的整復術を行う．

i）パヴリック法（リーメンビューゲル法）：あぶみ式吊りバンドであるリーメンビューゲル装具により、股関節を90°以上の屈曲位に保ち自然整復を待つ（図5）．装着後1〜2週で整復される例が多い．整復後4〜6週装着を継続し、徐々に装着時間を短くしていく．

ii）頭上方向牽引法：パヴリック法で整復され

図6 垂直牽引

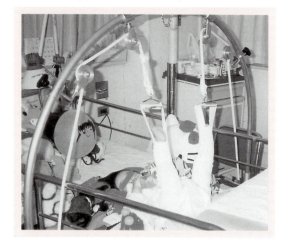

図7 開排位ギプス

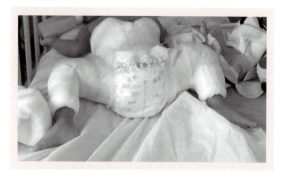

なかった場合に頭上方向牽引などで経過をみる（図6）．整復後，開排位ギプスで固定する（図7）．

　iii) 徒手整復：牽引で整復されない例では，関節造影下に徒手整復を行う．整復後，開排位ギプスで固定する．

　iv) 観血的整復：関節唇の内反・下垂，骨頭軟骨の肥厚・伸展，腸腰筋による関節包の圧迫などの整復障害因子が重度な場合には，観血的に整復を行う．

3　小児の脊柱側弯症

　前額面で脊柱が側方へ弯曲した状態を脊柱側弯という．脊柱のねじれや椎体の変形をともなわない機能的脊柱側弯と，脊柱のねじれや椎体の変形をともなう構築性脊柱側弯（狭義の脊柱側弯）がある．機能的脊柱側弯は腰部の疼痛に対して反射的・防御的に発生する場合や，脚長差・骨盤の側方傾斜に対して腰椎が代償的に側弯を示す場合がある．ここでは構築性脊柱側弯について述べることとする．

【1】原因による分類

①特発性側弯症

　原因が特定できない側弯症で，側弯症全体の70〜80％を占める．

　i) 乳幼児側弯症：3歳未満の小児に発症するもので，男児に多い．

図8 脳性麻痺にともなう側弯症

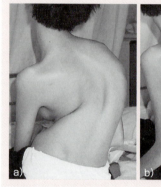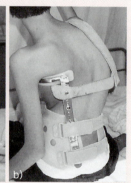

a) 背面，b) 体幹装具装着時

　ii) 学童期側弯症：3〜10歳時に発症するもので，性差はない．急速に進行する例が多い．

　iii) 思春期側弯症：11歳以上の年齢で発症するもので，圧倒的に女児に多い．成長が止まると，側弯の進行も止まる．

②症候性側弯症

　i) 先天性側弯症：椎体や肋骨の形態以上に由来する側弯症で，進行性のことが多い．

　ii) 神経筋性側弯症：神経疾患や筋疾患にともない，体幹筋の麻痺やアンバランスのために生じる側弯症で，成長が止まった後でも進行する（図8a）．脳性麻痺，脊髄性筋萎縮症，ポリオ，脊髄空洞症などでみられる．

　iii) 間葉性側弯症：間葉組織の異常による関節や皮膚の過伸展などにより発生する側弯症で，マルファン症候群やエーレルス・ダンロス症候群にみられる．

　iv) 神経線維腫症性側弯症：神経線維腫症にみ

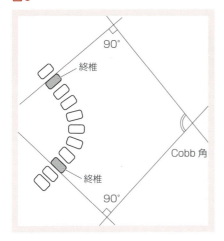

図9

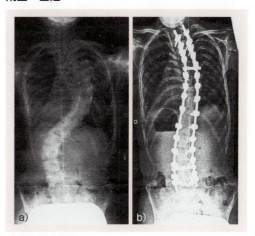

図10 脊椎インストゥルメンテーションによる矯正・固定

a) 術前, b) 術後

られる側弯症である.

【2】診断

①視診：立位で背部を観察すると，側弯凸側背部の隆起，腰椎では腰部隆起，凸側肩甲骨の突出，ウエストラインの左右非対称がみられる．

②立位単純X線検査：自家矯正ができない脊柱の側方弯曲，椎体の楔状変形，椎体の凸側方向へのねじれがみられる．立位X線像で，主な弯曲（primary curve）の上端に位置し傾斜が最大の椎体（上端の終椎）上面と，下端の同様の椎体（下端の終椎）下面に接線を引き，その交わる角度をCobb角とよび，側弯度とする（図9）．

【3】治療

①保存的治療

体幹装具により進行を防止し，運動などにより体幹筋の強化を行う（図8-b）．

②手術療法

側弯の矯正，進行防止，心肺機能の改善に対して手術療法が行われる．Cobb角が45°以上の例は手術の適応といわれている．最近は，多椎固定が可能な脊椎インストゥルメンテーションによる矯正・固定が主流である（図10）．Cobb角が100°を超すような高度な例では，頭蓋輪骨盤牽引（halo-pelvic traction）などによる矯正を行った後に手術が行われる．

引用文献

1) 日本義肢装具学会監修, 加倉井周一編：装具学, 第3版, 医歯薬出版, 2004.

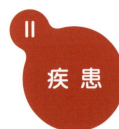

18. 重症心身障害

1 重症心身障害とは

　重症心身障害とは，重度の身体障害および重度の知的能力障害が重複している状態で，脳障害の発生時期は受胎から18歳までとされる．大島の分類（図1）の区分1〜4に該当する．また大島の分類を改訂した横地分類（図2）も用いられる．

　近年，新生児医療や救命救急医療の進歩により，気管切開や呼吸管理を要する濃厚な医療や介護が必要な例が増加している．それらの例は従来の重症心身障害の概念を超えていることから，超重症心身障害児者（超重症児者）という考え方が出現した．1996年から保険診療に超重症児加算が付くようになり，この概念が定着した．超重症児者の判定基準を表1に示す．

　20年以上前の時代には，重症心身障害児者の寿命はそれほど長くなかったが，近年の医療の進歩により，重症心身障害児者の寿命は著しく延び，最近では高齢化の問題も生じている．一般に重症心身障害児は小児科医が診療しており成人になった例も引き続き小児科医が見続けていることが多い．筆者らの病院でも，成人例を小児科医が診療し続けており，高齢化の問題を日頃感じている．この項目では，成人例についてもふれることにする．

2 原因と発生頻度

【1】原因

　重症心身障害の原因には，図3に示すさまざまなものがある．

　胎生期に原因を有するものでは，レッシュナイ

図1　大島の分類[1)]

				IQ
21	22	23	24	25
20	13	14	15	16
19	12	7	8	9
18	11	6	3	4
17	10	5	2	1
走れる	歩ける	歩行障害	すわれる	寝たきり

（IQ目盛：80, 70, 50, 35, 20, 0）

図2　横地分類（改訂大島分類）[2)]

「移動機能」，「知的発達」，「特記事項」の3項目で分類し，以下のように表記する
例：A1-C, B2, D2-U, B5-B, C4-D

〈知的発達〉
E6	E5	E4	E3	E2	E1	簡単な計算可
D6	D5	D4	D3	D2	D1	簡単な文字・数字の理解可
C6	C5	C4	C3	C2	C1	簡単な色・数の理解可
B6	B5	B4	B3	B2	B1	簡単な言語理解可
A6	A5	A4	A3	A2	A1	言語理解可
戸外歩行可	室内歩行可	室内移動可	座位保持可	寝返り可	寝返り不可	

〈移動機能〉

〈特記事項〉
C：有意な眼瞼運動なし
B：盲
D：難聴
U：両上肢機能全廃
TLS：完全閉じ込め状態

表1 超重症児者・準超重症児者の判定基準[3]
以下の各項目に規定する状態が6カ月以上継続する場合[*1]に，それぞれのスコアを合算する

1. 運動機能：座位まで	
2. 判定スコア	（スコア）
（1）レスピレーター管理[*2]	＝10
（2）気管内挿管，気管切開	＝8
（3）鼻咽頭エアウェイ	＝5
（4）O_2吸入またはSp$O_2$90％以下の状態が10％以上	＝5
（5）1回/時間以上の頻回の吸引	＝8
6回/日以上の頻回の吸引	＝3
（6）ネブライザー　6回/日以上または継続使用	＝3
（7）IVH	＝10
（8）経口摂取（全介助）[*3]	＝3
経管（経鼻・胃ろう含む）[*3]	＝5
（9）腸ろう・腸管栄養[*3]	＝8
持続注入ポンプ使用（腸ろう・腸管栄養時）	＝3
（10）手術・服薬にても改善しない過緊張で，発汗による更衣と姿勢修正を3回/日以上	＝3
（11）継続する透析（腹膜灌流を含む）	＝10
（12）定期導尿（3回/日以上）[*4]	＝5
（13）人工肛門	＝5
（14）体位交換　6回/日以上	＝3

〈判定〉
1の運動機能が座位までであり，かつ，2の判定スコアの合計が25点以上の場合を超重症児者，10点以上25点未満である場合を準超重症児者とする

[*1] 新生児集中治療室を退室した児であって当該治療室での状態が引き続き継続する児については，当該状態が1カ月以上継続する場合とする．ただし，新生児集中治療室を退室した後の症状憎悪，または新たな疾患の発生についてはその後の状態が6カ月以上継続する場合とする
[*2] 毎日行う機械的気道加圧を要するカフマシン，NIPPV・CPAPなどは，レスピレーター管理に含む
[*3] （8）（9）は経口摂取，経管，腸ろう・腸管栄養のいずれかを選択
[*4] 人工膀胱を含む

図3 重症心身障害の原因[4]

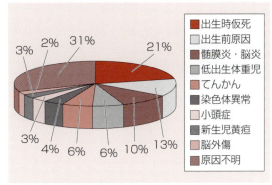

（日本重症児福祉協会　平成10年度全国調査より）

ハン症候群やハンター症候群などの遺伝子異常によるもの，ダウン症候群や猫泣き症候群などの染色体異常によるもの，脳分化異常（先天性水頭症，全前脳胞症），先天性脳内感染症（サイトメガロウイルス，トキソプラズマなど），胎児期の脳血管障害などによる脳形成異常がある．

周生期の脳障害は，早産未熟児における低酸素性脳症，脳血管障害，髄膜炎，核黄疸が原因となる場合と，満期産児における出生時仮死が原因となる場合の大きく2つの型がある．

周生期以降の原因では，髄膜炎・脳炎，溺水や窒息による低酸素性脳症，交通事故や虐待による脳外傷などがある．

【2】発生頻度

重症心身障害の発生頻度は，出生1,000人に対して1〜1.5人が生後4週目まで，発生の重症心身障害の発生率で，これに4週以降発生の脳炎・脳症，脳外傷，溺水などの後遺症例が加わる．人口1万人あたり3〜4人，20歳未満は約7,350人といわれている（日本重症心身障害福祉協会，2014）．

3　重症心身障害の医療的概観

重症心身障害は，重度の運動障害と重度の知的能力障害を重複してもち，その医療的問題の多くは「呼吸障害」と「摂食嚥下障害」に関連している．さらに脳原性の「筋緊張異常」が強く影響を与えている．それらの要素が絡み合って，複雑な病態像を示している（図4）．重症心身障害児者に医療やリハを行うにあたっては，目の前の現象だけではなく，この全体的な連鎖関係も考慮しなくてはならない．さらに疾患を治療するだけでなく，本人の生活の質（QOL）を向上させることを第一目標に診療していくことが必要となる．例えば，合併症としてのてんかんを治療する場合，発作が残っていてもあるところで抗てんかん薬の増量をやめ，覚醒度がよい状態を保つことなどである．

【1】栄養管理

重症心身障害児者の栄養所要量を算出することは難しい．重症心身障害児者の基礎代謝量は，年

図4　重症心身障害の医学的概要

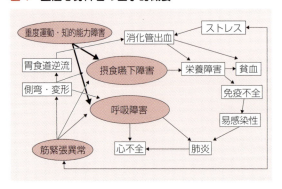

齢，体格，障害像（筋緊張の程度，努力呼吸の程度など）により著しく異なっており，正確に測定することは難しいが，大島の分類1に該当する例の代謝量は，体表面積から推測される基礎代謝量の60%程度と言われている．

総エネルギー量に注意するだけでなく，蛋白質，ミネラル，微量元素などをバランスよくとることが大切である．特に摂食嚥下障害がある例では，種々の栄養剤を併用することにより欠乏症を予防する必要がある．

【2】呼吸障害

一般に動脈血酸素分圧が60 mmHg（ほぼSpO_2 90%に相当する）以下である場合に呼吸不全と診断するが，重症心身障害児者では，平素のSpO_2が90〜95%程度の例もまれではないので，臨床診断には注意がいる．

①呼吸障害の原因

重症心身障害における呼吸障害の原因は，中枢性呼吸障害，換気障害（肺に空気の出入りがうまくできない状態），ガス交換障害（肺胞での酸素と炭酸ガスの交換がうまくできない状態）に分けられるが，それらの原因が複雑に絡み合っていることが多い（図5）．中枢性呼吸障害は，呼吸中枢の異常によるもので，呼吸のリズムや深さの調節ができなかったり，睡眠時に無呼吸を呈したりする．投薬や感染などでその症状がより顕著になることがある．換気障害は，舌根沈下，胸郭運動制限，呼吸筋力低下，誤嚥などによるものが多い．ガス交換障害は，慢性肺炎，肺水腫，成人型呼吸窮迫症候群などでみられる．

②呼吸障害への対応法

中枢性呼吸障害では，投薬内容の検討や感染症の治療など，対応できることがあれば対応する．

換気障害に対しては，ポジショニング，リラクセーション，鼻咽頭エアウェイ挿入，呼吸理学療法，排痰・吸引などにより気道を確保する．また炎症などが原因の場合は，その治療を行う．気道狭窄，下気道の分泌物貯留，誤嚥，呼吸不全などで，他の内科的治療では効果が得られない場合には気管切開が適応となる．

ガス交換障害では，積極的に原因疾患の治療を行う．呼吸不全では酸素投与が適宜行われる．呼吸停止，肺胞低換気などでは人工呼吸器が適応となる．

③気管切開

気管切開の方法には，単純気管切開術，声門閉鎖術，喉頭全摘術，喉頭気管分離術などがある．重症心身障害の場合は誤嚥性肺炎を繰り返すことが多く，気管切開と同時に誤嚥を防止するために喉頭全摘術，喉頭気管分離術などが行われることが多い．気管切開の合併症は多いが，なかでも出血，気管孔閉鎖，感染は死に直結することから最大限の予防が必要である．出血はカニューレやカフの圧迫・刺激，吸引時の損傷，動脈穿孔などによる．気管孔閉鎖はカニューレの刺激による肉芽形成，痰，カニューレ不適合などによる．感染予防と加湿のために人工鼻やトラキマスクなどが用いられる（図6）．

④人工呼吸器

呼吸停止，肺胞低換気による換気不全（動脈血酸素分圧低値，炭酸ガス分圧高値）では人工呼吸器が絶対適応になる．重症心身障害では，原疾患の部分症状として呼吸不全が生じることがあり，人工呼吸器が長期間必要になることが多い．平素より人工呼吸器の適応について保護者と相談しておくことが大切である．

【3】摂食嚥下障害

重症心身障害において摂食嚥下障害は高頻度に認められる．

一般に小児の摂食嚥下障害の特徴は，成長発達が関与しながら症状が変化していくことにあり，成長発達の段階に応じた対応が大切である．さら

図5 重症心身障害児者における呼吸障害の背景と評価[5]

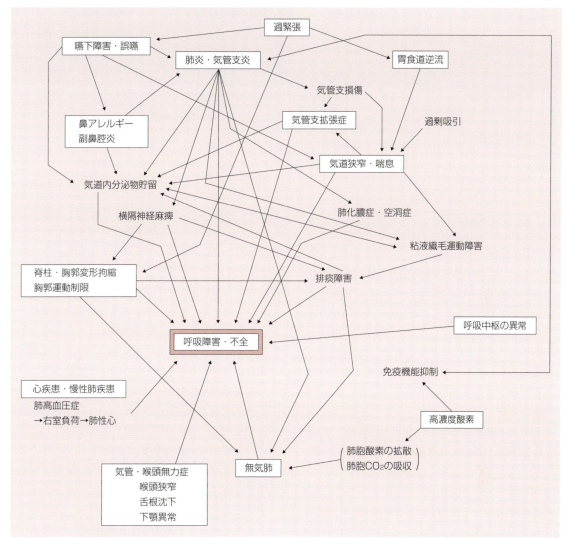

図6 カニューレの種類

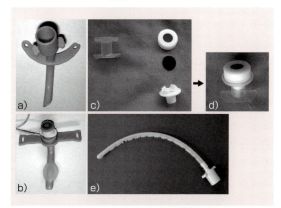

a) カフなし気管カニューレ, b) カフ付き気管カニューレ, c) レティナカニューレ(左)とスピーチバルブ(分解した状態, 右), d) 組み立てた状態, e) 鼻咽頭カニューレ

に重症心身障害では, 身体障害と知的能力障害が複雑に絡むことから, 摂食嚥下障害に取り組むには対象例の機能を正しく評価することが第一段階となる.

①機能の評価 (表2)

まずはじめにどの発達段階に相当するのかを評価する.

摂食嚥下運動は, 1) 食物認知期, 2) 口腔への取り込み期, 3) 咀嚼期, 4) 食塊形成期, 5) 嚥下口腔期 (食物を咽頭に送り込む時期), 6) 嚥下咽頭期, 7) 嚥下食道期に分けられるが, 対象例がそのなかのどの段階に問題があるのかを評価する.

表2 摂食嚥下機能の発達過程と機能不全への対応[6]

	動きの特徴	機能不全の主な症状	指導・訓練法
経口摂取準備期	哺乳反射，指しゃぶり，玩具なめ，舌突出など	拒食，過食，摂食拒否（過敏），誤嚥，原始反射の残存など	脱感作療法，呼吸訓練，姿勢訓練，嚥下促通訓練など
嚥下機能獲得期	下唇の内転，舌尖の固定，食塊移送，舌の蠕動様運動など	むせ，乳児嚥下，逆嚥下（舌突出），流涎など	嚥下促通訓練，摂食姿勢訓練，舌訓練（口外法），顎運動訓練など
捕食機能獲得期	顎口唇の随意的閉鎖，上唇での取り込みなど	こぼす，過開口，舌突出，食具（スプーン）嚙みなど	捕食（顎・口唇）訓練，口唇（口輪筋）訓練など
押しつぶし機能獲得期	口角の水平の動き（左右対称），扁平な赤唇など	丸飲み（軟性食品），舌突出，食塊形成不全など	捕食（顎・口唇）訓練，舌（舌筋）訓練，頬（頰筋）訓練など
すりつぶし機能獲得期	頬と口唇の協調，口角の引き，顎の偏位など	丸飲み（硬性食品）など	咀嚼訓練，咬断訓練，舌（舌筋）訓練，側方運動訓練など
自食準備期	歯固め遊び，手づかみ遊びなど	犬食い，押し込み，流し込みなど	摂食姿勢（自食）訓練，手と口の協調訓練など
手づかみ食べ機能獲得期	頚部の回旋と手掌での押し込みの消失，前歯咬断など	手掌で押し込む，引きちぎる，こぼす，咀嚼不全など	手指からの捕食，咬断訓練，種々の作業療法など
食器（食具）食べ機能獲得期	頚部の回旋・食器の口角からの挿入とその消失など	食器で押し込む，流し込む，こぼす，咀嚼不全など	食器からの捕食訓練，種々の作業療法など

評価にあたっては，必要に応じて嚥下造影検査や内視鏡検査などを加える．

②機能訓練

上記評価の結果に基づき，脱感作訓練，呼吸訓練，姿勢訓練，嚥下促通訓練，舌訓練，捕食訓練，咀嚼訓練などを行っていく（p104）．

③対応法

嚥下訓練を行うと同時に，食物の形態を嚥下しやすいものにしていく．液体にとろみ剤を加えたり，食物形態をペースト状にしたり，きざみ食にしたりする．

経口で栄養を補えない場合には，経管栄養，胃瘻（図7），中心静脈栄養が施行される．経管栄養法には，経鼻経管胃栄養法，経鼻経管（十二指腸）空腸栄養法，口腔ネラトン法（間欠的経口経管胃栄養法）がある．最も一般的に行われるのは，経鼻経管胃栄養法である（図8a, b）．

【4】筋緊張亢進

①原因

筋緊張亢進は，機能障害，変形，拘縮，痛みなど直接の問題を引き起こすだけでなく，二次的に呼吸障害，睡眠障害，胃食道逆流なども引き起こし，悪循環を生じることが多い．筋緊張亢進の原因は，痛み，発熱，脱水，疲労，気温が高い・低い，呼吸障害（特に上気道の閉塞），各種の疾患，心理的要因など多岐にわたっている．重症心身障害児者では，その原因を訴えられないことが多いので，原因をみつけるのに苦労する．心理的要因によると判断するのは最後で，他の原因を究明するのが先である．痛みについては全身をチェックすることが必要である．発熱，脱水，各種疾患などに対しては，医療検査が必要なこともある．

②対応法

ポジショニングによる適切な姿勢保持により筋緊張亢進が改善することは多い．基本肢位はボールポジションで，体の各関節が屈曲し，体全体を丸め込む姿勢が最も緊張を低下させる．ビーズクッションやモールドシートなどで支持面が体に密着することで安定感が得られ，筋緊張の低下が得られやすい．座位保持装置などに座る場合も，関節を屈曲して装置などにぴったりと合わせた姿勢をとることが緊張の低下に結びつく．

筋緊張が胃食道逆流を引き起こすこともあるが，逆に胃食道逆流が筋緊張を引き起こすこともある．胃からの吸引液や便での潜血反応が陽性であれば，胃食道逆流を疑い，水酸化アルミニウム

図7 胃瘻機材と装着例

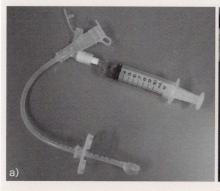
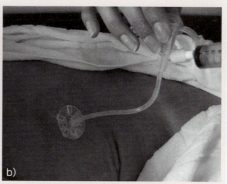

a）胃瘻機材，b）胃瘻機材を装着したところ

図8 経鼻経管胃栄養法に必要な機材

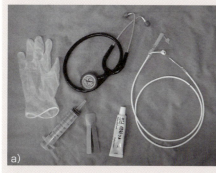
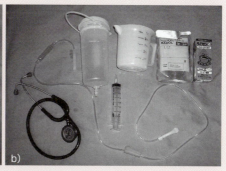

a）経鼻経管胃チューブを挿入するときの機材，b）経管栄養剤を注入するときの機材

ゲル（マーロックス®）やH₂ブロッカー（タガメット®，ガスター®など）を投与する．

　呼吸障害に対しては，ポジショニング，鼻咽腔エアウェイの挿入による気道の確保などで対応する．

　心理的要因に対しては，コミュニケーションをとり，ストレスの原因を検討することが大切である．入院・入所などにともなって筋緊張亢進が著明となり，全身状態の悪化をきたすことがあるので，十分な経過観察が必要である．

　薬物療法としては，ジアゼパム（セルシン®，ホリゾン®）が第一選択となるが，気道分泌物の増加や呼吸抑制に注意がいる．持続的な筋緊張亢進がある場合には，ダントロレン（ダントリウム®），バクロフェン（リオレサール®），塩酸チザニン（テルネリン®）などの抗痙縮薬が有効である．最近ではボツリヌス毒素筋肉内注射療法が開始され，A型ボツリヌス毒素製剤（ボトックス®）を筋肉内に注射することにより筋緊張を低下させ，重症の痙縮の治療として注目されている．3～6カ月ごとに注射を繰り返さないと効果が持続できないが，薬物療法などでコントロールできない筋緊張の場合には試みる価値がある．

4　合併症

　重症心身障害児者にはさまざまな合併症がみられる．日常的によくみられる合併症を図9に示す．

　当院で診療中の重症心身障害者173例（年齢20～77歳，平均31.1歳）について，過去に罹患し

図9 重症心身障害児者にみられる合併症・症状

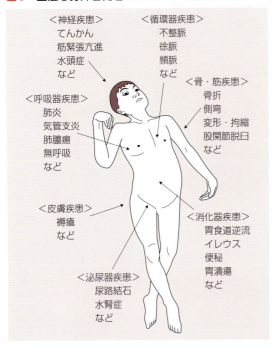

図10 年齢階層別の疾病罹患（全体像）（のべ692例）[7]

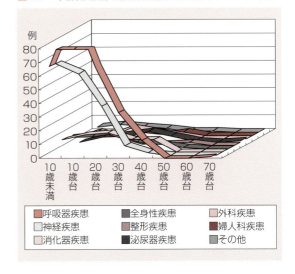

図11 医学的合併症の全体像（のべ692例）[7]

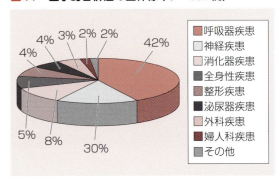

た入院を要する程度の合併症を集計した（図10，11）．のべ692例の罹患疾病がみられたが，呼吸器疾患は20歳台までが多く，神経疾患は10歳台までが多くみられた．30歳台以降は消化器疾患，泌尿器疾患，整形外科疾患，さらには婦人科疾患が問題となっていた．

呼吸器疾患は最も多い合併症で42％を占め，20歳台までの罹患が多く，肺炎が大半であった．次に多いのは神経疾患で30％を占め，10歳台までが多く，大半はてんかんの治療であった．消化器疾患は8％と3番目に多く，各年齢層に分布していた．内訳ではイレウス，胃潰瘍，肝炎，胃食道逆流などであった．泌尿器疾患は4％で，30歳台，40歳台に多くみられ，尿路結石が半数あまりを占めていた．

【1】肺炎

重症心身障害児者は胸郭の変形，筋緊張亢進，気道狭窄，嚥下障害による唾液の貯留，誤嚥，免疫機能の低下などにより感染性肺炎や誤嚥性肺炎に罹患しやすい．重症心身障害児者の死亡原因の1位は肺炎である．

ウイルス性肺炎のなかで最も重要なのは，インフルエンザウイルスであり，施設内流行などで死亡例がみられる．その他RSウイルス，アデノウイルス，麻疹ウイルス，ノロウイルスなどが問題となる．

細菌性肺炎の起炎菌には，溶連菌，ブドウ球菌，肺炎球菌，インフルエンザ菌，結核菌などがあるが，近年メチシリン耐性ブドウ球菌（MRSA），多剤耐性緑膿菌など抗生物質に耐性をもっている菌による肺炎が問題となっている（図12）．

肺炎罹患時は，起炎菌の検索と適正な抗生物質の投与，補液や呼吸管理などの全身管理が必要となる．

重症心身障害児者では，痰の排出が悪いために後背底区の肺炎が多い．特に左側の下肺野病変は単純X線撮影前後像には写りにくく，重症心身障害児者では斜位での撮影が行いにくいことから，胸部CT検査が有用なことが多い（図13）．

【2】てんかん

重症心身障害児者の60～70％はてんかんを合併しており，その半数は発作のコントロールが得られない．重症心身障害児者のてんかん治療で大切なことは，患者のQOLをいかに良好に保つかという点である．なぜならば，難治性てんかんが多い重症心身障害児者において，てんかん発作のコントロールにだけ治療を集中させると抗てんかん薬の副作用が前面に立ち，発作は減ったが眠ってばかりいるというような状況を引き起こしてしまう．危険な発作でなければ発作と共存していくという心構えが必要である．

当院で診療中の5～60歳（平均23歳）の重症心身障害児者173例のうちてんかんを合併する131例についてまとめてみる．てんかんの合併率は76％で，最終発作頻度が月1回以上の例（難治例とする）が58例，月1回未満の例（難治例以外とする）が73例であった．

てんかんの発症年齢は，難治群で新生児期～14歳（平均2.9歳），難治例以外の群で新生児期～22歳（平均3.7歳）と，前者でやや早かった．

てんかんの発作型は図14のようになり，難治例では混合型発作が多く，難治例以外では強直間代発作が多かった．

てんかん発作がコントロールされない群のなかには，機能に低下をきたして寝たきりになってしまう例もみられた．

【3】胃食道逆流

筋緊張亢進，側弯，慢性呼吸障害，食道裂孔ヘルニアなどにより胃食道逆流が生じ，逆流性食道炎が起こる．臨床的には，コーヒー様嘔吐，吐血，喘鳴，肺炎，貧血などの症状が認められる．

診断には内視鏡検査，X線食道造影検査（図15），24時間食道内pH測定などが行われる．

治療は，軽症例にはポジショニング，薬物療法，鼻咽頭エアウェイの挿入が行われ，重症例には噴門形成術，胃瘻造設術が行われる．

慢性呼吸不全が認められ，全身状態が悪化している例では，気管喉頭分離術も行われる．

薬物療法は，胃酸分泌抑制効果があるH_2ブロッカーであるシメチジン（タガメット®），ファモチジン（ガスター®）が用いられる．さらに粘膜保護薬として水酸化アルミニウムゲル（マーロックス®）や，消化管運動機能調節薬であるメトクロプラミド（プリンペラン®）やドンペリドン（ナウゼリン®）が併用される．

ポジショニングや薬物療法によってコントロー

図12 MRSA肺炎による胸水貯留（胸部CT像）

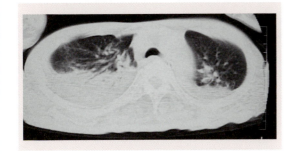

図13 後背底区の肺炎

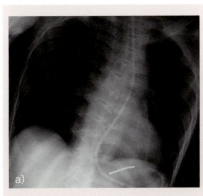
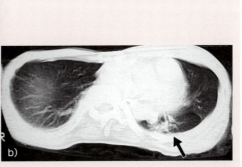

a）胸部単純X線撮影，b）胸部CT像
胸部単純X線撮影では左後下部の肺病変は診断がつけにくい

図14　重症心身障害例のてんかん発作型分類

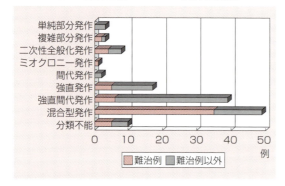

図15　胃食道逆流

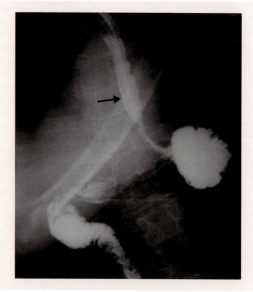

胃に注入した造影剤が食道に逆流している

ルできない場合には，外科的治療を行う．一般にニッセン噴門形成術が行われる．

【4】胃潰瘍・十二指腸潰瘍

上部消化管出血の症状を示すが，逆流性食道炎を合併していることが多いため，診断は容易でない．確定診断のためには内視鏡検査を行うが，重症心身障害児者では内視鏡検査そのものが難しい．

ピロリ菌感染も高率に認められる．

【5】イレウス

重症心身障害児者では麻痺性イレウスの発生が非常に多い．運動が制限されていること，抗てんかん薬により平素より腸管の動きが悪いこと，感染による腸管の運動麻痺や電解質異常などが直接の原因となる．輸液，セロトニン作動薬であるモサプリド（ガスモチン®）の投与，パントテン酸（パントール®）の投与などで対応する．

【6】便秘

重症心身障害児者では，水分摂取が不足しがちなこと，腹圧をうまくかけられないこと，運動ができないこと，食物中の繊維質が不足すること，抗てんかん薬を服用していることなどにより腸管運動が低下しており，便秘を呈することが多い．

繊維の多い食物や水分の摂取を増やしたり，運動量を増やしたりしても便秘がみられるときには，大腸刺激性下剤であるピコスルファートナトリウム（ラキソベロン®），センノシド（プルセニド®），センナ（アローゼン®）などの投与，塩類下剤である酸化マグネシウム，硫酸マグネシウムの投与，漢方薬である麻子仁丸の投与，ビザコジル坐剤の挿肛，グリセリン浣腸などを行う．

【7】骨折

重症心身障害児者では，運動量や日光にあたる時間が少ない，抗重力姿勢がとれない，抗てんかん薬を服用していることなどから骨粗鬆症になりやすい．

骨折を予防するには，慎重な介護を心がけ，十分な栄養管理を行い，抗重力運動を行う工夫をし，活性型ビタミンD_3（アルファロール®など），ビスフォスフォネート（ダイドロネル®，ボナロン®など），カルシウム剤などを投与する．しかし重症心身障害児者においては，強い外力が加わらなくとも骨折を起こすことが多いのが現状である．重症心身障害児者に起こる骨折で多いのは，大腿骨骨幹部骨折，上腕骨骨折，脛骨骨折などである（図16）．

【8】悪性腫瘍

重症心身障害児者の寿命が延びるにつれ悪性腫瘍の合併が問題になってきている．重症心身障害児者においてがん検診が行われることはほとんどなく，ある程度がんが進行した段階で発見されることが多い．一般に侵襲的・積極的な治療が行われることは少なく，体力を温存した治療法が選ばれる．最近20年間に当院で診療した重症心身障害児者にみられた悪性腫瘍を表3に示す．

図16　大腿骨骨幹部骨折（大島の分類1，45歳）

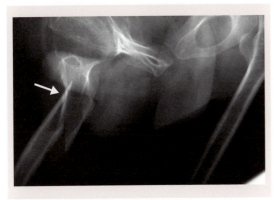

受傷機転ははっきりしなかった

5　重症心身障害児者の死亡原因

重症心身障害児者の死亡原因は，一般人口の死亡原因とは異なっている．図17に倉田の報告による府中療育センターにおける1970～2005年の死亡統計を示す．

6　介護者の負担

在宅生活を基盤としている重症心身障害児者114例の家族への調査では，施設に初めて入所させたときの子どもの年齢は4～50歳，平均20.5歳であった．施設に初めて入所させたときの理由は，レスパイト（家族の休養）が最も多く，次いで親の病気，子どもの評価・治療，養護困難などが続いた（図18）．

表3　重症心身障害児者にみられた悪性腫瘍

		発見時年齢	経過
脳腫瘍	2例	9歳	結節性硬化症例．9歳時左側脳室に腫瘍が発見された．13歳時腫瘍亜全摘．23歳時腫瘍の増大があるも，家族は保存的治療を希望．25歳時水頭症を生じ，VPシャントを挿入し，一時的に改善をみたがしだいに傾眠傾向が生じ死亡
		18歳	全身倦怠のため入院し，翌日死亡．剖検にて多発性髄膜腫が発見された
卵巣癌	1例	19歳	不明熱精査時に発見された．多臓器に転移がみられ，保存的に治療したが，半年後に死亡
甲状腺癌	1例	40歳	頚部腫瘤を発見され精査にて甲状腺癌と診断された．家族は外科・放射線治療を望まず，ピシバニール®注射のみで治療を行ったが，腫瘍の増大を抑制できず，41歳時死亡
大腸癌	1例	48歳	下血の精査にてS状結腸癌が発見され，外科的に切除．現在63歳で，再発なし
乳癌	1例	49歳	乳房部のしこりで発見され，外科的に切除．エストロゲン薬を服用中．現在63歳で，再発なし
食道癌	1例	62歳	定期検査で高度貧血がみつかり，精査にて広範・進行性食道癌が発見された．肝転移もあり，保存的に治療したが，半年後に死亡

図17　主要死亡原因の年代別検討[6]

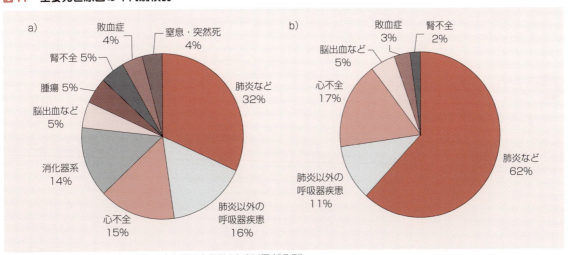

a) 主要死亡原因21歳以上（80例），b) 主要死亡原因10歳以下（65例）

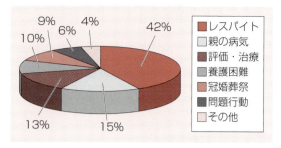

図18 施設にはじめて入所した理由

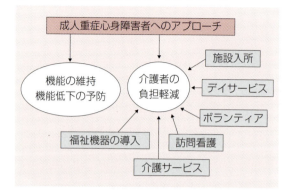

図19 成人重症心身障害者へのアプローチ[8]

7 成人重症心身障害者へのアプローチ(図19)

　高齢化社会を迎えたわが国において，重症心身障害医療・福祉においても高齢化対策を立てていく必要が生じている[9]．成人重症心身障害者への対策として，まず第一に考えなければならないことは「介護量を増やさないこと」と「介護者の負担を軽減すること」である．介護量を増やさないためには，機能を維持するために在宅でリハを継続していく必要がある．リフターや階段昇降機などの本格的な福祉機器の導入に限らず，入浴用の椅子や便座などの工夫によっても介護量は軽減できる．ボランティア，訪問看護，その他の介護サービスも積極的に利用すべきである．デイサービスへの参加は介護者の負担軽減に役立つばかりでなく，成人重症心身障害者自身のQOLの向上と機能の維持に役立つ．また施設入所については，介護者の病気や冠婚葬祭のときだけでなく，介護者の休養や楽しみを目的に計画的に利用することを勧めたい．介護者自身のQOLを高めることにより，成人重症心身障害者のQOLを高めていきたい．

8 リハビリテーションの実際[10]

　医師は重症心身障害医療の中心となる．医療精査をはじめとして，合併症の治療，気管切開管理・指導，呼吸器管理・指導，栄養管理，経管栄養指導，排痰・吸引指導などを行う．

　理学療法士は，関節可動域訓練，粗大運動訓練，呼吸・排痰訓練，車椅子・座位保持装置・頭部保護帽などの作製を担当する(図20)．重症心身障害児者は関節拘縮や脊柱弯曲をともなっていることが多いので，車椅子や座位保持装置には工夫が必要となる．また理学療法士は，介護法の指導なども行う(図21a)．

　作業療法士は，日常生活動作訓練，感覚訓練，自助具作製などを担当する．例えば，食事動作訓練は，作業療法士によって作られた自助具を用いて，日常生活のなかで訓練が継続される．また自傷防止のための装具なども作製する(図21c)．

　言語聴覚士は，摂食嚥下訓練，言語検査，コミュニケーション訓練を行う．特殊スイッチを用いてのコミュニケーションエイド使用訓練なども行う．なかでも摂食嚥下訓練は重症心身障害児者のリハにおいては重要な位置を占めており，言語聴覚士・医師・看護師・栄養士などと一緒に訓練を進めていく．

　臨床心理士は，心理検査，感覚訓練，家族が障害を受容するための支援，プレイセラピーなどを行う．

　リハ工学士は，理学療法士，作業療法士，言語聴覚士などとともに福祉機器の作製・開発を行う．顎で操作する車椅子，指先で動かす車椅子，症例の変形に合わせて作った車椅子などがある．

　ソーシャルワーカーは，さまざまな情報の提供と社会面の支援を行う(図19)．

18. 重症心身障害

図20 移動可能な座位保持装置

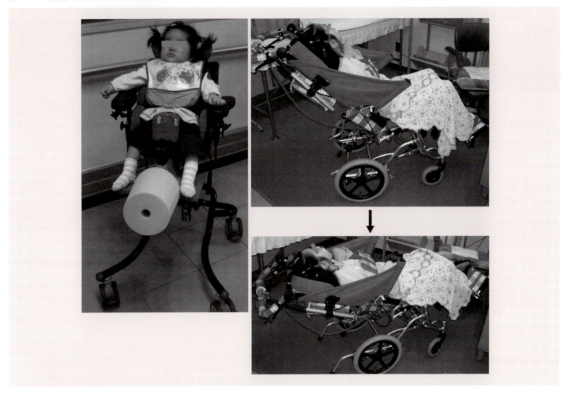

図21 介護・生活面での工夫

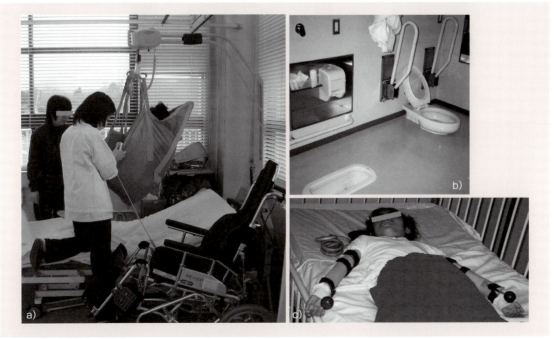

a) ホイスト, b) 重症心身障害用トイレ, c) 自傷予防肘当て具

症例　重症心身障害

>> 症例—男児　5歳

診断名：脳性麻痺（低緊張型），知的能力障害．

主訴：在宅生活を維持するためのリハ．

病歴：在胎32週で常位胎盤早期剝離のため帝王切開で出生．出生時体重は1,872gで，アプガースコアは1分4点，5分5点の中等度仮死があった．光線療法を1日受けた．クベースに1カ月入り，経鼻経管胃栄養が1カ月行われ，51日目に2,710gで退院した．乳児期には小児病院で理学療法を続け，11カ月から2カ月間ボバース療法の集中訓練を受けた．乳児期には肺炎で4回入院した．2歳8カ月時にリハを希望して当院を受診した．

当院初診時所見（2歳8カ月時）：体格は小さく，全身の筋緊張は低く，頸定はなく，自力での移動はできなかった．食事はミルクを哺乳ビンから飲むのが主体であった．

受診後の経過：初診後1カ月間，入院による集中リハを行った．寝返り・座位保持の訓練を行うと同時に，車椅子・座位保持装置を作製し，上肢を使えるように誘導した．摂食嚥下訓練に力を入れ，退院時には全粥ときざんだ副食の摂食が可能となり，ミルクはほとんど不要となった（図22）．

退院後は外来で理学療法，作業療法を月1回ずつ継続している．3歳からは地域の通園センターに通っている．幼児期になってからは肺炎で入院することがなくなった．

図22　症例　リハビリテーションの概要

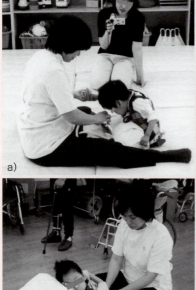
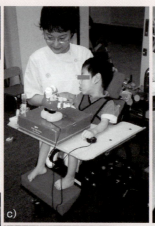
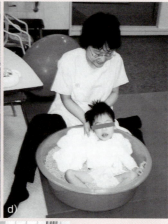
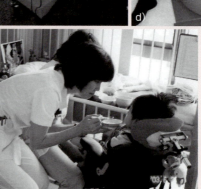

a) b) 理学療法，
c) d) 作業療法，
e) 摂食訓練

引用文献

1) 大島一良：大島の分類. 公衆衛生 35：648-655, 1971.
2) 公益社団法人日本重症心身障害福祉学会ホームページ：重症心身障害療育学会. 横地分類（改訂大島分類）, 2014. http://www.zyuusin1512.or.jp/gakkai/yokochian.htm（2015年1月 現在）
3) 社会保険研究所：医科診療報酬点数表　平成26年4月版, 2014.
4) 江原安彦（監）, 岡田喜篤（編）：重症心身障害療育マニュア 第2版, 医歯薬出版, 2004.
5) 江草安彦監修：重症心身障害療育マニュアル, 医歯薬出版, 1998, p93.
6) 向井美惠：リハビリテーション領域—子どもの嚥下障害. 小児外科 37：1361-1364, 2005.
7) 栗原まな・他：重症心身障害児（者）における医学的合併症の年齢階層別分析. 日重症心身障害会誌 23：35-40, 1998.
8) 倉田清子：高齢期を迎える重症心身障害児の諸問題. 脳と発達 39：121-125, 2017.
9) 栗原まな：成人期の支援—高齢化対策を中心に—. 発達障害研 25：159-164, 2003.
10) 栗原まな：重症心身障害児（者）へのこれからのリハビリテーション. 日本重症心身障害学会誌 39, 29-31, 2014.

参考文献

1) 栗原まな（編）：発達障害医学の進歩（19）重症心身障害児の療育—基礎的対応を中心に, 診断と治療社, 2007.
2) 栗原まな（編）：発達障害医学の進歩（20）重症重複障害の医学—障害と合併症への対応, 診断と治療社, 2008.
3) 栗原まな（編）：発達障害医学の進歩（21）重症重複障害（者）へのリハビリテーション, 診断と治療社, 2009.
4) 日本小児神経学会社会活動委員会：新版　医療的ケア研修テキスト　第3版, クリエイツかもがわ, 2012.

19. 新生児疾患

本項では，まず新生児医療に対する全般的な知識を簡単に述べ，次に新生児に対するリハの分野で重要な，医の倫理と呼吸リハの2つについて少し詳しく述べたい．脳性麻痺は，本項と関連が深いので，並行して読んでほしい（p124）．

新生児学総論

1 新生児とは

世界保健機関（WHO）の定義では「出生時より生後4週目までを新生児期とよび，この期間にある乳児を新生児とよぶ」とされている．

新生児の分類は，出生時体重による分類，在胎週数による分類，臨床所見による分類，胎児発育曲線による分類などがある（表1, 図1）．

【1】胎児と新生児の発育・発達

胎児の発育曲線を図1に示す．

Heavy-for-dates（HFD）児：在胎週数に比して出生体重が重い児のことで，母体の糖尿病が発見されていない場合もあるが，ほとんどは体重そのものが大きい児である．出生時のトラブルの率が高い．

Appropriate-for-dates（AFD）児：在胎週数相応の出生体重の児で，出生体重が10パーセンタイルから90パーセンタイルの間の児である．

Light-for-dates（LFD）児：在胎週数に比して出生体重が軽い児で，出生体重が10パーセンタイル以下で身長は10パーセンタイル以上の児をいう．すなわち子宮内発育遅延を示す児をいう．

表1 新生児の分類

出生時体重による分類	巨大児	出生体重4,000g以上
	低出生体重児	出生体重2,500g未満
	極低出生体重児（極小未熟児）	出生体重1,500g未満
	超低出生体重児（超未熟児）	出生体重1,000g未満
在胎週数による分類	過期産児	在胎42週以上で出生
	正期産児	在胎37週以上42週未満で出生
	早産児	在胎37週未満で出生
	超早産児	在胎28週未満で出生
臨床所見による分類	dysmature児	胎内発育遅延があり胎盤機能不全症状を示す児
	成熟児	胎外生活に適応しうる成熟徴候を備えた児
	未熟児	十分な成熟度に達していない児
胎児発育曲線による分類	heavy-for-dates（HFD）	在胎週数に比して出生体重が重い児
	appropriate-for-dates（AFD）	在胎週数相応の出生体重の児
	light-for-dates（LFD）	在胎週数に比して体重が軽い児
	small-for-dates（SFD）	在胎週数に比して身長・体重が10パーセンタイル以下の児

図1　胎児発育曲線上からの新生児の分類

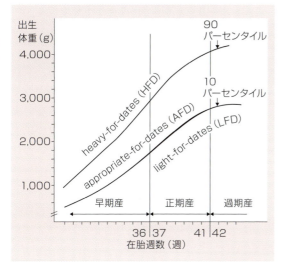

（文献1より改変）

図2　胎児循環の血流パターン

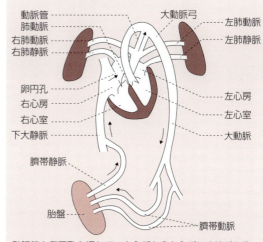

動脈管と卵円孔を通して，右心系から左心系に血流がある．肺を循環する血流は，出生後の1/5程度まで減少している．

（文献2より改変）

Small-for-dates（SFD）児：在胎週数に比して出生体重が軽い児で，出生体重，身長ともに10パーセンタイル以下の児をいう．

以上の定義はWHOの国際疾病分類（ICD-10）によるものであるが，LFD，SFDを区別するのは臨床的に煩雑であるため，わが国ではSFDはLFDに含められている．

平均的には体重は生後4カ月までは直線的に増加し，4カ月頃には出生時の2倍になる．また身長は1歳までは直線的に増加し，1歳で出生時の3倍になる．

胎児期および新生児期は一生のなかで最も急速に発育・発達する時期である．「出生」は，子宮内で暖かく守られていた環境から，自力で生きていく外界へ放り出されるということであり，呼吸・循環系の急激な変化をはじめとして，新生児には多くの試練がある（図2）．この時期にうまく適応できないものを「適応不全症候群」とよび，低体温，低血糖，一過性多呼吸症，無呼吸発作，胎児循環遺残（遷延性肺高血圧症），動脈管開存，新生児特発性易出血症などがある．

未熟児では適応能力が低く，さまざまな問題が生じる（表2）．

周産期医療の変遷と課題を表3に示すが，周産期医療の進歩により，新生児死亡率は減少し，わが国は世界で最も新生児死亡率が低い国になった

表2　未熟性に起因した疾患

代謝・栄養系	低体温 低カルシウム血症 未熟児くる病 低血糖症 高ビリルビン血症
呼吸・循環系	呼吸窮迫症候群 無呼吸発作 胎便吸引症候群 一過性多呼吸 慢性肺疾患 動脈管開存症 遷延性肺高血圧症
その他	脳室内出血 脳室周囲白質軟化症 未熟網膜症 壊死性腸炎 未熟児貧血

（図3）．

【2】新生児診断学

まず出生前，出生時の情報を聴取する．次に全身の視診，胸部の聴診，頭頸部の触診，腹部の触診，股関節のチェック，背面の視診を行う．その後，成熟度を把握する．さらに原始反射を観察・誘発する（p12）．

①出生時仮死

外見，心拍，反応，活動性，呼吸の各症候の点

表3 周産期医療の変遷と課題[3]

第Ⅰ期（昭和30～39年）
産科施設での分娩
・未熟児は養育医療施設に入院
第Ⅱ期（昭和40～49年）
ハイリスク妊娠・新生児のケア
・異常児の早期発見・早期治療
・胎児心拍監視装置の普及
第Ⅲ期（昭和50～59年）
新生児集中治療の確立
・機械的人工換気の導入
・呼吸心拍モニターの普及
・新生児搬送・分娩立会い
・新生児医療の地域化
第Ⅳ期（昭和60～平成6年）
周産期医療のセンター化（産科を含む）
・サーファクタント治療
・母体搬送の普及
・胎児管理の改善
第Ⅴ期（平成7～16年）
周産期医療システム（公約）の整備
・総合・地域周産期母子医療センター
・医療の進歩（HFO、人工換気法の改善）
・不妊症治療成績向上
・フォローアップ体制の整備
第Ⅵ期（平成17年～）
正常分娩を含む周産期医療の再構築
・NICUの増床と有効活用・長期入院児対策
・新生児蘇生法の普及
・医療の進歩（NO吸入療法、脳低温療法）
・障害のある子どもと共存する社会
・出生直後からの育児支援

数を加算した点数をアプガースコアという（p130）．8～10点が正常，4～7点が中等度仮死，0～3点は重度仮死である．

②奇形症候群など

心奇形，兎唇口蓋裂などの重篤な奇形や，ダウン症候群などの典型的な顔貌は容易に診断がつくが，生命や日常生活に大きな支障をきたさないような小奇形は見逃されやすい．小奇形が3つ以上あるときには奇形症候群の可能性が高いといわれている．小奇形の一覧を表4に示す．

③成熟度の判定

新生児を神経学的面と外表所見から在胎週数を評価して成熟度を判定するBallardのスコア法を図4に示す．

2 新生児のケア

【1】新生児の養護

保温，栄養，感染防止を三大原則として新生児のケアを行う．新生児室の環境は，室温25℃前後，湿度50～60％，独立した空調で，照明は白色蛍光灯下で500ルクス以上，騒音が少なく，陽当たりがよいことが望ましいとされている．

【2】保温

新生児においては正しい温度環境のコントロールが，その後の児の予後に大きな影響を及ぼす．不適温度環境で養育された新生児，特に未熟児

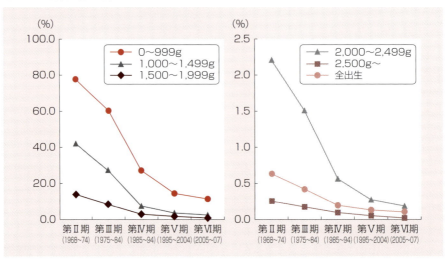

図3 出生体重別の早期新生児死亡率の変遷[3]

表4 小奇形[4]

- **頭・顔一般**
  1. 頭蓋変形
  2. 三角頭
  3. 顔面非対称
  4. 円形顔
  5. 三角顔
  6. 扁平な顔
  7. 老人様顔貌
  8. 前額突出
  9. 後頭突出
  10. 後頭扁平
  11. 小下顎症
  12. 下顎後退
  13. 下顎突出

- **眼**
  1. 両眼隔離
  2. 両眼接近
  3. 蒙古様眼裂
  4. 反蒙古様眼裂
  5. 内眼角贅皮
  6. 眼裂縮小
  7. 眼瞼下垂
  8. 眼球陥没
  9. 眼球突出
  10. 小眼球（症）
  11. 青色強膜
  12. 虹彩欠損（症）
  13. 斜視
  14. 角膜混濁
  15. 白内障

- **耳**
  1. 耳介低位
  2. 耳介変形
  3. 耳介聳立，ぶらぶら耳
  4. 大耳（症）
  5. 小耳（症）（軽度のみ）
  6. 耳介前皮膚垂または肉柱
  7. 耳介前皮膚洞または小窩

- **鼻**
  1. 扁平な鼻背
  2. 高い鼻背
  3. 小さい鼻
  4. くちばし状の鼻
  5. 球根状の鼻
  6. 眉間部突出
  7. 前向きの鼻孔
  8. 鼻翼低形成

- **口**
  1. 小口
  2. 大口
  3. 口角の下がった口
  4. 魚様の口
  5. 高口蓋
  6. 歯列不整
  7. 二分口蓋垂
  8. 人中の異常

- **頸**
  1. 短頸
  2. 翼状頸
  3. 被髪部低下

- **胸腹部**
  1. 胸郭変形
  2. 楯状胸郭
  3. 漏斗胸
  4. 鳩胸
  5. 胸骨短縮
  6. 乳頭隔離
  7. 腹直筋離間
  8. 臍ヘルニア（軽症）
  9. 鼠径ヘルニア（軽症）

- **外陰部**
  1. 尿道下裂
  2. 停留睾丸
  3. 小陰茎
  4. 大陰唇低形成
  5. 二分陰のう

- **四肢**
  1. 小さな手，足
  2. クモ指
  3. 短指
  4. 第5指短小，内弯
  5. 母指低形成
  6. 幅広い母指
  7. 母指3指節症
  8. 屈指
  9. 指趾の重なり
  10. 水かき形成

- **皮膚**
  1. 母斑
  2. 血管腫

は，適切な温度環境におかれた児に比べて，体重増加率が低下するのみならず，さまざまな疾患に罹患して死亡する率も高い．

至適温度環境は，児が最小のエネルギー代謝で体温を保つことができる温度環境であるが，児の出生体重，在胎週数，生後日齢，児の状態，環境温度や湿度によって異なっている．

【3】栄養

新生児が必要とする栄養量は，現在の状態を保つものに加え，発育を促す栄養量が必要である．カロリー所要量，蛋白質・脂質・糖質などの必要量は，児のおかれた環境，在胎週数，出生体重，運動量，基礎疾患などにより異なる．一般に新生児の栄養としては，120kcal/kg/日で，10％を蛋白質から，45％を脂質から，45％を糖質からとるのがよいといわれている．

母乳栄養が原則である．初乳に多く含まれる分泌型IgAは免疫学的な面から新生児には大切であ
る．また母児相互関係の確立にも大切である．しかし母乳にはビタミンKの含有が少なく，以前はビタミンK欠乏性出血性疾患（新生児メレナ，頭蓋内出血）がみられたが，現在は合併症をもたない正期産新生児に対しては，出生後まもなく，生後5～7日，1ヵ月の3回K_2シロップを投与するなどのスケジュールが確立され効果が得られている．

【4】電解質バランス

新生児は，成人に比し，身体の構成成分のうち水の占める割合が非常に高い．その傾向は早産児であるほど大きい．在胎40週児の構成成分の約70％が水である．

電解質は陽イオンと陰イオンに分けられ，両者はバランスをとって存在している．細胞内電解質はカリウム（K^+）とリン（P^-）が，細胞外電解質はナトリウム（Na^+）と塩素（Cl^-）が大部分を占めている．出生後まもなくはNa^+投与量が少ないまま，Na^+が尿中に水分とともに排泄されるが，不感蒸散により水分が排泄されることもあり高Na^+血症となる．未熟児では腎臓でのNa^+再吸収が不十分なため低Na^+血症となることが多い．

図4　Ballardのスコア法[5]

A. 神経学的所見

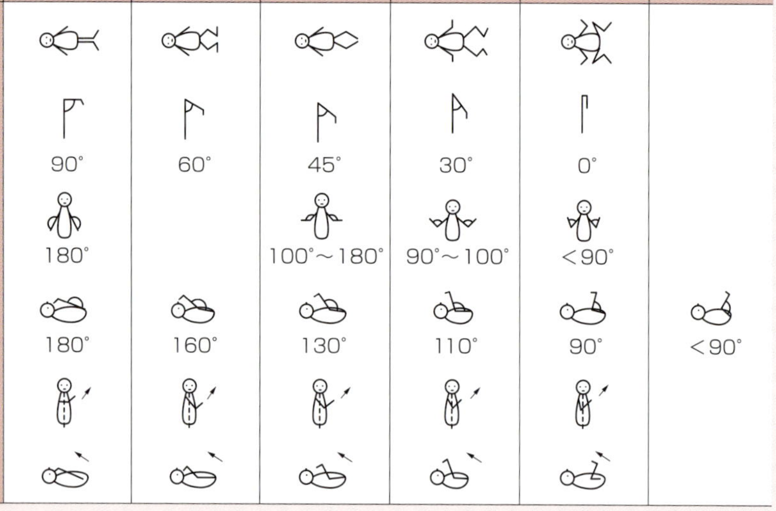

採点	0	1	2	3	4	5
姿勢						
方形窓（手首）	90°	60°	45°	30°	0°	
腕の戻り反応	180°		100°〜180°	90°〜100°	<90°	
膝窩の角度	180°	160°	130°	110°	90°	<90°
スカーフ徴候						
踵→耳						

B. 外表所見

採点	0	1	2	3	4	5
皮膚	非常に薄くゼラチン様	一様にピンク，静脈の透見	表在性の表皮剥脱または発疹 2,3の静脈透見	蒼白，亀裂 静脈はほとんどみえない	厚く羊皮紙様，深い亀裂 血管はみえない	羊皮紙様，深い亀裂 皺
うぶ毛	なし	多い	薄くまばら	少ない うぶ毛のない部分あり	うぶ毛のない部分が多い	
足底の皺	なし	かすかな赤い線	前半分にのみ皺	前2/3に皺	全域に皺	
乳房	かろうじてわかる	乳輪扁平 乳房なし	乳輪につぶつぶあり 乳房：1〜2mm	乳輪隆起 乳房：3〜4mm	完全な乳輪 乳房：5〜10mm	
耳	耳介平坦で折り重なったまま	耳介わずかに巻き込み，軟らかく折り曲げるとゆっくり元に戻る．	耳介に十分な巻き込み，軟かいが折り曲げるとすぐに元に戻る．	耳介は硬く，折り曲げると瞬間的に元に戻る．	軟骨は厚く耳介は十分な硬さ	
男性器	陰嚢性に精巣なし 陰嚢に皺がない		精巣下降 陰嚢に2,3の皺	精巣は完全に下降 陰嚢に多くの皺	陰嚢内の精巣は完全にぶらさがる 陰嚢に深い皺	
女性器	陰核突出 小陰唇突出		大陰唇と小陰唇が同程度に隆起	大陰唇が大きく，小陰唇が小さい	陰核，小陰唇は完全に覆われる	

C. 合計点数からの推定在胎週齢

合計点数	5	10	15	20	25	30	35	40	45	50
週齢	26	28	30	32	34	36	38	40	42	44

【5】母児相互関係の確立など

タッチケア：スキンシップが母児相互関係形成に役立つという考えから，皮膚を介する触刺激や軽い圧刺激を与える保育法である．

カンガルーケア：未熟児の保温を目的に始められた皮膚接触型保育法であるが，母児相互関係形成に役立つため，近年広まりつつある．

個別的発達促進ケア（ディベロプメンタルケア）：ディベロプメンタルケアとは，米国で開発された新生児の評価に基づいて，個別に，より適切なケアを提供する方法である．超低出生体重児の生存例の長期フォローによると，限局性学習症，落ち着きのなさ，注意欠如・多動症，対人スキル拙劣といった症状を示す児が増加していることがわかってきたが，ディベロプメンタルケアを受けた児ではこれらの症状が軽減するといわれている．

3 新生児特有の疾患

【1】新生児マススクリーニング

早期に診断し治療を開始することにより，児の予後を改善することができる先天性疾患に対し，すべての新生児を対象にスクリーニングするシステムがつくられている．わが国では1977年より，生後5～7日の新生児の足底を穿刺し，濾紙上の丸印に血液をしみ込ませて乾燥させ，検査センターへ送る方法がとられていたが近年タンデムマスを用いたスクリーニングが進められてきている（図5）．

【2】呼吸器系

①呼吸窮迫症候群（respiratory distress syndrome：RDS）

肺の未熟性にともなう肺サーファクタントの不足により，肺胞虚脱が起こり，肺動脈でのガス交換ができなくなり，同時に呼吸筋の疲労による呼吸不全も重なってより低酸素状態が強まる．

RDSの発生頻度を高める因子には，早産，男児，仮死，双胎第2子，帝王切開などがある．在胎28週では70％，在胎30週では55％，在胎32週で35％，在胎34週で20％に発症する．

RDSの主症状は，チアノーゼ，多呼吸，陥没呼吸，呻吟である．胸部単純X線写真で気管支透亮像，網状顆粒状陰影，すりガラス様陰影が認められる．血液ガスで低酸素血症，高炭酸ガス血症，アシドーシスが認められる．

新生児呼吸管理の進歩と，1980年代の人工サーファクタントの開発によりRDSの治療は飛躍的に進歩した．人工サーファクタントを気管内チューブを介して気道に直接注入し，人工換気を行う．内因性サーファクタントが産生できるようになるまで治療を続ける．

②慢性肺疾患

新生児の慢性肺疾患は，「先天異常を除く肺の異常により，酸素投与を必要とするような呼吸窮迫状態が新生児期に始まり，日齢28を超えて続くもの」と定義され，気管支肺異形成（bronchopulmonary dysplasia：BPD）に代表される肺に加わる外因性因子による疾患群と，ウィルソン・ミキティ症候群（WMS）に代表される内因性因子による疾患群に分けられる．症状が出現した段階では区別することは困難であるため，両者を合わせて新生児慢性肺疾患（chronic lung disease：CLD）とよぶ．BPDは酸素や人工換気など，繰り返し肺に加わる障害と，それから回復しようとする治癒過程が混在する病態で，臨床的には呼吸障害が認められ，X線所見では肺野全体の異常所見が認められる．WMSは1,500g未満出生の未熟児などで重症化しやすく，出生前の子宮内感染症により肺損傷が出生前に生じているため，慢性の呼吸不全と，多胞性X線所見が認められる．

治療にあたっては，肺の損傷を少なくするため，酸素濃度や呼吸器の圧設定を最低限にする．呼吸器回路内の加温，加湿を十分に行い，高頻度人工換気装置，患者同調型人工換気装置などを用いた人工換気を行う．サーファクタント洗浄・投与療法やステロイド療法などが行われる．

③新生児一過性多呼吸

出生後，肺胞液は肺から排出されて，肺は呼吸に適した状態になるが，なんらかの理由でこの過程が障害され，一過性に多呼吸，陥没呼吸，呻吟をきたすことがある．帝王切開，母体糖尿病，新生児仮死などで起こりやすい．肺炎やRDSとの鑑別を行い，酸素投与，輸液療法，人工換気など

図5 タンデムマス法を用いた「拡大スクリーニング」の対象疾患[6]

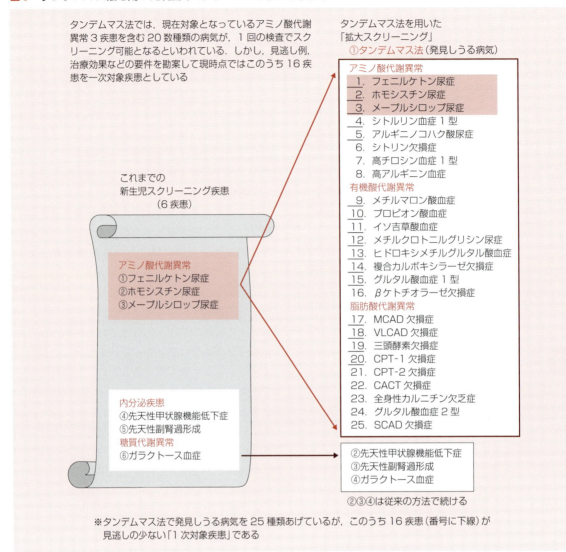

を行う．通常は2〜3日で改善する．

【3】循環系

新生児の循環器疾患で大切なものには，肺動脈の収縮による新生児持続性肺高血圧と先天性心疾患がある．

①新生児持続性肺高血圧

原因は，出生時適応不全による胎児循環遺残（出生時仮死，胎便吸引症候群），呼吸器疾患にともなう低酸素血症の続発（RDS，気胸，無呼吸発作），肺血管抵抗を高めるその他の原因（低体温，多血症，感染症）などがある．

治療は，原疾患の治療，低酸素症の回復（酸素投与，呼吸管理），肺血管抵抗の軽減（低炭酸ガス血症，プロスタグランディン投与，一酸化窒素吸入療法），循環系のサポート（ドブタミン，ドーパミン投与，volume expander投与），体外膜型人工肺装置の使用が行われる．

②先天性心疾患

先天性心疾患は出生児の約1％にみられる．最も多いのは心室中隔欠損症で50％あまりを占めるが，心機能が未熟な早産児以外では心不全は示しにくい．心室中隔欠損症に，大動脈縮窄症，動脈管開存症，心房中隔欠損症などを合併した例で問題が生じる．

【4】血液系

未熟児貧血

新生児は多血状態で出生するが胎児ヘモグロビンの崩壊にともない生後1～3カ月は貧血状態になる．その後エリスロポエチンの生成により造血機能が働いてくる．未熟児，特に超低出生体重児ではエリスロポエチンの生成が間に合わず，貧血が進行する．遺伝子組み換えエリスロポエチン製剤の皮下注射と鉄剤投与で対応する．

【5】消化器系

①新生児メレナ

出生後2～5日頃にみられる消化管出血によるタール便のことである．大量の母体血を分娩時に飲み込んだことによるものを仮性メレナ，ビタミンK欠乏による消化管出血を真性メレナという．輸液療法とビタミンK_2の投与で対応する．

②新生児壊死性腸炎

未熟な腸管に感染が起こり，腸管出血，壊死，穿孔に至る疾患で，半数以上が死亡に至る．超低出生体重児において，出生時仮死，動脈管開存，感染などが誘因となる．小腸ないし大腸にみられ，穿孔は回盲部が多い．母乳栄養児では発症率が低い．

【6】神経系

①末梢神経損傷

i) 腕神経叢麻痺：分娩時に頸部を過伸展することによって生じる．上腕型（エルプ麻痺）と前腕型（クルンプケ麻痺）に分けられ，上腕型が80％を占める．上腕型は第5～7頸神経の障害で，腕が伸展し，患側のモロー反射の減弱がみられるが，物をつかむことはできる．前腕型は第7頸神経～第1胸神経の障害で，手関節と指の麻痺がみられる．拘縮を予防するリハを行いながら，自然回復を待つが，場合によっては神経修復術が行われる．

ii) 横隔膜神経麻痺：第3～4頸神経の障害により，横隔膜の運動障害を呈する．腕神経叢麻痺と合併していることが多い．3～4カ月で自然回復することが多い．

②中枢神経障害

i) 頭蓋内出血：未熟児における頭蓋内出血は脳室内出血が多く，出生後に生じる．成熟児の頭蓋内出血は硬膜下出血が多く，難産などに起因している．

ii) 脳室内出血：脳室上衣下胚層が発達している在胎28週頃までに生じるため，未熟児，特に超低出生体重児にみられる．側脳室周囲にある脳室上衣下胚層の出血が脳室内に穿破することによって生じる．

脳室内出血の診断には，保育器内で検査できる超音波検査が行われることが多い．

出血が進行している段階では，輸血，呼吸管理などの支持療法が行われ，生後1週間ほど経過して出血がみられなくなった段階で，腰椎穿刺による排液を行う．水頭症を生じた児では，脳室-腹腔シャント挿入，リザーバー（頭皮下に埋め込んだ小さなシリコン製カプセルで脳室につなげる）からの穿刺排液を行う．

iii) 脳機能障害：超低出生体重児の生存例の長期フォローの結果，限局性学習症，落ち着きのなさ，注意欠如・多動症，対人スキル拙劣などの症状を示す児が増加していることがわかってきた．ディベロプメンタルケアはこれらの症状を軽減すると言われている．

iv) 低酸素性虚血性脳症：出生時に生じる低酸素性虚血性脳症は，成熟児の脳障害の原因で最も重要である（未熟児では脳室内出血や脳室周囲白質軟化症のほうが問題となる）．低酸素性虚血性脳症の原因を表5に示す．

低酸素性虚血性脳症の病変部位は脳をはじめとして心，腎，肝など全身の臓器に及び，臨床像はきわめて多彩である．腎不全，壊死性腸炎，播種性血管内血液凝固症候群（DIC），心不全，低酸素血症，胎便吸引症候群などを生じる．これらのなかで中枢神経系の症状は，時間の経過とともに変化していく（表6）．生後まもなくは昏睡状態であるが，12～24時間後には意識の回復がみられ，次いで24時間以降は意識状態が低下していく．

5分後のアプガースコアが低い例で脳障害が多いが，アプガースコアがよい例でも低酸素性虚血性脳症の場合がある．これはアプガースコアがバイタルサインの評価であるために，出生前から低酸素性虚血性脳症に至っている例が存在することを表している．

低酸素性虚血性脳症の治療は，酸素投与，人工換気をはじめとして，血圧の維持，アシドーシスの補正などの全身管理が必要である．頭部のみを35℃前後の軽度低体温にする脳低温療法が予後の改善に役立つという報告もみられる．

　v）脳室周囲白質軟化症：脳室周囲白質軟化症についてはp127を参照．

【7】黄疸
高ビリルビン血症

　高ビリルビン血症とは，血清ビリルビン値が一定値を超し，治療を有する場合の黄疸をいう．母児間血液型不適合（ABO不適合，Rh不適合）による溶血，頭血腫などの閉鎖腔への出血，感染症，未熟性が原因となる．高ビリルビン血症を放置すると，ビリルビンが脳組織に結合し，後遺障害を残すことがある（核黄疸）．視診ないしは皮膚にあてて血清ビリルビン値を測定する機材（ミノルタ黄疸計など）で高ビリルビン血症が疑われた場合には，採血により血清ビリルビン値（非結合型ビリルビン値が大切）を測定する．

　治療は，光線療法が一般的であるが，光線療法で不十分な場合には交換輸血が行われる．

【8】感染症

　血液中に細菌が認められる「敗血症」と，髄液のなかに細菌が認められる「髄膜炎」が代表であるが，敗血症と髄膜炎は一連の病態である．経胎盤，経産道，出生後の3つの感染経路がある．

　起炎菌はB群溶連菌，大腸菌，ブドウ球菌，緑

表5　低酸素性虚血性脳症の原因

出生前	母体の重篤な疾患（心疾患，ショックなど）による子宮血流の低下
	母体の高度低酸素症
	子宮胎盤機能不全による胎児低酸素症
	胎児の異常（双胎間輸血症候群，心奇形による胎児水腫，胎児切迫仮死）
出生時	出生時仮死
	胎児切迫仮死
	前置胎盤，常位胎盤早期剥離
	子宮破裂，遷延分娩，過強陣痛
	臍帯脱出，臍帯巻絡
出生後	無呼吸発作
	出血性ショック
	緊張性気胸
	胎便吸引症候群などによる高度呼吸不全

表6　成熟新生児の低酸素性虚血性脳症の経過（Sarnatの分類）[7]

	第1期	第2期	第3期
意識	過敏性	嗜眠性または鈍化	昏迷
神経筋支配			
筋緊張	正常	おだやかに低下	弛緩
姿勢	弱い遠位屈曲	強い遠位屈曲	間欠的除脳硬直
伸展反射	過多	過多	減弱またはなし
分節性ミオクローヌス	あり	あり	なし
複合反射			
吸啜反射	弱い	弱いまたはなし	なし
モロー反射	強い，低閾値	弱い，不可能，高閾値	なし
眼前庭反射	正常	過多	弱いまたはなし
緊張性頸反射	弱い	強い	なし
自律神経機能	全交感神経性	全副交感神経性	両神経系とも低下
瞳孔	散瞳	縮瞳	不定，しばしば不等，光反射に弱い
心拍	頻脈	徐脈	不定
気管支および唾液分泌	少ない	豊富	不定
胃腸の運動性	正常または減少	減少，下痢	不定
発作	なし	しばしば，単または多焦点性	まれ（除脳硬直を除く）
脳波所見	正常（覚醒）	初期：低電位でδ波，θ波が続く 後期：周期性（覚醒） 発作：焦点性，1〜1.5Hz棘徐波	初期：平坦波をもつ周期性
持続	24時間以内	2〜14日	数時間から数週間

膿菌などが多い.

新生児の感染症は，それ以降の小児の感染症の症状とは異なり，特徴的なものがなく，活気低下，哺乳力低下，嘔吐，多呼吸，無呼吸，発熱，低体温などであり診断が難しい．ルーチン血液検査，培養検査（血液，髄液，咽頭，便，尿，耳など）を行う．検査結果を待たずに抗生剤投与を開始し（アンピシリン＋ゲンタマイシン，セファロチン＋ゲンタマイシンなど），培養結果の感受性をみて抗生剤を考慮する．

【9】未熟児網膜症

網膜の血管は視神経乳頭部から周辺に向けて伸びていくが，未熟な状態で出生した場合，過剰酸素投与などのストレスにより網膜に虚血状態が起こり，血管が十分に伸びず途中で異常な組織増殖に至ることがある．眼底検査により診断する．瞳孔からレーザー光を網膜にあてる網膜光凝固術で治療する．レーザー治療を行ったにもかかわらず網膜剝離が進行する場合は，強膜輪状締結術を行う．

新生児医療と医の倫理

医療の進歩にともない，従来の生命倫理では対応できない問題が生じてきている．帝王切開などの侵襲が母親の生命に危険を及ぼしうるという医学的観点，障害児や虚弱児が親の生活に支障をきたすという社会的観点から，親の権利を論じる必要がある．またどのような児であってもこの世に生を受ける権利があるという児の権利も論じる必要がある．

表7に日本未熟児新生児学会による『重篤な疾患をもつ新生児の家族と医療スタッフの話し合いのガイドライン』を示す．

表7 重篤な疾患をもつ新生児の家族と医療スタッフの話し合いのガイドライン（日本未熟児新生児学会）[8]

1. すべての新生児には，適切な医療と保護を受ける権利がある
2. 父母は子どもの養育に責任を負うものとして，子どもの治療方針を決定する権利と義務を有する
3. 治療方針の決定は，「子どもの最善の利益」に基づくものでなければならない
4. 治療方針の決定過程においては，父母と医療スタッフとが十分な話し合いを持たなければならない
5. 医療スタッフは，父母と対等な立場での信頼関係の形成に努めなければならない
6. 医療スタッフは，父母に子どもの医療に関する正確な情報を速やかに提供し，分かりやすく説明しなければいけない
7. 医療スタッフは，チームの一員として，互いに意見や情報を交換し自らの感情を表出できる機会をもつべきである
8. 医師は最新の医学情報と子どもの個別の病状に基づき，専門の異なる医師および他の職種のスタッフとも協議の上，予後を判定すべきである
9. 生命維持治療の差し控えや中止は，子どもの生命に不可逆的な結果をもたらす可能性が高いので，特に慎重に検討されなければならない
   父母または医療スタッフが生命維持治療の差し控えや中止を提案する場合には，1から8の原則に従って，「子どもの最善の利益」について十分に話し合わなければならない
   (1) 生命維持装置の差し控えや中止を検討する際は，子どもの治療に関わる，できる限り多くの医療スタッフが意見を交換すべきである
   (2) 生命維持治療の差し控えや中止を検討する際は，父母との十分な話し合いが必要であり，医師だけでなくその他の医療スタッフが同席した上で父母の気持ちを聞き，意思を確認する
   (3) 生命維持治療の差し控えや中止を決定した場合は，それが「子どもの最善の利益」であると判断した根拠を，家族との話し合いの経過と内容とともに診療録に記載する
   (4) ひとたび生命維持治療の差し控えや中止が決定された後も，「子どもの最善の利益」にかなう医療を追求し，家族への最大限の支援がなされるべきである
10. 治療方針は，子どもの病状や父母の気持ちの変化に応じて（基づいて）見直されるべきである．医療スタッフはいつでも決定を見直す用意があることをあらかじめ父母に伝えておく必要がある

リハビリテーション

【1】呼吸リハビリテーション

新生児は呼吸予備力が小さく，呼吸障害を合併しやすいことから，呼吸管理は非常に重要である．呼吸管理中は，体位変換や吸引などの呼吸リハが欠かせないが，呼吸リハ自体が新生児にストレスを与えている可能性が示唆されている．

呼吸リハの中心は，呼吸理学療法なので，ここでは呼吸理学療法について記載する．日本未熟児新生児学会による「NICUにおける呼吸理学療法ガイドライン」[7]の内容を提示する．

①呼吸理学療法の目的，適応

NICUにおける呼吸理学療法の目的は，肺でのガス交換の改善，気道クリアランスの改善，無気肺の予防と改善の3つである．

呼吸理学療法の適応になる疾患・病態を表8に示す．

②呼吸理学療法の行い方

呼吸理学療法の手技はいくつかあるが，NICUで行われるのは「体位排痰法」のみであり，実際の臨床場面では，主として体位変換，振動法，吸引が行われている．次いで排痰体位，軽打法，呼気圧迫法，吸気ゆすり法が行われている．振動法は電動歯ブラシを使用したり，手掌や手指による振動が行われ，呼吸窮迫症候群，慢性肺障害，胎便吸引症候群が対象である．軽打法の対象も呼吸窮迫症候群，慢性肺障害，胎便吸引症候群である．表9に新生児に対する体位排痰法のガイドラインを示す．

i) 体位変換

目的と手技：無気肺・気道内分泌物の貯留を予防する．

注意点：予備力の少ない児では，体位変換や無理な姿勢はストレスを引き起こす．極低出生体重児では，初期には最小限のハンドリングに努める．体位変換時はライン，チューブのねじれや屈曲に注意し，体位変換後は左右の呼吸音を聴く．

ii) 排痰体位 (図6)

目的と手技：排痰部位を最高位にした体位をと

表8 呼吸理学療法の適応

- 人工呼吸管理中
- 挿管中
- 抜管前後
- 慢性肺疾患
- 胎便吸引症候群
- 喉頭気管軟化症
- 肺炎
- 無気肺

表9 新生児に対する体位排痰法のガイドライン[9]

1) 新生児とりわけ低出生体重児では，患児病態生理の特殊性と手技の危険性をよく理解した熟練者が行う
2) 頭蓋内出血48時間以内，新生児遷延性肺高血圧症などの血行動態が不安定な場合，重症低体温，未処置の緊張性気胸，肺出血では体位変換や気管内吸引以外の体位排痰法は行わないほうがよい
3) 極低出生体重児では，脳室内出血の危険性が高い時期は，体位変換や気管内吸引以外の体位排痰法を行わない．その後の時期についても体位変換や気管内吸引以外の体位排痰法の施行は慎重な検討を要する
4) 体位変換や気管内吸引以外の体位排痰法を行う場合は頚部を中間位に固定する
5) 吸引はshallow法*を推奨する
6) 抜管後の患者に対しては，再挿管防止のために頻回の体位排痰法を行うほうがよい
7) 軽打法は早産児に対しては行うべきでない
8) ルーチンの振動法は推奨できない．振動法は通常の気道内吸引で痰がとりきれない場合や明らかな無気肺が存在する場合に限って行う
9) 呼気圧迫法の有効性と安全性は不明であり，実施に関しては個々の施設，症例によって判断する
10) 吸気ゆすり法の有効性と安全性は不明であり，実施に関しては個々の施設，症例によって判断する

*shallow法：チューブの長さを気管分岐部より短めにして吸引する方法

り，重力を利用し気道内分泌物を移動させる．

注意点：脳室内出血がまれでない極低出生体重児では，教科書的な頭低位などは危険が大きい可能性がある．

iii) 軽打法 (図7)

目的と手技：胸郭をたたくことにより振動を与

図6　排痰体位[10)]

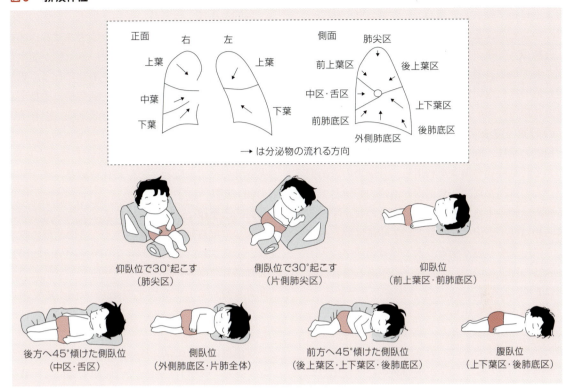

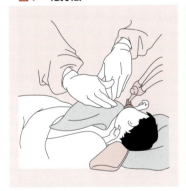

図7　軽打法

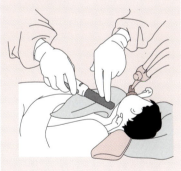

図8　振動法

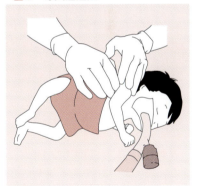

図9　呼気圧迫法

え，比較的大きな気管支からの分泌物を中枢側に移動させる．軽打を加える胸郭はガーゼ・タオルで保護し，頭部は中間位に保持する．

　注意点：軽打法により頭蓋内出血，肋骨骨折，無呼吸，徐脈発作を誘発するとの報告がある．

iv）振動法（図8）

　目的と手技：胸郭に細かな振動を与え，繊毛の動きを促進し，比較的末梢気道からの分泌物を排出する．振動を加える部分や器具によって以下のような方法がある．

・Finger法（重ねた左右のⅡ，Ⅲ指で行う方法）
・Hand heel法（小指球，母指球で胸郭を覆って行う方法）
・Vibrator法（専用のバイブレーターや電動歯

ブラシを用いて．ただし，10～15Hzの振動になるように指で押さえて調節し，胸郭に強く押しつけないなどの注意が必要である）

注意点：骨折，無呼吸，徐脈発作の危険性が指摘されている．通常の気道内吸引をしても十分に痰が取りきれない場合や，明らかな無気肺がある場合に限って用いる．

v) 呼気圧迫法（図9）

目的と手技：胸郭に用手的な圧迫を加え，それによる呼気流速の増大を利用し，分泌物の末梢気道からの排出を促す．気道内分泌物の貯留している肺野に相当する胸郭を，呼気に合わせ，呼気のはじめは軽く圧迫し，呼気の終了時には絞り出すように圧を少し強くする．人工呼吸管理中は人工呼吸器の呼気に同調し，自発呼吸がある場合は数回に1回圧迫する．

注意点：過度な圧迫は肋骨骨折などの合併症を起こすことがある．また，施行後一時的に機能的残気量が低下するため，酸素飽和度が低下することがある．さらに，肋骨が脆弱あるいは骨化していない児では骨折の危険がある．呼気圧迫法の有効性は成人では検討されているが，新生児では有効性，安全性とも十分な証拠がない．

vi) 吸気ゆすり法

目的と手技：吸気時に振動を加え，患側の胸郭を拡張させエアーエントリーを改善させる．非挿管下で，エアーエントリーの悪い無気肺が発生した場合や胸郭が骨化していない場合に行う．患側を上にした側臥位をとり，脊柱棘突起に手指をあて，上側肩甲帯ごと胸郭全体を吸気時に引き上げながら振動させる．

注意点：成人においても，挿管下での安全性，有効性の検討はほとんど行われていない．

vii) 吸引

目的と手技：陰圧をかけたチューブを気道内に挿入し，気道分泌物を取り除く．この過程で咳反射が誘発され，これにともなう気道内分泌物の除去効果も期待される．チューブの長さを気管分岐部より短めにして吸引するshallow法が広く用いられている．

【2】ポジショニング

早産児に対しては，枕・タオルなどを用いてポジショニングを行い胎内での屈曲姿勢に近い肢位をとらせると，姿勢が安定する．家族に対し，抱き方や哺乳時の姿勢を伝えることも大切である．

症例 新生児疾患

≫ 症例― 男児　1歳2カ月

診断名：早産児，超低出生体重児，子宮内発育遅延，呼吸窮迫症候群，慢性肺疾患，未熟児貧血，未熟児くる病．

母体の既往：2回の卵管妊娠，3回目は在胎32週で常位胎盤早期剥離のため1,165gで死産．

病歴：今回は体外受精にて双胎が成立した．在胎20週に1児が子宮内死亡．25週から臍帯動脈が途絶し，本児の成長が停止したため27週0日に帝王切開にて出生した．生下時体重588g．アプガースコアは1分5点，5分7点であった．出生後まもなく呼吸窮迫症候群となりサーファクタントを1回気管内に投与された．人工換気が84日行われ，慢性肺疾患に対しフロセミド（ラシックス®）とスピロノラクトン（アルダクトン®）を，未熟児貧血に対して鉄剤を，未熟児くる病に対して骨活性化剤（アルファロール®）の経口投与を受けた．生後4カ月時に身長43.7cm，体重2,445gで退院した．

受診後の経過：経過観察を目的に当科を紹介され，5カ月時に初診した．

月齢5カ月半（修正2カ月半）の所見：身長50.1cm，体重3,395g，頭囲37.5cm，胸囲32.3cm．音に対する反応はよい．追視は不良．全身の筋緊張は強く，反り返りが強い．頚定はない．モロー反射，非対称性緊張性頚反射がある．理学療法士による頚定・寝返りの訓練を開始

した．6カ月半で頚定が得られ，8カ月で寝返りが可能となった．10カ月から背這いを始め，1歳から四つ這い・つかまり立ちを始めた．1歳時の身長は68.3cm，体重は6,740gである（図10）．

図10 症例　1歳時

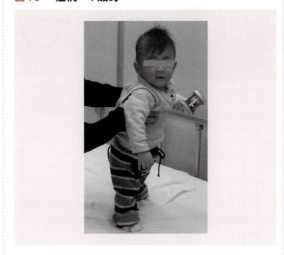

引用文献

1) 仁志田博司：新生児学入門，第3版，医学書院，2004, p7.
2) 奈良間美保・他著：新生児の看護．系統看護学講座専門＜23＞小児看護学＜2＞，医学書院，2004, p35.
3) 多田　裕：新生児医療の歴史と現在の周産期医療システム．小児科臨床ピクシス16　新生児医療，中山書店，2010, p3.
4) 黒木良和：小奇形のみかたと意義．小児科Mook11，金原出版，1980.
5) Ballard JL et al：A simplified score for assessment of fetal maturation of newly born infant. J Pediatr 95：769-774, 1979.
6) 山口清次：新しい新生児マススクリーニング　タンデムマスQ＆A　2012，厚生労働科学研究，2012, p11.
7) Sarnat HB et al：Neonatal encephalopathy following fetal distress. Arch Neurol 33：696, 1976.
8) 日本未熟児新生児学会：重篤な疾患をもつ新生児の家族と医療スタッフの話し合いのガイドライン，2004.
9) 日本未熟児新生児学会：NICUにおける呼吸理学療法ガイドライン，2002.
10) 木原秀樹：呼吸理学療法．Neonatal Care 18：875-882, 2005.

20. てんかん

1 てんかんとは

世界保健機関（WHO）の定義では「てんかんとは，種々の原因（遺伝，外因）により起きる慢性の脳の病気であり，自発性かつ反復性の発作（てんかん発作）を主徴とし，脳波検査で発作性放電を示し，焦点部位の機能異常により多彩な発作症状を示す疾患ないし症候群である」とされている．

図1 てんかんの原因[1)]

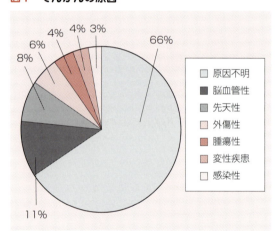

図2 てんかんの頻度[1)]

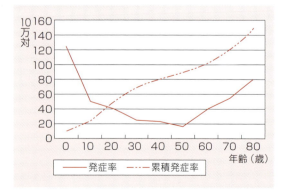

2 原因と発生頻度

てんかんの原因は，先進国と発展途上国で異なっているが，先進国におけるデータを図1に示す．全体では脳血管性の原因が最も多いが，小児では先天性疾患にともなうものが多い．

てんかんの発症は小児と高齢者に多い（図2）．てんかんは発症してから治療を開始するまでの時間が長くなると治癒率が低下するので，早期発見，早期治療の原則は，これからの人生が長い小児においては特に心がけなければいけない．

3 分類

てんかんの分類はいろいろあるが，最近では国際抗てんかん連盟による「てんかん発作の国際分類（1981）」と，「てんかんおよびてんかん症候群の国際分類（1989）」が多く用いられている．

【1】てんかん発作の国際分類（1981）（表1）

てんかん発作を，脳波所見と発作症状から，Ⅰ．部分発作，Ⅱ．全般発作，Ⅲ．未分類てんかん発作に分類している．部分発作と全般発作の発作出現機序を図3に示す．

【2】てんかんおよびてんかん症候群の国際分類（1989）（表2）

発作症状，脳波上のてんかん原性焦点，病因，発症年齢などを加味した分類で，1. 局在関連性てんかんおよび症候群，2. 全般性てんかんおよび症候群，3. 焦点性か全般性か決定できないてんかんおよび症候群，4. 特殊症候群に分類している．

表1　てんかん発作の国際分類（1981）

I. 部分（焦点，局所）発作
    A. 単純部分発作（意識障害はともなわない）
       1. 運動徴候をともなう発作
       2. 体性感覚ないし特殊感覚症状をともなう発作
       3. 自律神経症状ないし徴候をともなう発作
       4. 精神症状をともなう発作
    B. 精神運動発作（意識障害をともなう）
       1. 単純部分発作で始まり意識障害に移行する発作
       2. 開始時から意識障害をともなう発作
    C. 二次性全般化に移行する発作
       1. 単純部分発作から二次性全般化に移行する発作
       2. 複雑部分発作から二次性全般化に移行する発作
       3. 単純部分発作から複雑部分発作を経て，二次性全般化に移行する発作

II. 全般発作（けいれん性あるいは非けいれん性）
    A. 欠神発作
       1. 定型欠神発作
       2. 非定型欠神発作
    B. ミオクロニー発作（単発性ないし多発性）
    C. 間代発作
    D. 強直発作
    E. 強直間代発作
    F. 脱力発作（先立発作）

III. 未分類てんかん発作
    不十分ないし不完全な資料のため，およびこれまでに記載した範疇に分類できないすべての発作を含む．例えば，律動性眼球運動，咀嚼様運動，および水泳様運動のようないくつかの新生児の発作が含まれる

図3　部分発作と全般発作の発作出現機序

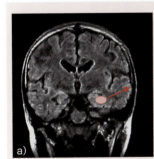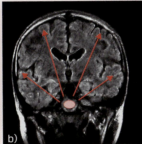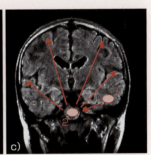

a) 部分発作，b) 全般発作，c) 二次性全般化発作

4 診断

【1】診断の手順（図4）

てんかんの診断においては，てんかん様の発作症状を示す他の疾患（脳腫瘍，脳血管障害など）を除外することがまず最初に行われるべきである．てんかんの診断では問診と脳波検査が特に重要である．次いで，てんかん発作の国際分類（1981）・てんかんおよびてんかん症候群の国際分類（1989）のどれに該当するか検討を進めていく．

【2】発作の観察と記録

発作を時間の経過を追って観察し，ありのままに記録することが大切である．その内容を医師に伝えることが診断に役立つ．観察すべき項目とその具体的内容を表3に示す．

表2 てんかんおよびてんかん症候群の国際分類(1989)

1. 局在関連性(焦点性,局所性,部分性)てんかんおよび症候群
    1.1 特発性(年齢に関連して発病する)
        ・中心・側頭部に棘波をもつ良性小児てんかん
        ・後頭部に突発波をもつ小児てんかん
        ・原発性読書てんかん
    1.2 症候性
        ・小児の慢性進行性持続性部分てんかん
        ・特異な発作誘発様態をもつてんかん
        ・側頭葉てんかん
        ・前頭葉てんかん
        ・頭頂葉てんかん
        ・後頭葉てんかん
    1.3 潜因性
2. 全般性てんかんおよび症候群
    2.1 特発性(年齢に関連して発病する.年齢順に記載)
        ・良性家族性新生児けいれん
        ・良性新生児けいれん
        ・乳児良性ミオクロニーてんかん
        ・小児欠神てんかん(ピクノレプシー)
        ・若年欠神てんかん
        ・若年ミオクロニーてんかん(衝撃小発作)
        ・覚醒時大発作てんかん
        ・上記以外の特発性全般てんかん
        ・特異な発作誘発様態をもつてんかん
    2.2 潜因性あるいは症候性(年齢順)
        ・West症候群(infantile spasms,電撃・点頭・礼拝けいれん)
        ・Lennox-Gastaut症候群
        ・ミオクロニー失立発作てんかん
        ・ミオクロニー欠神てんかん
    2.3 症候性
        2.3.1 非特異病因
            ・早期ミオクロニー脳症
            ・サプレッション・バーストをともなう早期乳児てんかん性脳症
            ・上記以外の症候性全般てんかん
        2.3.2 特異症候群
3. 焦点性か全般性か決定できないてんかんおよび症候群
    3.1 全般発作と焦点発作を併有するてんかん
        ・新生児発作
        ・乳児重症ミオクロニーてんかん
        ・徐波睡眠時に持続性棘徐波を示すてんかん
        ・獲得性てんかん性失語
          (Landau-Kleffner症候群)
        ・上記以外の未決定てんかん
    3.2 明確な全般性あるいは焦点性のいずれの特徴をも欠くてんかん
4. 特殊症候群
    4.1 状況関連性発作(機会発作)
        ・熱性けいれん
        ・孤発発作,あるいは孤発のてんかん重積状態
        ・アルコール,薬物,子癇,非ケトン性高グリシン血症等による急性の代謝障害や急性中毒の際にのみ見られる発作

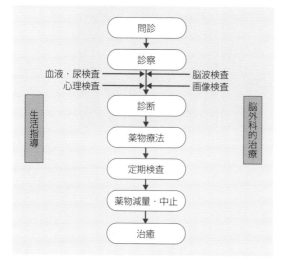

図4 てんかんの診断と治療

表3 発作の観察と記録

観察項目	具体的な内容
日時	月日,曜日,時間
状況	覚醒時,睡眠時,覚醒直後,入眠時,食事中,遊びの途中,興奮時
全体的な様子	歩行中,立位,座位,動作を止めるか,倒れるか(ゆっくりか・急激か),体を伸展するか・屈曲するか,体が回転・回旋するか,無意味な動作がないか
頭部顔面	表情,顔色,口唇色,眼球の位置,頭部の回転,口のゆがみ,流涎,口部自動症,音を出すか,呼吸の状態,ミオクロニーがあるか
上下肢	屈曲位か,伸展位か,フェンシング肢位か,ミオクロニーがあるか,自動症があるか
発作中および発作後の状況	呼名に対する反応,痛み刺激への反応,瞳孔反応,上下肢の緊張,失禁の有無,麻痺の有無,外傷の有無,体温,脈拍,呼吸
持続時間	個々の発作の持続時間,シリーズ発作の持続時間
発作後の観察	睡眠,もうろう状態,興奮,不穏,泣く,嘔吐,麻痺の持続,言語障害

図5 発作記録表

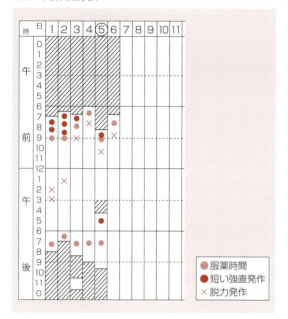

表4 主な抗てんかん薬

抗てんかん薬	略号	商品名
フェニトイン	PHT	アレビアチン®, ヒダントール®
フェノバルビタール	PB	フェノバール®
カルバマゼピン	CBZ	テグレトール®
バルプロ酸	VPA	デパケン®, バレリン®, デパケンR®, セレニカR®
エトサクシミド	ESM	ザロンチン®, エピレオプチマール®
クロナゼパム	CZP	リボトリール®, ランドセン®
ゾニサミド	ZNS	エクセグラン®
ガバペンチン	GBP	ガバペン®
トピラマート	TPM	トピナ®
ラモトリギン	LTG	ラミクタール®
レベチラセタム	LEV	イーケプラ®

【3】2010年提案分類

国際抗てんかん連盟は2001年に大要案[3]，2006年に提言，2009年に報告，2010年に最新版を提唱した．これらの分類や用語に対して，てんかん専門医のコンセンサスはまだ得られていない．

【2】てんかん重積状態

てんかん発作が30分以上続く場合を「てんかん重積状態」とよび，発作への緊急対応が必要である．ジアゼパム坐剤の挿肛，ジアゼパム，ミダゾラム，フェノバルビタール，フェニトイン，ホスフェニトインなどの静脈内投与が必要となる．

5 治療

てんかんでは医学的治療が中心となる．近年，外科的治療も積極的に行われるようになってきており，ACTH療法やケトン食療法なども行われるが，てんかん治療の中心は何といっても薬物療法である．発作回数の多い例では，発作記録表が診療の役に立つ（図5）．

【1】薬物療法

わが国で用いられている主な抗てんかん薬の種類を表4に示す．抗てんかん薬の効果や副作用の出方には個人差があるので，症例ごとに合わせた診療が欠かせない．小児における主な抗てんかん薬の一般的な使い方を表5に示す．てんかんの薬物療法においては，てんかん発作の分類と，てんかんおよびてんかん症候群の分類に基づいて，抗てんかん薬を選択していく（表6）．

6 発作のケア

【1】発作の介助

介助が必要となる発作は，意識減損が長い発作と，けいれん発作の2つが主なものである．

激しく体を揺する，大声を出してさわぐ，口に何か入れるなどのことは，発作の最中にしてはいけない（口唇や口の中を傷つけそうなときはタオルなどを歯の間にはさむ）．薬や水を飲ませるのは発作が落ち着いてからである．

発作が長く続いたり，短時間で終わっても何度も繰り返すときは，医療機関に連絡する．

①**意識減損が長い発作**：自動症をともなう複雑部分発作のことが多い．周囲の危険物をどける．押さえつけたりせずに，発作が落ち着くのを静かに見守る．

②**けいれん発作**：強直発作，間代発作，強直間代発作が主体である．あわてずに，周囲の危険物をどける．頭の下に柔らかいものをおいて保護する．ベルトや衣類をゆるめて楽にする．呼吸が苦

表5 主な抗てんかん薬：一般的な使い方

抗てんかん薬	投与量 小児(mg/kg/day)	投与量 成人(mg/day)	投与時の注意点
フェニトイン	3〜10	100〜300	血中濃度の調節が難しい，★◎
フェノバルビタール	2〜5	50〜150	★
カルバマゼピン	2〜5	200〜1200	気分安定薬でもある，★◎
バルプロ酸	10〜30	500〜2000	気分安定薬でもある，◎
エトサクシミド	15〜40	450〜1000	
クロナゼパム	0.05〜0.2	1〜5	
ゾニサミド	4〜10	200〜600	
ガバペンチン	30〜40	900〜1800	腎障害で要用量調節
トピラマート	3〜9	100〜400	
ラモトリギン	* 1〜3	100〜200	GTで代謝されるのでGTを阻害するVPA併用で要注意
ラモトリギン	** 5〜15	200〜400	
レベチラセタム	30〜60	1000〜3000	

★併用薬の血中濃度を下げる，◎催奇性が報告されており妊婦への投与は慎重に行う
＊VPA併用時，＊＊VPA併用せずグルクロン酸抱合薬（PHT, CBZ, PBなど）併用時，GT：グルクロン酸転移酵素

表6 主な抗てんかん薬：有効な発作型と副作用

抗てんかん薬	有効な発作型/症候群	副作用
フェニトイン	Ps, s-GTC, GTC	眼振，複視，失調，歯肉増生，肝障害，発疹，葉酸低下
フェノバルビタール	Ps, s-GTC, GTC	活動性低下，眠気，多動，認知機能低下，発疹，葉酸低下
カルバマゼピン	Ps, s-GTC, GTC	発疹，目眩，眠気複視，胃腸障害，肝障害
バルプロ酸	AB, My, GTC, s-GTC, Ps/WS, LGS	胃腸障害，肝障害，凝固障害，眠気，肥満，膵炎
エトサクシミド	AB	発疹，血小板減少，眠気，異常行動
クロナゼパム	AB, My, GTC, s-GTC, Ps/WS, LGS	眠気，筋緊張低下，精神活動低下，気道分泌過多
ゾニサミド	Ps, s-GTC, GTC, My/WS, LGS	眠気，精神症状，食欲低下，乏汗，腎尿路結石
ガバペンチン	Ps, s-GTC, GTC	眠気，目眩，頭痛，複視，倦怠感，感情不安定，行動異常
トピラマート	Ps, s-GTC, GTC, My/WS, LGS	眠気，目眩，精神症状，食欲低下，腎尿路結石，乏汗
ラモトリギン	Ps, s-GTC, GTC, My/WS, LGS	発疹，眠気，目眩，複視，肝障害，過敏症症候群
レベチラセタム	Ps, s-GTC, GTC, My	眠気，目眩，頭痛，複視，肝障害

Ps：部分発作，s-GTC：二次性全般化発作，GTC：強直間代発作，AB：欠神発作，My：ミオクロニー発作，WS：West症候群，LGS：Lennox-Gastaut症候群

しそうなときは，下顎に手をあてて顎を上に向ける．分泌物，嘔吐物を誤嚥しないように体や顔を横に向ける．

【2】発作の誘因

睡眠不足，肉体的疲労，精神的ストレス，激しい運動，月経，飲酒，便秘，発熱，ストロボなどの閃光，抗てんかん薬の中断，種々の薬剤（抗精神病薬など）は発作を起こしやすくするので注意がいる．

【3】発作にともなう事故

てんかん発作にともなう外傷がほとんどであるが，骨折，熱傷，溺水などもある．死亡例や後遺症を残した例のほとんどは溺水で，風呂が最も多く，次いでプールでの事故である．発作頻度がそれほど多くなく，日常生活動作が自立している例で注意がいる．

転倒による外傷予防のための頭部保護帽は日常生活用具として支給される（図6）．

20. てんかん

図6 頭部保護帽

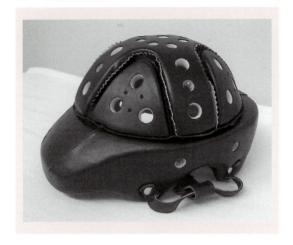

表7 包括的分類（八木・大沼）[2]

	症例数	社会的	医学的
第1群	10例	職業選択自由	5年以上発作なし
第2群	38例	危険な作業禁	3年以上発作なし
第3群	9例	危険な機械作業禁	月3〜4回の発作
第4群	24例	保護就労	月5〜6回の発作
第5群	98例	日常生活要介助 単純作業可	週数回の発作
第6群	175例	日常生活全介助	日数回の発作

合計354例

表8 発作型分類

	発作頻度	月1回以上	月1回未満
部分発作	単純部分発作		●●●
	複雑部分発作	●●	●
	二次性全般化発作	●●●●	●●●●
全般発作	ミオクロニー発作	●	
	間代発作		●●
	強直発作	●●●●●	●●●●●●●●●●●●●●●
	強直間代発作	●●●●●●	●●●●●●●●●●●●●●●●●●●●●●●
混合型		●●●●●●●●●●●●●●●●●●●●	●●●●●●●●●●
分類不能		●●●●●	●●●●

7 リハビリテーションの実際

てんかんの治療，特に発作のコントロールが得られにくいてんかんの治療を行うにあたっては2つの大きなポイントがある．1つは発作のコントロールであり，もう1つは機能障害を少しでも軽くすること〔すなわち生活の質（QOL）を向上させること〕である．それら2つのバランスをとっていくことが，てんかんのリハの基本となる．例えば発作を抑えるために薬が多くなり，いつも居眠りをしているというのではなく，危険な発作でなければある程度は目をつぶって薬を増量せず，発作と共存することなどである．

てんかんをもつ小児のなかには身体障害を合併している場合が少なくない．身体障害に対するリハは，てんかんの有無によってそれほど異ならないが，てんかんをもつ小児においては，発作による意識減損や転倒などによって外傷を受けやすかったり，抗てんかん薬の影響による眠気があったりすることに注意がいる．

てんかんの診療においても，リハの考え方が導入されている．

【1】てんかんの包括的分類（八木・大沼）[2]

1980年代後半に提唱されたてんかんに対するリハの概念で，社会的面と医学的面を考慮して成人のてんかん患者を分類した「包括的分類（八木・大沼）」を表7に示す．この分類は，社会生活を送るにあたっての問題点を把握するのに役立つ分類である．本来は成人に用いる分類であるが，当院小児科で診療中のてんかん患者354例に適用してみた．当院では重度障害や重複障害をもった例が多いので，第5群と第6群が大半を占めている（表7）．発作型分類では，発作が月1回以上ある群では混合型発作が多く，月1回未満の群では強直間代発作が多かった（表8）．

【2】てんかん診療における国際生活機能分類（ICF）の導入

2001年に国際抗てんかん連盟が提案したてんかん分類の1つである「てんかん発作とてんかんの診断大要案」[3] は，てんかん発作とてんかん症

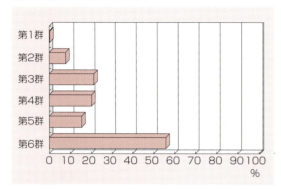

図7　理学療法士のかかわり

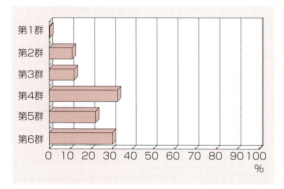

図8　作業療法士のかかわり

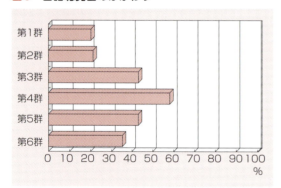

図9　言語聴覚士のかかわり

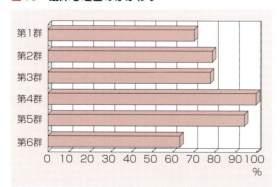

図10　臨床心理士のかかわり

候群を5つの大きな部分（軸）に分けて考えるように構成されている．そのなかの軸5は，「機能障害」を診断のパラメータとしており，てんかんを国際生活機能分類（ICF）と結びつけて考えていく，いわゆるてんかんリハの概念が盛り込まれている[4]．

【3】リハビリテーションスタッフのかかわり

当院小児科で診療中の354例のてんかん患者にかかわっているスタッフの割合と支援内容を示す（図7～10）．てんかんは医療が中心となる疾患であるが，リハスタッフとのかかわりも少なくはない．特に臨床心理士とソーシャルワーカーのかかわりが多い．

理学療法士は，てんかん発作で転倒したときの外傷予防のための装具作製と，合併身体障害に対する機能訓練の2つの役割をもつ．第2, 3, 4群では外傷予防のための頭部保護帽作製を，第4, 5群では歩行訓練を行う．第6群では，車椅子の作製，摂食嚥下訓練，排痰訓練，関節可動域訓練などを行う．

作業療法士は，日常生活動作訓練を行う．第2, 3群では上肢の巧緻性訓練などを行う．第4, 5群では日常生活動作訓練を行う．第6群では日常生活のほとんどの場面で介護者の手が必要となり，介護量を軽減する工夫が試みられる．理学療法士と協力して福祉機器の導入や，住宅改造にかかわる．

言語聴覚士は，言語検査を行うが，細かい言語検査ができるのは第1, 2群のみである．後天性失語症を示し，2/3にてんかんを発症するランドウ・クレフナー症候群では，言語聴覚士による言語評価が大切である．第3, 4群を中心に言語訓練が行われる．ことばの遅れをともなった発達遅滞を示す子どもに対しては，臨床心理士と一緒に訓練が進められる．第5, 6群では摂食嚥下訓練を行う．

臨床心理士は，発達検査や知能検査を行う．検査結果に基づいて心理療法を行ったり，小児自身や家族が「てんかん」という病気を受け入れていくための支援をする．

ソーシャルワーカーは，社会的情報を提供する．

20. てんかん

> 症例　てんかん

》》症例―男児　13歳

診断名：インフルエンザ脳症後遺症（精神遅滞，てんかん）．

病歴：11カ月時に熱性けいれんの既往あり．1歳3カ月時にインフルエンザ脳症に罹患した．発症直後より，意識が減損し，わけのわからないことを言う複雑部分発作が日単位で出現した．カルバマゼピン，フェノバルビタール，クロナゼパム，フェニトインによる薬物療法と同時に，γ-グロブリン療法，ACTH療法といった特殊療法も行ったが発作の減少は得られなかった．4歳よりフェニトイン，クロナゼパムをゾニサミド，バルプロ酸に変更し，7歳時にはフェノバルビタールを中止した．10歳頃からしだいに発作回数が減少していき，現在は月単位の発作回数になっている（図11～13）．

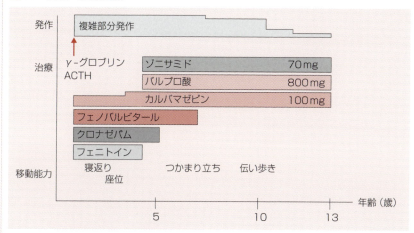

図11　症例　治療経過

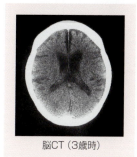

図12　症例　CT（3歳時）

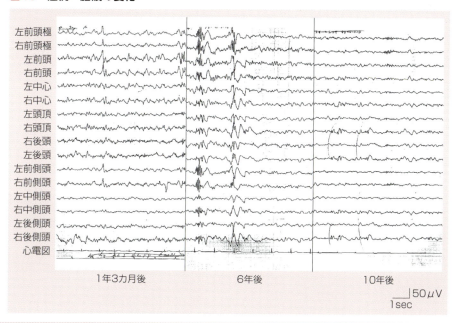

図13　症例　脳波の変化

引用文献

1) Hauser WA et al：Incidence of epilepsy and unprovoked seizures in Rochester, Minnesota, *Epilepsia* **34**：453-468, 1993.
2) 八木和一：リハビリテーション．てんかん制圧への行動計画（日本てんかん協会編），ぶどう社．1986.
3) 国際抗てんかん連盟：てんかん発作とてんかんの診断大要案．てんかん研究 **21**：242-251, 2003.
4) 栗原まな：てんかん発作とてんかんの診断大要案：軸5の活用に向けて．てんかん研究 **24**：18-25, 2006.

参考文献

1) 日本てんかん学会（編）：てんかん専門医ガイドブック―てんかんにかかわる医師のための基礎知識, 診断と治療社, 2014.
2) 五十嵐　隆（総編集）：小児てんかんの最新医療　小児科臨床ピクシス3, 中山書店, 2008.

Index
索引

【あ】
アトモキセチン・・・・・・・・161
アプガースコア・・・・・・・130
アリスサイン・・・・・・・・236

【い】
イレウス・・・・・・・・・・248
医の倫理・・・・・・・・・・263
胃食道逆流・・・・・・・・・247
意思伝達装置・・・・・・・・・95
意識障害・・・・・・・・・・・18

【う】
ウィルソン・ミキティ症候群・・259
ウェルドニッヒ・ホフマン病・・231
運動年齢検査・・・・・・・・130
運動発達・・・・・・・・・9,10
運動麻痺・・・・・・・・・・・29
運動療法・・・・・・・・・・・59

【え】
栄養サポートチーム・・・・・・55
栄養管理・・・・・・・・・・・55
遠城寺式・乳幼児分析的発達検査・・46
嚥下内視鏡検査・・・・・・・106

【お】
お座り・・・・・・・・・・・・10
横隔膜神経麻痺・・・・・・・261
大島の分類・・・・・・・・・240
大脇式知能検査・・・・・・・・46
音楽療法・・・・・・・・・・・71
温熱療法・・・・・・・・・・・65

【か】
カバット法・・・・・・・・・140
カフ・アシスト®・・・・・・・233
カフ・マシーン®・・・・・・・233
カンガルーケア・・・・・・・259
ガワーズ徴候・・・・・・・・227
下肢運動年齢検査・・・・・・133
下肢装具・・・・・・・・・・・79
可逆性脳梁膨大部病変をともなう
　脳炎・脳症・・・・・・・・188
可塑性・・・・・・・・・・・169
仮性肥大・・・・・・・・・・228
介助用車椅子（介助者が動かす）・・80
回転加速度・・・・・・・・・176
改訂大島分類・・・・・・・・240
絵画語彙検査・・・・・・・・・90
開排制限・・・・・・・・・・236
外反扁平足・・・・・・・・・235
拡大・代替コミュニケーション・・95
片足立ち・・・・・・・・・・・37
片足跳び・・・・・・・・・・・37

換気障害・・・・・・・・・・116
間欠性跛行・・・・・・・・・・36
間欠的強制換気・・・・・・・120
間欠的経口経管胃栄養法・・・・56
間欠的陽圧呼吸・・・・・・・118
間欠導尿・・・・・・・・・・112
感覚受容器・・・・・・・・・・33
感覚障害・・・・・・・・・・・33
感覚統合療法・・・・・・・・・69
関節可動域・・・・・・・・20,59
関節可動域測定・・・・・・・・20
関節可動域表示・・・・・・・・20
環境制御装置・・・・・・・・・83
簡易上肢機能検査・・・・・・・67

【き】
ギラン・バレー症候群・・・・222
気管支肺異形成・・・・・・・259
気管切開・・・・・・・・・・242
奇怪歩行・・・・・・・・・・・36
器官の成立週数・・・・・・・・・5
機械力学的療法・・・・・・・・65
機能障害に応じた各スタッフの
　かかわり・・・・・・・・・・4
機能的作業療法・・・・・・・・67
機能的自立度評価法・・・・・・41
義肢・・・・・・・・・・・・・73
吃音・・・・・・・・・・・・・94
脚長差・・・・・・・・・・・236
虐待・・・・・・・・・・177,182
臼蓋形成不全・・・・・・・・236
吸入療法・・・・・・・・・・117
急性壊死性脳症・・・・・・・188
急性小児片麻痺・・・・・・・169
急性脳炎・・・・・・・・・・187
急性脳症・・・・・・・・・・187
強度行動障害・・・・・・・・156
強度行動障害判定基準表・・・156
局所性脳損傷・・・・・・・・176
筋ジストロフィー・・・・・・232
筋強直性ジストロフィー・・・229
筋緊張亢進・・・・・・・・・244

【く】
クーゲルベルグ・ウェランダー病・・231
クラウチング姿勢・・・・・・139
クラッチ・・・・・・・・・・・79
クリックサイン・・・・・・・236
クリニカルパス・・・・・・・・58
口すぼめ呼吸・・・・・・・・118
頚座り・・・・・・・・・・・・9
車椅子・・・・・・・・・・・・80

【け】
けいれん重積型急性脳症・・・188

経管栄養・・・・・・・・・・・56
経鼻経管胃栄養法・・・・・・・56
経鼻経管空腸栄養法・・・・・・56
痙縮・・・・・・・・・30,136,218
痙性片麻痺歩行・・・・・・・・35
痙性対麻痺歩行・・・・・・・・36
軽打法・・・・・・・・・・・265
携帯用音声出力装置・・・・・・95
鶏歩・・・・・・・・・・・・・36
言語検査・・・・・・・・・・・90
言語障害・・・・・・・・・・・90
言語発達の異常・・・・・・・・93
言語発達遅滞検査・・・・・・・91
限局性学習症・・・・・・・・145
限局性学習症／限局性学習障害・・164

【こ】
コース立方体組み合わせテスト・・46
コナーズの評価スケール・・・159
コミュニケーションボード・・・95
コンサータ®・・・・・・・・161
子どものための機能的
　自立度評価法・・・・・・・・42
呼気圧迫法・・・・・・・・・265
呼吸リハビリテーション・・117,264
呼吸機能・・・・・・・・・・114
呼吸機能障害・・・・・・・・114
呼吸窮迫症候群・・・・・・・259
呼吸訓練・・・・・・・・・・118
呼吸障害・・・・・・・・・116,243
呼吸調節系・・・・・・・・・114
呼吸不全・・・・・・・・・・116
呼吸理学療法・・・・・・・118,264
固縮・・・・・・・・・・・30,136
個別的発達促進ケア・・・・・259
誤嚥のグレード（藤島）・・・107
口腔ネラトン法・・・・・・・・56
叩打法・・・・・・・・・・・118
広汎性発達障害日本自閉症協会
　評定尺度・・・・・・・・・154
向精神薬・・・・・・・・・・156
光線療法・・・・・・・・・・・65
交通事故・・・・・・・・・・177
交通性水頭症・・・・・・・・206
行動療法・・・・・・・・・71,154
抗てんかん薬・・・・・・・・271
後天性脳損傷・・・・・・・・175
高ビリルビン血症・・・・・・262
高次脳機能障害・・・・・・・・97
高次脳機能障害支援モデル事業・・97
高頻度換気・・・・・・・・・120
構音検査・・・・・・・・・・・90
構音障害・・・・・・・・・・・93
国際生活機能分類・・・・・・・・2
極低出生体重児・・・・・・・124

【さ】

- サイトカインの嵐・・・・・・188
- 作業療法・・・・・・・・・67
- 座位保持装置・・・・・・・81
- 産科医療補償制度・・・・・141
- 算数障害・・・・・・・・164
- 酸素療法・・・・・・・・118

【し】

- ジェットネブライザー・・・・117
- しゃがみ立ち上がり試験・・・37
- 弛緩性膀胱・・・・・・・110
- 視覚認知障害・・・・・・190
- 自助具・・・・・・・・69,82
- 自閉スペクトラム症・・・・145
- 自閉スペクトラム症／
  自閉症スペクトラム障害・・・152
- 児童用ベンダーゲシュタルト
  テスト・・・・・・・・46
- 持続的気道内陽圧呼吸・・・120
- 失語症・・・・・・・・・93
- 失調・・・・・・・・・・30
- 失調症・・・・・・・・・31
- 失調歩行・・・・・・・・36
- 社会的行動障害・・・・・・97
- 社会復帰・・・・・・・・99
- 手動式車椅子（自力で駆動）・・・80
- 周産期医療・・・・・・・256
- 十二指腸空腸栄養法・・・・56
- 重症心身障害・・・・・・240
- 重篤な疾患をもつ新生児の家族と
  医療スタッフの話し合いの
  ガイドライン・・・・・263
- 出生時仮死・・・・・・・255
- 書字表出障害・・・・・・165
- 小奇形・・・・・・・・・257
- 小児自閉症評価尺度・・・・153
- 症候性側弯症・・・・・・238
- 障害モデル・・・・・・・・2
- 障害受容・・・・・・・・86
- 上肢運動年齢検査・・・・132
- 上肢装具・・・・・・・・79
- 静脈性腎盂撮影・・・・・111
- 褥瘡・・・・・・・・・218
- 褥瘡の分類・・・・・・・219
- 尻上がり現象・・・・・・139
- 心停止・・・・・・・・198
- 心理療法・・・・・・・・71
- 身体発育パーセンタイル曲線・・・6
- 神経ブロック・・・・・・112
- 神経因性直腸障害・・・・112
- 神経因性膀胱・・・・・110,218
- 神経・筋疾患・・・・・・226
- 神経心理学的検査・・・・・98
- 神経発達症群／神経発達障害群・・・145
- 神経発達障害・・・・・・98
- 振動法・・・・・・・118,265
- 進行性頭蓋骨骨折・・・・176
- 新生児・・・・・・・・254
- 新生児マススクリーニング・・・259
- 新生児メレナ・・・・・・261
- 新生児一過性多呼吸・・・259
- 新生児壊死性腸炎・・・・261
- 新生児持続性肺高血圧・・・260
- 新版K式発達検査・・・・46
- 人工呼吸・・・・・・・119

【す】

- ストラテラ®・・・・・・161
- スパイログラム・・・・・115
- スパイロメトリー・・・・114
- 水治療法・・・・・・・・65
- 水頭症・・・・・・・・206

【せ】

- セロトニン・ノルアドレナリン
  再取り込み阻害薬・・・・161
- セントラルコア病・・・・230
- 生活関連動作・・・・・・40
- 成人重症心身障害者・・・250
- 成長・・・・・・・・・・5
- 整形外科治療・・・・・・138
- 脊髄係留症候群・・・・・201
- 脊髄髄膜瘤・・・・・201,206
- 脊髄性筋萎縮症・・・・・230
- 脊髄損傷・・・・・・・216
- 脊髄損傷の神経学的および
  機能的国際評価法・・・216
- 脊柱側弯症・・・・・・238
- 脊椎インストゥルメンテーション・・・239
- 摂食嚥下機能・・・・・・104
- 摂食嚥下訓練・・・・・・108
- 摂食嚥下障害・・・・104,242
- 摂食嚥下障害の重症度分類
  （才藤）・・・・・・107
- 摂食嚥下能力のグレード（藤島）・・・107
- 尖足・・・・・・・・・235
- 先天性ミオパチー・・・・230
- 先天性筋線維タイプ不均等症・・・230
- 先天性股関節脱臼・・・・236
- 先天性心疾患・・・・・・260
- 先天性内反足・・・・・・235
- 剪刀力・・・・・・・・176
- 選択的セロトニン
  再取り込み阻害薬・・・・161

【そ】

- ソーシャルスキルトレーニング・・161
- 粗大運動能力尺度・・・130,134
- 早期新生児死亡率・・・・256
- 装具・・・・・・・・・77
- 装具処方箋・・・・・・・78
- 装具療法・・・・・・・138

【た】

- タッチケア・・・・・・・259
- タンデムマス法・・・・・260
- ダンディーウォーカー症候群・・・206
- 田中ビネー知能検査・・・46
- 多嚢胞性白質軟化・・・・127
- 体位ドレナージ・・・・・118
- 体位排痰法・・・・・・・264

【ち】

- チームアプローチ・・・・4,84
- 地域連携・・・・・・・・84
- 知的能力障害・・・・・・145
- 知的能力障害（知的発達症）・・・147
- 知的発達・・・・・・・・13
- 窒息・・・・・・・・・198
- 注意機能・・・・・・・・47
- 注意欠如・多動症・・・・145
- 注意欠如・多動症／
  注意欠如・多動性障害・・・159
- 超音波ネブライザー・・・117
- 超重症児者・準超重症児者の
  判定基準・・・・・・241
- 超重症心身障害児者・・・240
- 調節機械換気・・・・・・119
- 聴覚障害・・・・・・・・92
- 直線歩行・・・・・・・・37

【つ】

- つかまり立ち・・・・・・・10
- 杖・・・・・・・・・・79
- 継ぎ足歩行・・・・・・・37

【て】

- ディベロプメンタルケア・・・259
- デュシェンヌ型
  筋ジストロフィー・・・229
- デュボヴィッツの
  新生児神経学的評価・・・130
- デュボヴィッツ病・・・・231
- てんかん・・・・・・・268
- てんかんおよびてんかん症候群の
  国際分類（1989）・・・・268
- てんかん診療における国際生活機能
  分類（ICF）の導入・・・273
- てんかん発作の国際分類
  （1981）・・・・・・268
- 低酸素性虚血性脳症・・127,261
- 低酸素性脳症・・・・・・198
- 定量噴霧式吸入薬・・・・118
- 溺水・・・・・・・・・198
- 電気治療法・・・・・・・65
- 電動車椅子・・・・・・・80

【と】

- トーキングアシスト・・・・96
- トーキングエイド・・・・・95
- トーマステスト・・・・・139
- 頭部保護帽・・・・・・・273
- 徒手圧迫法・・・・・・・118
- 徒手筋力検査・・・・・28,29
- 登攀性起立・・・・・・・227
- 頭囲発育パーセンタイル曲線・・・7
- 頭蓋内圧亢進・・・・・・209
- 頭蓋内出血・・・・・・・261

Index

動脈血ガス分析・・・・・・・114
特発性側弯症・・・・・・・・238
特別支援教育・・・・・・・・146
特別支援教育推進体制モデル事業・146
読字障害・・・・・・・・・・164

【な】
内反足・・・・・・・・・・・235
難治頻回部分発作重積型急性脳症・188

【に】
二分脊椎・・・・・・・・・・201
二分脊椎総合チーム医療・・・203
日常生活動作・・・・・・・・40
日常生活用具・・・・・・・・75
乳幼児健康診査・・・・・・・14
尿流動態検査・・・・・・・・111
認知リハ・・・・・・・・・・72
認知障害・・・・・・・・・・97

【ね】
ネマリンミオパチー・・・・・230
寝返り・・・・・・・・・・・10

【の】
脳の機能障害・・・・・・・・97
脳外傷・・・・・・・・・・・176
脳血管障害・・・・・・・・・167
脳梗塞・・・・・・・・・・・168
脳室周囲白質軟化症・・・・・262
脳室内出血・・・・・・・・・261
脳室腹腔シャント・・・・・・207
脳腫瘍・・・・・・・・・・・209
脳出血・・・・・・・・・・・167
脳性麻痺・・・・・・・・92,124
脳性麻痺の原因・・・・・・・126
脳性麻痺の分類・・・・・127,129
脳動静脈奇形破裂・・・・・・168

【は】
ハイリスク因子・・・・・・・14
バーセル・インデックス・・40,41,43
バイタルサイン・・・・・・・18
バクロフェン髄注療法・・・・138
パーキンソン歩行・・・・・・36
パヴリック法・・・・・・・・237
這い這い・・・・・・・・・・10
跛行・・・・・・・・・・・・36
肺気量分画・・・・・・・114,115
肺区域・・・・・・・・・・・117
排泄障害・・・・・・・・・・110
排痰体位・・・・・・・・・・265
廃用症候群・・・・・・・・・121
箱庭療法・・・・・・・・・・71
発達・・・・・・・・・・・・5
発達検査・・・・・・・・・・46
発達障害者支援法・・・・・99,101
反射・・・・・・・・・・・・12
反射の発達・・・・・・・・・12
反射性膀胱・・・・・・・・・110

【ひ】
ヒステリー歩行・・・・・・・36
ビタミンK欠乏性頭蓋内出血・・167
ビデオ嚥下造影・・・・・・・106
びまん性脳損傷・・・・・・・176
非交通性水頭症・・・・・・・206
非侵襲的換気療法・・・・・・233
非福山型筋ジストロフィー・・228
評価尺度・・・・・・・・・・40
標準失語症検査・・・・・・・91

【ふ】
フェノールブロック・・・・・137
フランケルの分類・・・・・31,216
フローボリューム曲線・・・114,115
フロスティッグ
　視知覚発達検査・・・・46,47,130
フロッピーインファント・・・227
ブラゼルトン新生児行動評価・・129
ブルンストロームステージ分類・・30
プレッシャーサポート換気・・120
不随意運動・・・・・・・・・32
復学・・・・・・・・・・・・100
復学支援・・・・・・・・・・99
福祉機器・・・・・・・・・・73
福山型先天性筋ジストロフィー・228
腹式呼吸・・・・・・・・・・118
藤島の分類・・・・・・・・・106
物理療法・・・・・・・・・・65

【へ】
ベンダーゲシュタルトテスト・・130
ベントン視覚記銘検査・・・・47
ペアレントトレーニング・・・161
閉塞性水頭症・・・・・・・・206
米国脊髄損傷協会・・・・・・216

【ほ】
ボイタ法・・・・・・・・・・140
ボツリヌス毒素筋肉内注射療法・137
ボバース法・・・・・・・・・140
ポジショニング・・・・・・・266
歩行・・・・・・・・・・・・10
歩行器・・・・・・・・・・・80
歩行障害・・・・・・・・・35,37
歩行分析・・・・・・・・・・38
補装具・・・・・・・・・・・73
包括的分類（八木・大沼）・・273
膀胱尿道撮影・・・・・・・・111
発作記録表・・・・・・・・・271

【ま】
マカトン法・・・・・・・・・95
慢性肺疾患・・・・・・・・・259

【み】
ミオチュブラーミオパチー・・230
ミラニー・コンパレッティ
　運動発達評価・・・・・・・130
未熟児・・・・・・・・・・・255
未熟児貧血・・・・・・・・・261

未熟児網膜症・・・・・・・・263
南カリフォルニア感覚統合検査・・67

【む】
無抑制膀胱・・・・・・・・・110

【め】
メチルフェニデート・・・・・161

【も】
もやもや病・・・・・・・・・168
目標指向的ADL訓練・・・・・57

【ゆ】
遊戯療法・・・・・・・・・・71

【よ】
よちよち歩行・・・・・・・・36
葉酸欠乏・・・・・・・・・・201
横地分類・・・・・・・・・・240

【り】
リーメンビューゲル装具・・・237
リーメンビューゲル法・・・・237
理学療法・・・・・・・・・・59

【る】
ルード法・・・・・・・・・・140

【れ】
レッツ・チャット・・・・・・96

【ろ】
ロンベルグ徴候・・・・・・31,37

【わ】
腕神経叢麻痺・・・・・・・・261

【数字】
3-3-9度方式・・・・・・・・18

【A】
AAC・・・・・・・・・・・・95
activities of daily living・・・40
activities parallel to daily
　living・・・・・・・・・・40
ADHDの行動評価・・・・・・159
ADHD Rating Scale-Ⅳ・・・159
ADL・・・・・・・・・・・・40
ADL訓練・・・・・・・・・・68
AFD児・・・・・・・・・・・254
American Spinal Injury
　Association・・・・・・・216
ANE・・・・・・・・・・・・188
APDL・・・・・・・・・・・・40
Appropriate-for-dates児・・254
Ashworthスケール変法・・・・31
ASIA・・・・・・・・・・・・216
Augmentative and Alternative
　Communication・・・・・・95

【B】
Ballard のスコア法・・・・・258
BPD・・・・・・・・・・・259
bronchopulmonary
  dysplasia・・・・・・・259

【C】
CARS・・・・・・・・・・153
CMV・・・・・・・・・・119
Cobb 角・・・・・・・・・239
Conners 3rd edition・・・・159
continuous positive airway
  pressure・・・・・・・120
controlled mechanical
  ventilation・・・・・・119
CPAP・・・・・・・・・・120

【D】
Daniels による筋力の記載法・・・28
DMD・・・・・・・・・・229
DN-CAS 認知評価システム・・・46

【F】
FCMD・・・・・・・・・228
FIM・・・・・・・・・・・40
floppy infant・・・・・・・227
functional independence
  measure・・・・・・・・40
functional independence
  measure for children・・・42

【G】
GCS・・・・・・・・・・・19
Glasgow coma scale・・・・19
Glasgow outcome scale・・・176
GMFM・・・・・・・130,134
GOS・・・・・・・・・・176
Guillain-Barré 症候群・・・・222

【H】
Heavy-for-dates 児・・・・254
HFD 児・・・・・・・・・254
HFV・・・・・・・・・・120
high frequency ventilation・・120

【I】
ICF・・・・・・・・・・・・2
IMV・・・・・・・・・・120

intermittent mandatory
  ventilation・・・・・・・120
International Standards for
  Neurological and Functional
  Classification of Spinal Cord
  Injury・・・・・・・・・216
IPPB・・・・・・・・・・118
ISCSCI 分類・・・・・・・216
ITB 療法・・・・・・・・・138
ITPA 言語学習能力診断検査・・49,91

【J】
JCS 方式・・・・・・・・・18

【K】
K-ABC Ⅱ・・・・・・・・46

【L】
LFD 児・・・・・・・・・254
Light-for-dates 児・・・・・254

【M】
MDI・・・・・・・・・・118
MERS・・・・・・・・・188
metered dose inhaler・・・118

【N】
NPPV・・・・・・・・・233
NST・・・・・・・・・・・55

【P】
Paced Auditory Serial Addition
  Task・・・・・・・・・49
PARS・・・・・・・・・154
PASAT・・・・・・・・・49
PEDI・・・・・・・・40,41
pediatric evaluation of
  disability inventory・・・・40
picture vocabulary test・・・90
pressure support
  ventilation・・・・・・・120
PSV・・・・・・・・・・120
PVT・・・・・・・・・・・90

【R】
range of motion・・・・・・20
RDS・・・・・・・・・・259

respiratory distress
  syndrome・・・・・・・259
rigidity・・・・・・・・・136
ROM・・・・・・・・・20,59

【S】
S-M 社会生活能力検査・・・・49
S-S 法・・・・・・・・・・91
Sarnat の分類・・・・・・・262
SCSIT・・・・・・・・・・67
selective serotonin reuptake
  inhibitor・・・・・・・・161
serotonin nor-adrenalin
  reuptake inhibitor・・・・161
SFD 児・・・・・・・・・255
Sharrard の分類・・・・・・202
SLTA・・・・・・・・・・91
SMA・・・・・・・・・・230
Small-for-dates 児・・・・・255
SNRI・・・・・・・・・・161
spasticity・・・・・・・・136
SSRI・・・・・・・・・・161
STEF・・・・・・・・・・67

【T】
TEACCH プログラム・・・・154
tethered cord syndrome・・201
Trail Making Test・・・・・・49

【V】
VE・・・・・・・・・・・106
VF・・・・・・・・・・・106
videoendoscopic examination
  of swallowing・・・・・106
videofluorography・・・・・106
VOCA・・・・・・・・・・95
Voice Output Communication
  Aids・・・・・・・・・・95
VP シャント・・・・・・・207

【W】
Wechsler Intelligence Scale for
  Children-Ⅳ・・・・・・・46
Wee FIM・・・・・・・40,42
WISC-Ⅳ知能検査・・・・・46
WMS・・・・・・・・・・259
WPPSI 知能検査・・・・・・46

【著者略歴】

栗　原　ま　な
（くり）（はら）

神奈川県総合リハビリテーションセンター
小児科部長
東京慈恵会医科大学小児科准教授

昭和52年　千葉大学医学部卒業
東京慈恵会医科大学，国立大蔵病院，都立北療育園，神奈川県立こども医療センター，英国 Hummersmith 病院などを経て，昭和64年より神奈川県総合リハビリテーションセンター小児科に勤務．

専門医資格：日本小児科学会，日本小児神経学会，日本リハビリテーション医学会，日本てんかん学会

小児リハビリテーション医学　第2版　ISBN978-4-263-21536-4

2006年11月10日　第1版第1刷発行
2012年10月20日　第1版第5刷発行
2015年 6月10日　第2版第1刷発行
2018年 1月10日　第2版第2刷発行

著　者　栗原まな
発行者　白　石　泰　夫
発行所　医歯薬出版株式会社
〒113-8612　東京都文京区本駒込 1-7-10
TEL.　(03)5395-7628(編集)・7616(販売)
FAX.　(03)5395-7609(編集)・8563(販売)
https://www.ishiyaku.co.jp/
郵便振替番号 00190-5-13816

乱丁・落丁の際はお取り替えいたします　　　印刷・真興社／製本・榎本製本
© Ishiyaku Publishers, Inc., 2006, 2015. Printed in Japan

本書の複製権・翻訳権・翻案権・上映権・譲渡権・貸与権・公衆送信権(送信可能化権を含む)・口述権は，医歯薬出版(株)が保有します．
本書を無断で複製する行為(コピー，スキャン，デジタルデータ化など)は，「私的使用のための複製」などの著作権法上の限られた例外を除き禁じられています．また私的使用に該当する場合であっても，請負業者等の第三者に依頼し上記の行為を行うことは違法となります．

JCOPY ＜(社)出版者著作権管理機構 委託出版物＞
本書をコピーやスキャン等により複製される場合は，そのつど事前に(社)出版者著作権管理機構(電話03-3513-6969，FAX 03-3513-6979，e-mail:info@jcopy.or.jp)の許諾を得てください．